Richtig Tapen – Funktionelle Verbände am Bewegungsapparat optimal anlegen

Das Gleichgewicht zwischen Stabilität und Mobilität

Klaus Eder
Prof. Dr. Hauke Mommsen

spitta

Spitta Verlag GmbH & Co. KG · Ammonitenstraße 1 · 72336 Balingen · www.spitta.de
In Zusammenarbeit mit BSN medical GmbH, Quickbornstraße 24, D-20253 Hamburg

Anschrift der Autoren:
Klaus Eder
Lessingstraße 39–41
93093 Donaustauf

Prof. Dr. Hauke Mommsen
Falkenberg 28
24939 Flensburg

Bibliografische Information der Deutschen Nationalbibliothek
Die Deutsche Nationalbibliothek verzeichnet diese Publikation in der Deutschen Nationalbibliografie; detaillierte bibliografische Daten sind im Internet über http://dnb.ddb.de abrufbar.
ISBN: 978-3-934211-46-9

Produktmanagement: Renzo Hager
Covergestaltung: Johannes Kistner
Illustrationen: BSN medical GmbH, Hamburg
Fotografie: BSN medical GmbH, Hamburg
Lektorat: mariscript Lektorat, Marianne Schmidt M.A., Rottenburg
Satz: Petra Freudenmann, Jungingen; Mediendienstleistungen Tamme, Rodgau
Druck: Kessler Druck + Medien, Bobingen
Printed in Germany

Inhalt

Praktischer Teil

Verbandtechnik in spezifischen Anwendungsbereichen

Teil 1: Obere Extremitäten

Teil 2: Untere Extremitäten

Körperliche Aspekte des Tapings

Materialien für Tapeverbände

Geleitwort

Seit rund 40 Jahren bin ich dem Spitzensport verbunden – als Spieler, Trainer sowie als Funktionär in verschiedenen Positionen, zuletzt als Präsident des Organisationskomitees für die Fußball-WM 2006 in Deutschland. Geblieben ist in all der Zeit die Faszination für den Fußball; enorm, ja geradezu revolutionär entwickelt aber hat sich das Umfeld und hier besonders die sportmedizinische Betreuung. Wo früher bei der Nationalmannschaft ein Masseur rund um die Uhr arbeitete, sind es aktuell drei Ärzte und vier Physiotherapeuten.

Ich persönlich habe in meiner Zeit als Teamchef sehr viel Wert auf eine optimal aufgestellte medizinische Abteilung gelegt, daher auch den leider viel zu früh verstorbenen Hans Montag und Klaus Eder zum DFB geholt. Ihr Rat war mir immer wichtig. Nun begrüße ich es sehr, dass Klaus Eder mit dem vorliegenden Buch einen wesentlichen Teil seiner Erfahrungen weitergibt, um gerade auch bei kleineren Verletzungen, wie sie im Fußball tagtäglich vorkommen, schnelle und richtige Behandlungsmethoden aufzuzeigen.

Franz Beckenbauer

Vorwort

Der Funktionelle Verband schafft oder erhält das physiologische Gleichgewicht zwischen Stabilität und Mobilität. Er schützt und stützt sowohl passiv als auch aktiv und entlastet selektiv die gefährdeten oder verletzten Anteile einer Funktionseinheit. Er erlaubt die funktionelle Belastung, verhindert extreme Bewegungen und unterstützt die Ausheilung. Mit dem Tapen als Verbandstechnik steht somit eine wunderbare Methode zur Verfügung, präventiv und therapeutisch auf Verletzungen des Bewegungsapparates einzuwirken.

Dieses reich illustrierte Lehr- und Übungsbuch beschreibt schwerpunktmäßig die wichtigsten Funktionellen Verbände am Bewegungsapparat für die Therapie und Nachsorge von Sportverletzungen und Sportschäden. Viele im Buch gezeigte Tapeanlagen dienen zudem der Verletzungsprävention, über deren Wirksamkeit es in der praktischen Sportmedizin keinen Zweifel mehr gibt. Alle dargestellten Tapeanlagen haben sich in den unterschiedlichen Sportarten in der Praxis vielfach bewährt.

Voraussetzung für den Erfolg des Tapens ist zum einen die indikationsgerechte Anwendung, zum anderen das korrekte Anlegen des Tapeverbandes. Dieses erlernt man nicht nur durch das Lesen eines Buches, sondern vor allem durch wiederholtes Üben und das Sammeln von Erfahrungen im Umgang mit dem Tapematerial.

Dieses Buch mit seinen zahlreichen Abbildungen dient somit als Anleitung und Basis, um die verschiedenen Tapingtechniken korrekt zu erlernen. Besonderer Wert wurde dabei auf die detaillierte, bildliche Darstellung der einzelnen Phasen der Verbandtechnik gelegt.

»Richtig Tapen« richtet sich an alle in der Sportmedizin tätigen und daran interessierten Personen, die durch ihren täglichen Einsatz Einfluss auf den Gesundheitszustand der Sportler nehmen, wie Physiotherapeuten, Ärzte, Trainer, Masseure, Sportwissenschaftler und Sportlehrer. Zudem ist es allen Sportlern gewidmet.

Hauke Mommsen, Klaus Eder

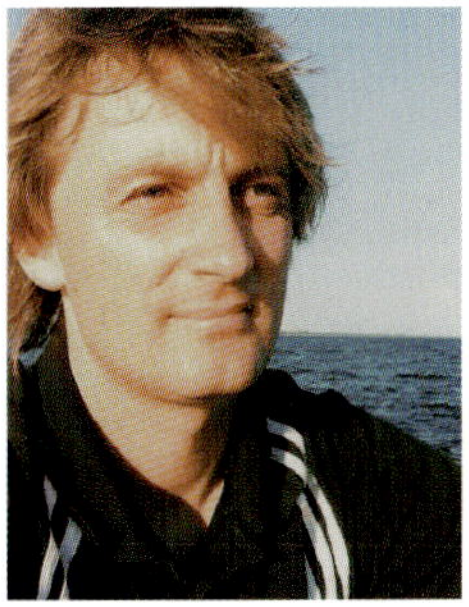

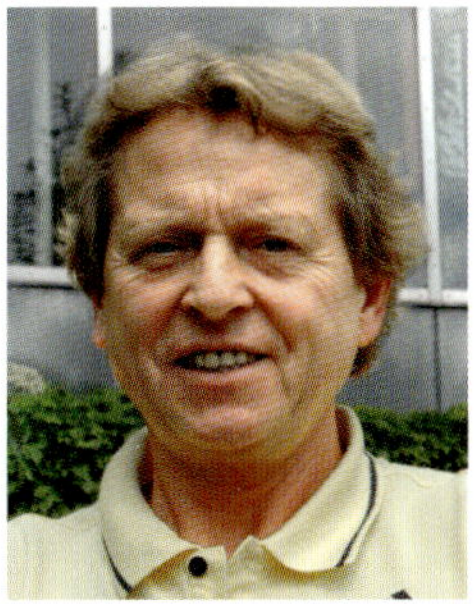

Produktübersicht

Tricoplast®

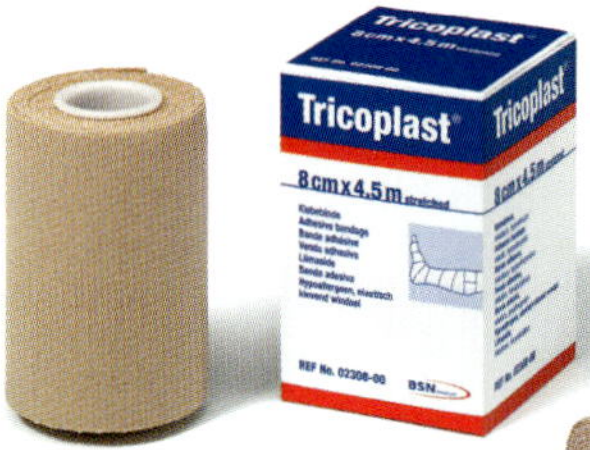

Acrylastic®

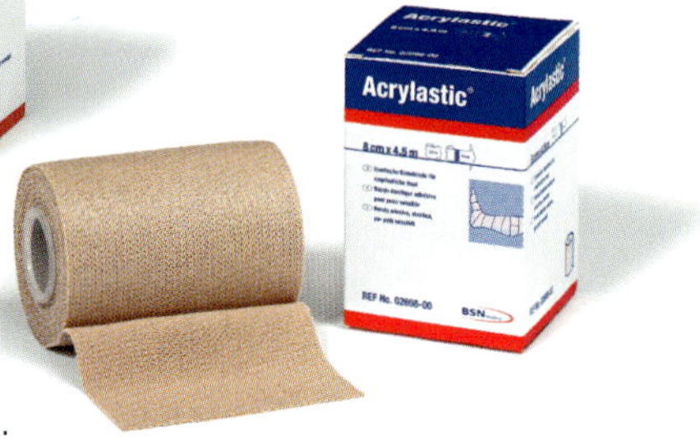

Die elastische
hautfreundliche Kurzbinde.
Der Unterzug mit Kompressionseffekt.

Leukotape® classic

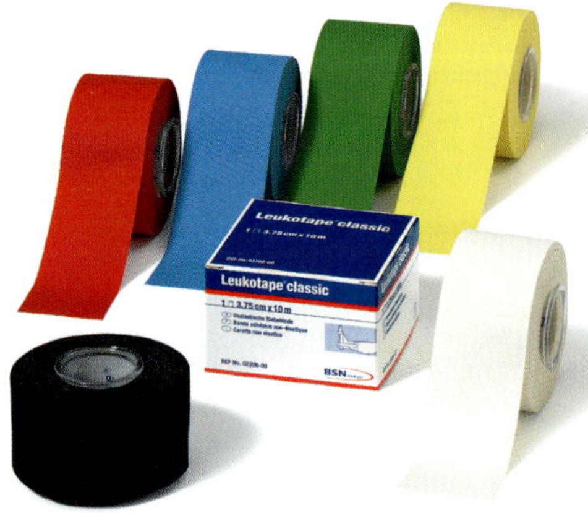

Die unelastische Klebebinde für funktionelle Verbände mit hohen Tragekomfort und einfacher Anwendung.

Gazofix®

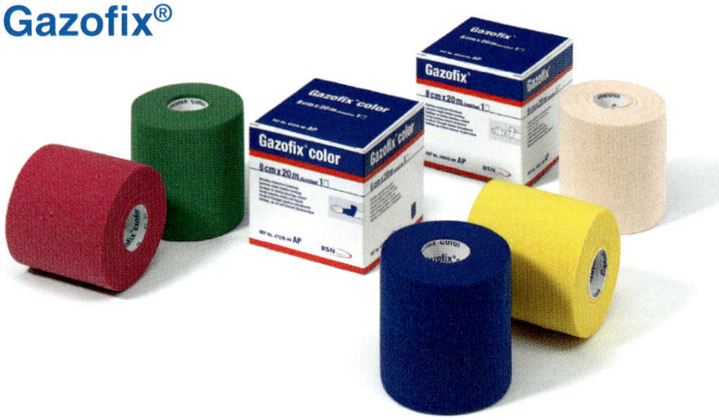

Die elastische Selbsthaftende Fixierbinde, extra dünn gewebt mit festem Zug. Fixieren, schützen und stützen.

Leukotape® Foam

Als Druckschutz sowie zur gezielten lokalen Druckerhöhung

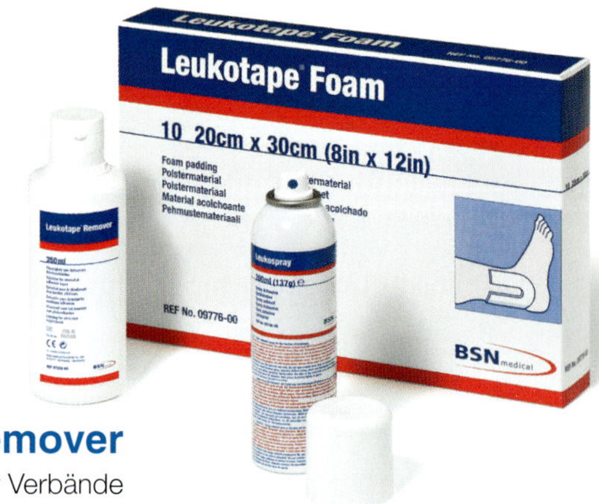

Leukotape® Remover

Für das sanfte Entfernen klebender Verbände

Leukospray®

Hautfreundlicher Sprühfilm zur Fixierung von Polstermaterial und Verbänden

Allgemeiner Teil

Grundlagen

Handhabung und Ausführung von Tapeverbänden

Grundlagen

Funktionelle Verbände – Geschichte und Idee des Tapeverbandes

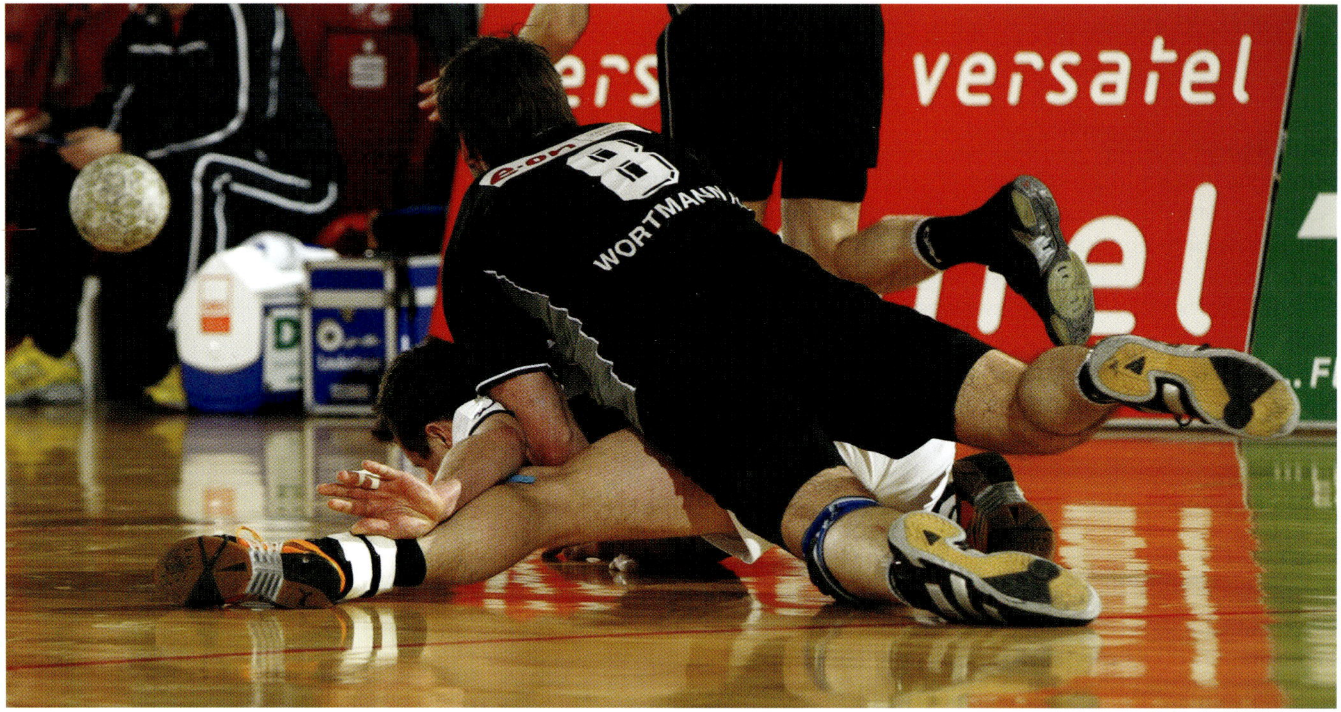

Traumatische Muskelverletzungen.

Ob bei der Arbeit, im Freizeit-, Breiten-, oder Leistungssport, Sie alle benutzen es seit vielen Jahren. Bei Verletzungen des Bewegungsapparates, ob akut oder chronisch, ist dieses Material nicht mehr wegzudenken. Viele Weltmeister, Olympiasieger, aber auch der Kreismeister im Hobbysport verdanken ihre Erfolge zum großen Teil dieser Verbandtechnik. Sie ermöglicht häufig die frühzeitige Wiederaufnahme der sportlichen Betätigung. In sämtlichen Sportarten der Welt, wie z.B. im Fußball, Handball, Volleyball, Karate, Boxen, Ausdauersportarten oder Tennis, werden zur Ausübung des Sports im Training und Wettkampf Gelenke mit dieser Technik verbunden und stabilisiert: **Taping ermöglicht Funktionelle Verbände.**

Was ist die Besonderheit des Tapens?

»Tapen« oder »Taping« ist eine funktionelle Verbandtechnik. Durch die korrekte und sinnvolle Anlage dieses Verbandes ist es möglich, anatomische Strukturen zu entlasten und zu unterstützen. Durch die richtige Anlagetechnik übernimmt das

Tape somit die physiologische Funktion und externe »Stabilisation« von Muskulatur, Bändern, Kapseln, Faszien oder Sehnen. Die notwendigen und gewünschten Bewegungen der Gelenke werden aber weiterhin zugelassen. Schmerzhafte Bewegungsrichtungen hingegen können gezielt eingeschränkt werden.
Im medizinischen Alltag in Klinik und Praxis sowie im Sportbereich hat sich der Tapeverband in der Prävention und Therapie von Verletzungen des Bewegungsapparates zu einer festen Größe etabliert.

Geschichte des Tapings

Verletzungen des Bewegungsapparates sind so alt wie die Geschichte der Menschheit selbst. Verletzungen mit Symptomen wie geschwollene Knöchel, gezerrte oder gerissene Muskeln oder schmerzhafte Gelenke beschäftigten die Medizin seit jeher. Den ältesten medizinischen Überlieferungen zufolge machten sich die Heilkundigen schon vor über 3000 Jahren Gedanken über die Behandlungen von Beschwerden am Muskel- und Skelettsystem.

Gewickelte Leinenverbände

Bereits vor über 3000 Jahren wurden harzgetränkte, klebende Leinwandstreifen zur Behandlung (Zusammenziehung) von Wunden eingesetzt *(älteste bekannte Dokumente der Medizin: Papyri Edwin Smith und Eber)*. Dies zeigt sich u.a. an kompliziert gewickelten *Leinenverbänden* am Muskel- und Skelettsystem, die an Mumien gefunden wurden.

Auch in Werken von *Hippokrates* wird die gezielte Ruhigstellung und Entlastung von Gelenken durch Verbände erwähnt.

Gladiatoren in der Römerzeit

Nach Überlieferungen aus der Zeit der Römer wurde auch schon bei den Gladiatoren Verletzungsprophylaxe durch Anlegen spezieller Verbände betrieben.

Lorenz Heister (1683–1758, deutscher Anatom)

Detaillierte Hinweise zum Gebrauch und Anlegen von Verbänden finden sich sehr viel später in *Lorenz Heisters »Handbuch der Wundarzney«*, in dem sinngemäß Folgendes zu lesen ist: »Gelenke sollten immer wieder bewegt werden, da durch allzu lange Ruhe und feste Verbände eine Steifigkeit des Gewebes erzeugt wird.«

Die Folgen einer temporären Immobilisation (Ruhigstellung von Gelenken) waren schon damals sehr bekannt, es mangelte leider an gutem und brauchbarem Verbandmaterial. Elastische Binden gab es zu dieser Zeit noch nicht, und die damals bekannten Pflaster waren qualitativ nicht hochwertig, zu porös und damit schlecht einsetzbar.

Paul Beiersdorf (1836–1896)

Im Jahre 1882 erfand der deutsche Apotheker und Firmengründer Paul Beiersdorf in Zusammenarbeit mit Dermatologen das gebrauchsfertige medizinische Pflaster auf Gewebebasis (das spätere *Leukoplast*) und erhielt damit sein erstes Patent. Das Datum der Patentschrift galt als das Gründungsdatum der Beiersdorf AG.

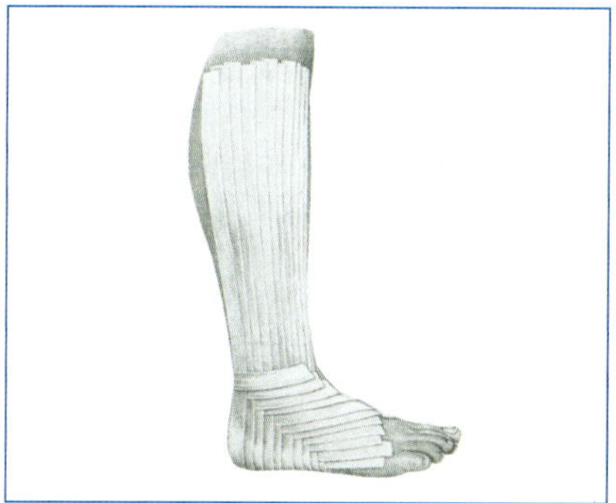

Aus der »Verbandlehre« von A. Hoffa, 2. Auflage, München 1900.

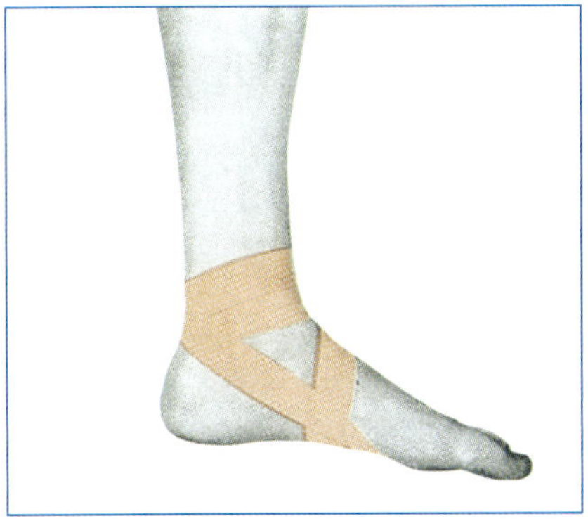

Aus dem »Leukoplast-Atlas Nr. II«, erschienen um 1930.

Virgil Pendleton Gibney (1847–1927)

Die Bedeutung des medizinischen Pflasters erkannte der New Yorker Chirurg Virgil Pendleton Gibney. Er nutzte diese Erfindung für eine neue Verbandtechnik, den nach ihm benannten »Gibney-Verband«. Dieser wird heutzutage als der erste Funktionelle Verband bezeichnet. Mit diesem Material und neuen Anlagetechniken wurden erstmals Gelenkstrukturen gezielt ruhiggestellt bzw. immobilisiert. Der Gibney-Verband wurde bis heute vielfach modifiziert und die Idee dieses Verbandes gilt auch heute noch als Grundlage vieler Verbandtechniken am Sprunggelenk. Die Verbände Gibneys führten auch in anderen Ländern ihren Siegeszug fort. Mit dem damals neu entwickelten *Leukoplast* wurden in vielen europäischen Ländern neue Verbandtechniken entwickelt und konzipiert, um gezielt Gelenkstrukturen zu unterstützen und zu entlasten.

E. Bender, 1897

Mit der Erfindung der textilelastischen und selbstklebenden Binde (klassische Idealbinde) sowie des unelastischen Materials wurde die Grundlage für weitere Verbandtechniken mit einer funktionellen Versorgung von Gelenken gelegt.

Durch die einsetzende Entwicklung des unfallträchtigen Freizeit- und Leistungssports vor allem in Mannschaftssportarten mit Gegnerkontakt, Sprungsportarten sowie Sportarten mit Stopp-and-go-Belastungen und schnellem Richtungswechsel mussten spezifische Anlagetechniken zur Anwendung kommen, die den sportartspezifischen Belastungen standhalten konnten, denn Sportverletzungen, Verletzungsfolgen und Überlastungsschäden nahmen durch diese Entwicklung im Laufe der vergangenen Jahre deutlich zu. Für den Einsatz der Tapeverbände in der Medizin und im Sport stellten sich zwei Hauptindikationen heraus:

1. die Prävention und Prophylaxe (Vorbeugung von Verletzungen des Bewegungsapparates)
2. die Therapie und Rehabilitation von Verletzungen sowohl in der Akutphase als auch im weiteren Heilungsverlauf

Bei der Prävention durch Verbandtechniken stand der Schutz von gesunden, vorgeschädigten und geschwächten (insuffizienten) anatomischen Strukturen im Vordergrund (z.B.: Kapsel-Band-Apparat des Sprunggelenkes), um das Verletzungsrisiko zu reduzieren.

Im therapeutischen Einsatz der Verbände (Physiotherapie, Rehabilitation, Training) stellt die möglichst schnelle, aber medizinisch sinnvolle Wiederaufnahme der Gelenkfunktion nach einer Verletzung den Hauptaspekt dar, um den Abbau der körperlichen Leistungsfähigkeit sowie der Verlust der sportartspezifischen technischen Fähigkeiten und Fertigkeiten zu minimieren.

Häufig hielten sowohl das benutzte Material als auch die Anlagetechniken den extremen Belastungen und hohen Anforderungen im Sport sowie im Alltags- und Berufsleben nicht stand. Der Verband lockerte sich oder der Kleber löste sich von der Haut. Somit war gerade während der Belastung ein ausreichender Schutz der Gelenke nicht mehr gewährleistet. Aus diesen praktischen Erfahrungen heraus entstanden neue Verbandtechniken wie das so genannte »Taping«.

Taping

Das Taping wurde »aus Amerika importiert«. Die Football-Nationalmannschaft der 1964 in Wiesbaden stationierten US-Soldaten bandagierte sich damals vor jedem Wettkampf die Gelenke mit unelastischen Pflasterstreifen, um eine hohe Gelenkstabilität und damit einen Verletzungsschutz zu erhalten. Das Tape übernimmt hierbei die Stütz- und Haltefunktion von Gelenken, Muskeln, Sehnen und Bändern. **Ziel des Tapeverbandes ist die möglichst maximale Stabilität bei gleichzeitiger Beweglichkeit des Gelenkes.**

Was bei den alten Ägyptern und Griechen durch klebende Leinwandstreifen als rein passive Unterstützung von Gewebe gedacht war, zeigt sich nach heutigen Erkenntnissen in der Verbandtechnik als komplexeres Geschehen, da sowohl passive als auch aktive (neuromuskuläre u.a.) Einflüsse durch Tapeverbände erzielt werden.

Insbesondere die Erkenntnisse über Hautsensoren und deren Einfluss auf Motorik und Funktion von Gelenken sowie das Wissen um Propriozeption, d.h. die bewusste und unbewusste Verarbeitung von Information des Nervensystems über Gelenkstellung, -bewegung und -kraft und damit das neue Verständnis für reflektorische dynamische Regelkreise zur Gelenkstabilisierung, zeigten, dass Taping nicht nur eine passive, externe Stabilisation von Gelenken ausübt. Durch die direkte Verklebung des Tapes und der Verbände auf dem größten Sinnesorgan des Menschen, der Haut, werden demnach aktiv stabilisierende neuromuskuläre und reflektorische Effekte ermöglicht.

Dank der Entwicklung neuer Materialien und des breiten Angebotes hochentwickelter und moderner Verbandstoffe ist das Taping national wie international im Freizeit-, leistungsorientierten Breiten- und Leistungssport, aber auch in der Versorgung von Patienten im medizinischen Berufsalltag zu einem festen Bestandteil in Prävention und Therapie geworden. Taping hat sich von damals bis heute weltweit bewährt und durchgesetzt. Tapematerialien verschiedenster Art gehören heute in der Betreuung zur Minimalaustattung von Sportkoffern und das Beherrschen von Tape- und Verbandtechniken ist zwingend notwendig, um Sportler aller Disziplinen optimal versorgen zu können. Spitzensportler und professionelle Sportler aus aller Welt werden heute mit verschiedensten Tapeanlagen versorgt oder tapen sich selbst, um das Verletzungsrisiko zu minimieren. Die meisten Anlagetechniken können bei entsprechender Schulung sowohl durch medizinische Laien (z.B. Eltern in der Betreuung von jugendlichen Sportlern) als auch von medizinischem Fachpersonal durchgeführt werden.

Taping ist jedoch mehr als nur »ein Gelenk bekleben oder verbinden«. So ergibt sich die Notwendigkeit für den Anwender, sich mit dieser Technik und dem Material auseinanderzusetzen und immer wieder zu üben.

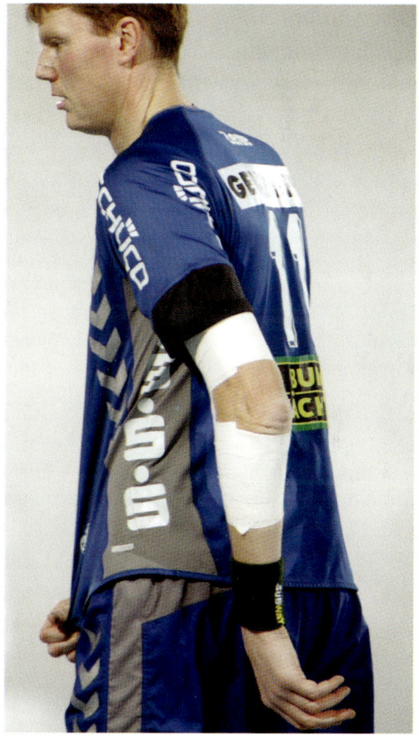

Handballprofi mit einem Ellenbogenverband.

Aufgaben und Zweck des Tapings – Sinn der Funktionellen Verbände

Den Funktionellen Verband (Taping) kann man als einen »therapeutischen« oder »präventiven« Verband mit vielfältigen Funktionen bezeichnen. Er wird in einem sehr weiten Anwendungsbereich eingesetzt. Sowohl bei Kindern als auch bei Senioren, im Freizeit- und im Leistungssport, in der Klinik und in der Praxis bei Ärzten unterschiedlicher Facharztausrichtung wird das Taping präventiv, therapeutisch und rehabilitativ verwendet. Der Tapeverband soll eine größtmögliche (maximale) Gelenkstabilität gewährleisten, aber gleichzeitig bestimmte Bewegungsrichtungen eines Gelenkes zulassen. Man will also eine gezielte Bewegungseinschränkung bei gleichzeitiger Bewegungsfreiheit. **Die Hauptfunktion einer Tapeanlage ist also das optimale Gleichgewicht zwischen notwendiger Stabilität und funktioneller Mobilität.**

Die Tapeanlage soll gleichzeitig Gewebestrukturen entlasten wie auch Belastung durch stabilisierende, stützende Funktionen ermöglichen. Als Funktionelle Verbände sind diese Anlagen oftmals, insbesondere in der Sportmedizin, die Therapie der Wahl bei Erkrankungen des Haltungs- und Bewegungsapparates.

Wichtige Regeln beim Einsatz des Tapings in der Medizin:

1) Die Anlage von Taping oder Funktionellen Verbänden soll nicht unkritisch durchgeführt werden. Nicht bei jeder Erkrankung oder Verletzung des Bewegungsapparates ist es sinnvoll, sofort und »ohne nachzudenken« zu tapen.
2) Klare Vorstellungen und Wissen über anatomische Strukturen und funktionelle Mechanismen des Bewegungsapparates sind zwingend erforderlich. »Laientaping« birgt viele Gefahren, d.h., Tapeverbände sollten nur nach vorheriger Fortbildung und Schulung durchgeführt werden. Die Tapeanlagen orientieren sich an den verletzten anatomischen Strukturen. Vor jeder Anlage hat sich ein sinnvolles Palpieren von anatomischen Strukturen bewährt (z.B. Verlauf der Achillessehne, Form der Kniescheibe, Ausmaß der Schwellung, Durchblutungssituation).

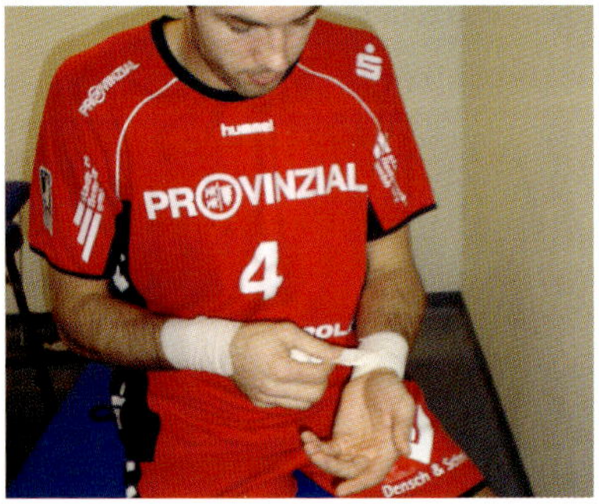

Laientaping vor dem Wettkampf. Wichtig ist hier die Kontrolle des Arztes oder Physiotherapeuten.

3) **Jede Tapeanlage ist individuell.** So hat z.B. jeder Mensch unterschiedliche Füße oder Fußformen, andere Schwachpunkte am Bewegungsapparat, andere Konstitution, unterschiedliche Mobilität in den Gelenken, unterschiedliches Schmerzempfinden. **Tapeverbände erfordern daher Kommunikation und Rückmeldung mit dem Patienten oder Sportler** (Zu fest angelegt? Zu locker? Drückt es irgendwo am Knöchel? usw.) Einige Tapeverbände müssen aufgrund der Größen- und Langenverhältnisse der Körperform und dem Körperbau angepasst werden (z.B. Sprunggelenkstape).
4) **Vor jeder Durchführung ist eine Anamnese mit dem Patienten notwendig.**
   - Was war passiert?
   - Wo sind Schmerzen?
   - Medikamentenanamnese (Allergie?)
   - Gerinnungsstörungen (Thrombosegefahr?)
   - Lymphabflussstörungen usw.
5) Keine Anlage eines Tapeverbandes ohne genaueste Kenntnis der Erkrankung oder Verletzung, d.h. eine **exakte und richtige Diagnose** vor jeder Anlage ist zwingend notwendig.
   Die **richtige Indikation** für einen Tapeverband sollte von einem Arzt

oder einem erfahrenen Physiotherapeuten gestellt werden. Auch für prophylaktische Verbände ist dieses notwendig.

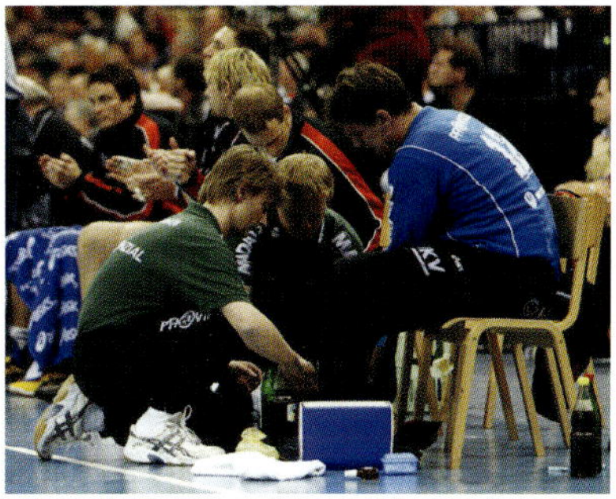

Diagnostik des Sprunggelenkes nach Supinationstrauma vor Tapeanlage.

6) Der Anwender von Tapeanlagen soll sich in der **Materialkunde** (verschiedene Pflasterbinden, Unterzug- und Polstermaterial, Hilfsmittel, Lagerung von Material) auskennen.

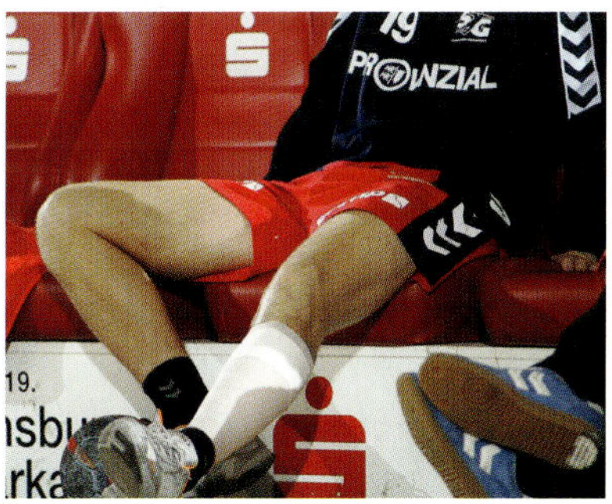

Unterschenkelverband (Kombination von elastischem und unelastischem Material).

7) Die Anlagetechniken mit den verschiedenen Materialien müssen durch **viel Übung und Training** beherrscht werden. Jeder Muskel und jedes Gelenk besitzt eine individuelle Anatomie und Struktur. Es ist ein Unterschied, ob man ein Sprunggelenk eines Basketballers mit Schuhgröße 50 tapt oder das Sprunggelenk einer zierlichen Balletttänzerin mit Schuhgöße 32 stabilisieren möchte. Die individuellen **Besonderheiten bei Verletzungen** sind zu berücksichtigen.

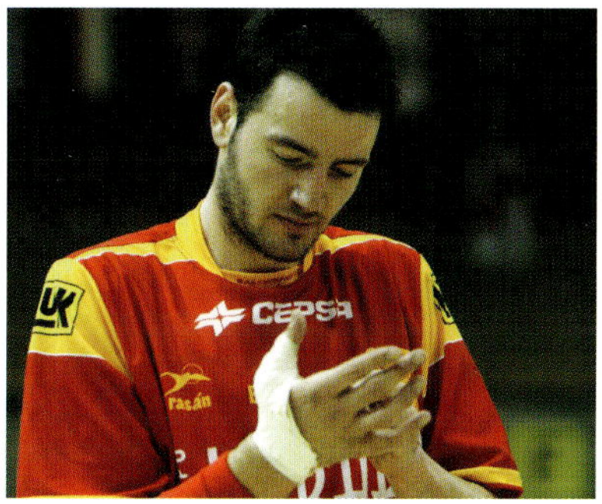

Stabilisierung der Daumengrund- und Sattelgelenke im Wettkampf

Ferner ist es wichtig zu wissen, ob eine Gewebestruktur »gesund« oder »verletzt« ist. Hat der verletzte Sportler, der mit dem Fuß umgeknickt ist, gleichzeitig eine starke Schwellung in diesem Gebiet? Wie fest darf man dann tapen oder verbinden? Ist die Ausgangsstellung vor dem Tapen die gleiche?

Es ist wichtig, das man im Laufe der Zeit neben dem geforderten **Können und Wissen** auch ein **»Gefühl« für die Verbandstoffe und das Anlegen** entwickelt.

Zusammenfassend lässt sich sagen, dass das Tapen mehr als nur »schnell mal anlegen und kleben« ist. Wichtige Grundregeln des richtigen Tapens sind für den Erfolg des Verbandes (z.B. Stabilisation) von entscheidender Bedeutung.

Die **wesentlichen Funktionen des Tapens** lassen sich folgendermaßen beschreiben:
Der Funktionelle Verband soll eine größtmögliche Stabilität bei gleichzeitiger Mobilisation (Beweglichkeit) des Gelenkes gewährleisten. Das physiologische Gleichgewicht zwischen Stabilität und Mobilität ist das Ziel der meisten Tapeanlagen. Der Funktionelle Verband schützt und stützt sowohl passiv als auch aktiv (unbewusst reflektorisch und neuromuskulär) die Gelenke und das Gewebe. Er entlastet selektiv die potenziell gefährdeten, gestörten oder verletzten Anteile einer Funktionseinheit, kann die funktionelle Belastung im schmerzfreien Bewegungsraum ermöglichen, verhindert endgradige Bewegungen

und unterstützt die Ausheilung von Verletzungen im Sinne der Wundheilung.

Das bedeutet für die Praxis:
Der Funktionelle Verband

- schützt und erzielt eine stabilisierende protektive Wirkung
- stabilisiert passiv und aktiv die Strukturen des Bewegungsapparates
- stützt, unterstützt und entlastet in Prophylaxe und Therapie (dadurch schmerzlindernde oder schmerzverhindernde Wirkung)
- stellt temporär ruhig und verhindert schmerzhafte endgradige Bewegungen
- hat einen selektiven Einfluss auf die Gelenke
- erlaubt funktionelle Bewegungen und Belastungen
- wirkt komprimierend auf pathologische Gewebsreaktionen (z.B. übermäßige Schwellungen oder Hämatome)

Der Funktionelle Verband schützt (protektive Wirkung)

Der Funktionelle Verband schützt z.B. bei vorgeschädigten oder insuffizienten Kapsel-Band-Strukturen (chronische Kapsel-Band-Schwäche am Sprunggelenk), etwa bei Sportlern mit so genannten »ausgleierten« Bändern, die ständig Angst vor dem Umknicken mit dem Fuß haben. So wird Sport oft erst durch eine Tapeanlage ermöglicht (Balletttänzer mit sehr laxen Sprunggelenken). Das Tape kann die Leistung eines Sportlers erhöhen, da die Komponente »Angst/Vermeidungsverhalten« beeinflusst wird. Ohne Tape am Sprunggelenk fühlen sich Sportler oft unsicher. Ein Tape stabilisiert somit nicht nur eine anatomische Struktur, sondern wirkt auch »mental«. Da Motorik im Gehirn entsteht, wird der Einfluss des Tapes für zahlreiche Sportarten noch bedeutender.

Der Funktionelle Verband stützt und entlastet (schmerzlindernde Wirkung)

Der Funktionelle Verband ist kein Ersatz für eine totale Ruhigstellung (Immobilisation), wie z.B. im Gips, sondern bei allen Sportverletzungen oder Sportschäden indiziert, die keiner völligen Ruhigstellung bedürfen. Durch entsprechende, meist im Verlauf von anatomischen Strukturen (Kapsel, Bänder, Sehnen oder Muskulatur) angelegte Zügel stützt, unterstützt und entlastet der Verband diese Strukturen. Somit kann eine Tapeanlage auch zu einer Schmerzlinderung führen. Dies ermöglicht oft erst weitere Therapie oder Rehabilitation.

Der Funktionelle Verband stabilisiert passiv und aktiv (reaktive Stabilität)

Der Verband sorgt durch seine feste äußere Hülle für einen mechanischen Effekt und bietet so passive Stabilität sowie passiven Schutz. Abhängig vom verwendeten Material (starr, elastisch, klebend, kohäsiv, nonadhäsiv etc.) und der Art des Verbandes (z.B. Zugrichtung, Verbandtechnik) wird der mechanische Effekt erzielt. Im Prinzip wird der Verband zu einer »2. Haut«.
Die Haut als größtes Sinnesorgan fungiert als Vermittler des Tapematerials. Aktive Effekte im Sinne einer Stabilität und eines Schutzmechanismus leistet der Körper bzw. die Sensoren in der Haut, in der Faszie, in der Kapsel und in der Muskulatur selbst als Reaktion auf den Verband, und zwar durch reflektorische Kontraktion bestimmter Muskelgruppen, die somit gelenkprotektiv wirken. Dadurch wird häufig ein verbessertes Bewegungsgefühl, eine verbesserte Bewegungskontrolle und -koordination sowie eine größere Sicherheit und Stabilität an den mit dem Tape verbundenen anatomischen Strukturen erreicht. Ausgelöst wird die aktive Stabilität und Schutzwirkung somit in erster Linie durch den Reiz, den der fest mit der Haut verklebte Verband auf die entsprechenden Rezeptoren (»Fühler«

im Gewebe) ausübt. Auch die Propriozeptoren (Tiefensensibilität) der durch den Verband beeinflussten Muskeln und Sehnen bestimmen die Reaktion der Gelenkeinheit. Für die Stabilität eines Gelenkes sorgen demnach nicht nur die anatomischen Strukturen, wie z.B. ein Ligament (Band), sondern vor allem das Zusammenspiel von Sensoren, Nerven und Muskulatur. Somit kann das Tape nicht nur die Struktur eines Bandes nachahmen, sondern auch dessen Funktion verbessern. Pathologische automatisierte Bewegungsmuster mit möglicher konsekutiver Schonhaltung und Fehlbelastungen können durch einen guten Verband und entsprechende begleitende Therapiemaßnahmen verhindert werden. Eine frühzeitige Rehabilitation und eine damit einhergehende Minimierung des Trainingsverlustes durch das Vermeiden von Sekundärphänomenen (z.B. Kraft- und Konditionsverlust) sind die positiven Folgen.

Der Funktionelle Verband wirkt selektiv

Der Tapeverband mit seiner funktionellen Anlage stellt eine gezielte Ruhigstellung oder Entlastung der verletzten oder pathologischen Struktur dar. Die schmerzhafte Bewegungsrichtung kann gezielt mit dem Tapeverband eingeschränkt werden. Trotzdem sind andere Bewegungsrichtungen in dieser Gelenkeinheit möglich.

Der Funktionelle Verband verhindert sinnvoll schmerzhafte endgradige Bewegungen

Mit der Anlage von Funktionellen Verbänden erreicht man eine limitierte, bewusst eingeschränkte Beweglichkeit von Gelenken und/oder der Muskulatur. Sinnvoll und funktionell erwünscht ist es, nach vorheriger Untersuchung nur die Bewegung, die zu einem Trauma geführt hat oder die zu einem erneuten Sportunfall führen kann, gezielt zu »sperren«, während die nicht betroffenen Anteile möglichst unbeeinträchtigt bleiben. Als Beispiel sei das Umknicktrauma am Sprunggelenk genannt. Hier wird bewusst die unfallauslösende Supinationsbewegung gesperrt.

Der Funktionelle Verband erlaubt eine funktionelle Bewegung und Belastung

Die Mobilisation als Voraussetzung für eine Durchblutungssteigerung der verletzten Struktur sowie einer verbesserten Nährstoffsituation im Gewebe (Trophik des Gewebes), besonders der gefäßarmen bzw. gefäßfreien Strukturen der Kapseln, Bänder,

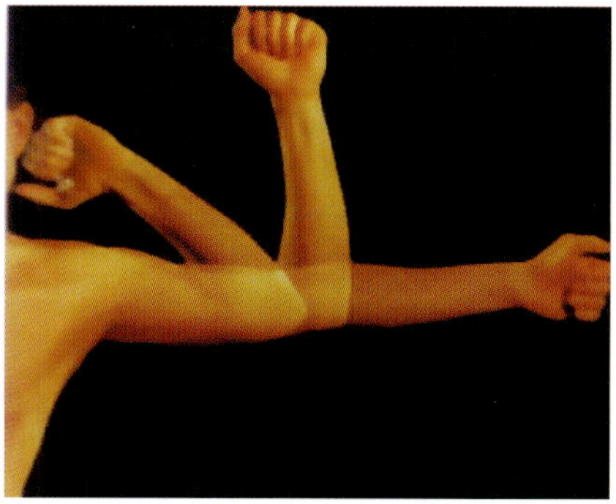

Volles Bewegungsausmaß des Ellenbogengelenks (Beugung und Streckung).

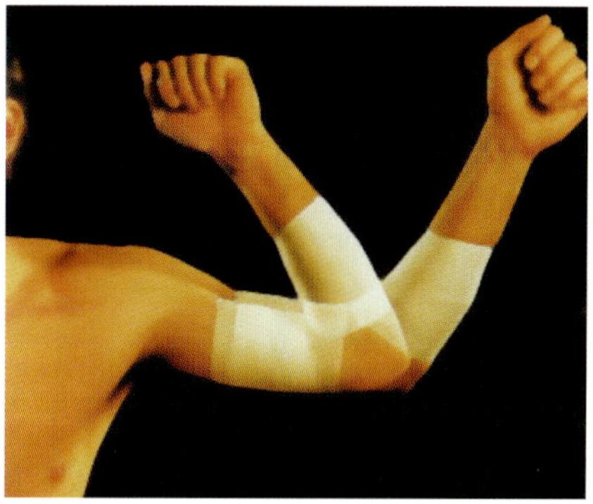

Deutliche Einschränkung vor allem der Streckung (Beugung nahezu frei).

Sehnen und des Knorpels, wird durch die Art der Anlagetechnik des Funktionellen Verband im schmerzfreien Bewegungsraum ermöglicht. Damit sind optimale Voraussetzungen für die körpereigene Heilung geschaffen, sodass die Gefahr von Komplikationen wie Thrombose, Wundheilungsstörungen, Verkürzung von Gewebe, Abschwächung von Muskulatur wie bei der totalen Immobilisation die Ausnahme darstellt. Um richtig zu tapen, benötigt der Taper eine klare Vorstellung der gewünschten Einschränkung der Gelenkbeweglichkeit. Übertriebene Supinationseinschränkungen können zu einer unerwünschten Veränderung des Bewegungsmusters mit allen ihren negativen Folgen führen. Zum Beispiel können dann reaktiv Rückenschmerzen oder Achillesehnenschmerzen als Folge der nun gestörten Statik und Biomechanik entstehen.

Mit dem Tapen möchte man **optimale Stabilität mit erwünschter funktioneller Mobilität** erreichen.

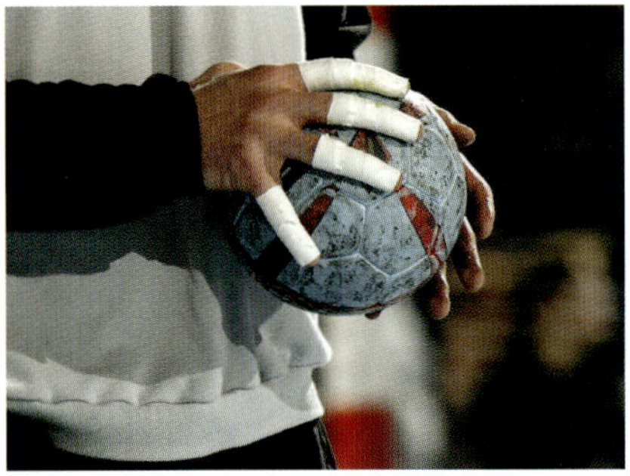

Prophylaktischer Schutz durch Fingertapes beim Ballsportler.

Die Stabilisation von Gelenken am Beispiel des Sprunggelenkes

Nach wie vor ist das Umknicktrauma (Supinationstrauma) des Sprunggelenkes die häufigste Sportverletzung im Breiten- und im Leistungssport. Gefürchtet sind die oft verbleibenden wiederkehrenden (rezidivierenden) Umknickneigungen des Gelenkes. Dies kann zu einer chronischen Instabilität des Sprungelenkes führen. Der Kapsel-Band-Apparat des Sprunggelenkes wird insuffizient (funktionsschwach).

Hierbei werden drei mögliche Ursachen für eine Instabilität im Sprunggelenk diskutiert:

1. propriozeptive Defizite = funktionelle Instabilität
2. Muskelschwäche der Pronatorengruppe
3. anatomische Lockerung der Außenbänder = mechanische Instabilität

Wie erreicht man eine Gelenkstabilität für sportliche Belastungen?

Man kann heutzutage nach wissenschaftlichen Erkenntnissen sagen, dass ein alleiniges Krafttraining von Muskelgruppen nicht für einen ausreichenden Schutz und Stabilität von Gelenken sorgt. Muskeln können zwar Gelenke stabilisieren, müssen aber im Sinne von Kraft, Koordination und Propriozeption trainiert werden. Stabilität ist etwas Dynamisches. Ein Training z.B. ausschließlich an Geräten mit kontrollierten Bewegungen sorgt nicht für einen ausreichenden Schutz bei plötzlichen, unbewussten Bewegungsmustern im Sport. Deshalb ist ein reaktives, reflektorisches Training des Sprunggelenkes zusätzlich notwendig.

Bei einer funktionellen Instabilität des Sprunggelenkes steht u.a. das subjektive Unsicherheitsgefühl im Vordergrund. Ausgelöst wird die Unsicherheit durch propriozeptive Defizite, welche z.B. nach Ausfall der Mechanorezeptoren entstehen können. Es dominiert dann ein Defizit an neuromuskulärer Kontrollmechanismen am Sprunggelenk.

Die Afferenzen von Sehnen- und Muskelspindeln sowie von Haut und Gelenkrezeptoren liefern sensorische Rückmeldung für die gesamte Gelenkeinheit. Diese Informationen werden u.a. durch Propriorezeptoren gesteuert. Dieses unbewusste System hat eine große Bedeutung für die sinnvolle koordinierte Gelenkstabilität. Das Gelenk in seiner Funktionseinheit kann somit sofort und situationsgerecht auf unerwartete Bewegungsmuster (z.B. Umknicktrauma am Sprunggelenk) reagieren.

Somit kann durch eine externe Gelenkstabilisierung (Funktioneller Tapeverband) nicht nur Einfluss auf die anatomische Struktur, sondern auch auf die Mechanosensoren genommen werden. Mittels Druck und Zug an der Haut durch das Tape werden ebendiese Sensoren gereizt, sie geben dann reflektorisch Informationen über Gelenkstellungen weiter und reaktiv kann die Nerv-Muskulatur-Einheit Einfluss auf die Stabilität des Gelenkes nehmen.

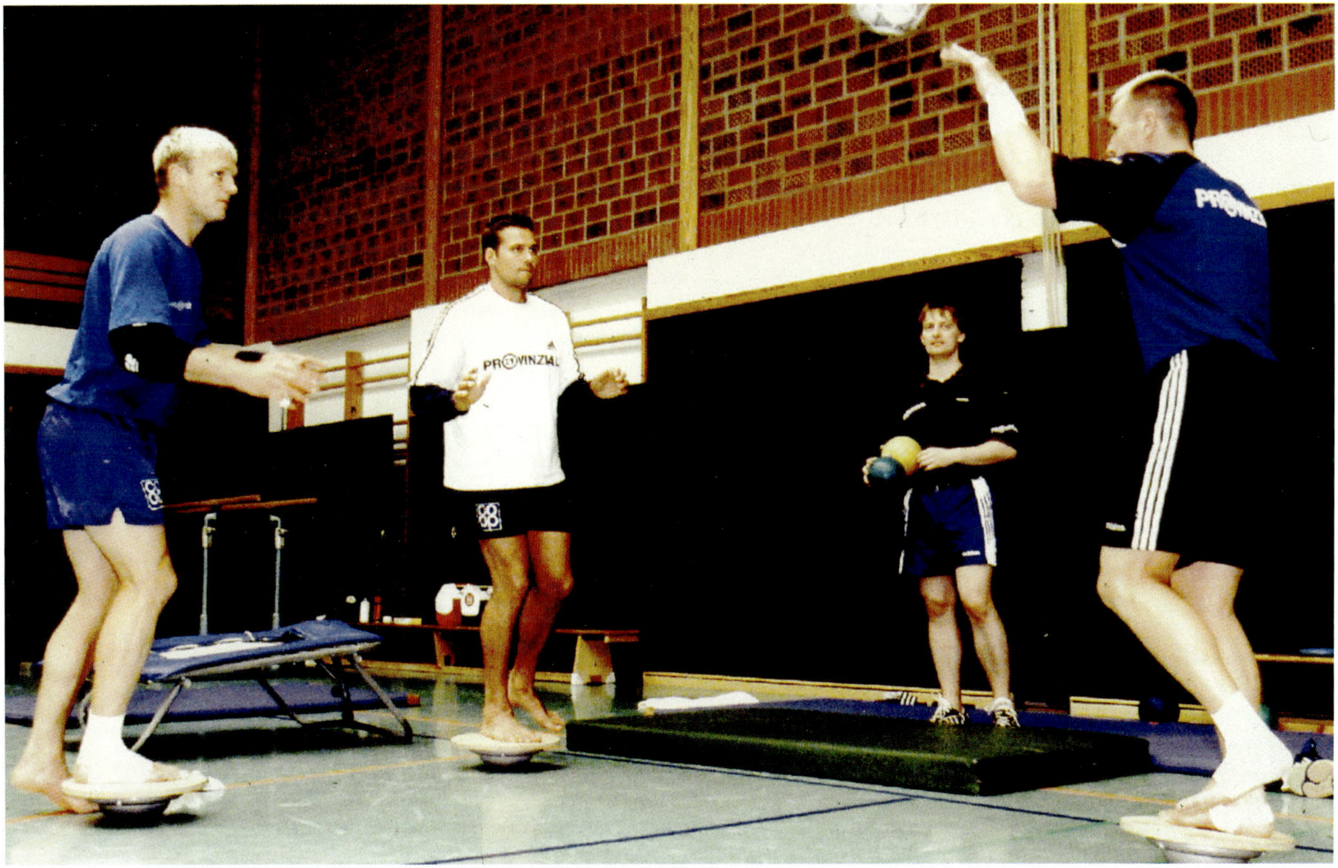

Propriozeptives Beinachsentraining mit Tapeverband (sportartspezifisch).
Bildquelle: living-sport

Wirkung des Tapeverbandes auf die Sensomotorik

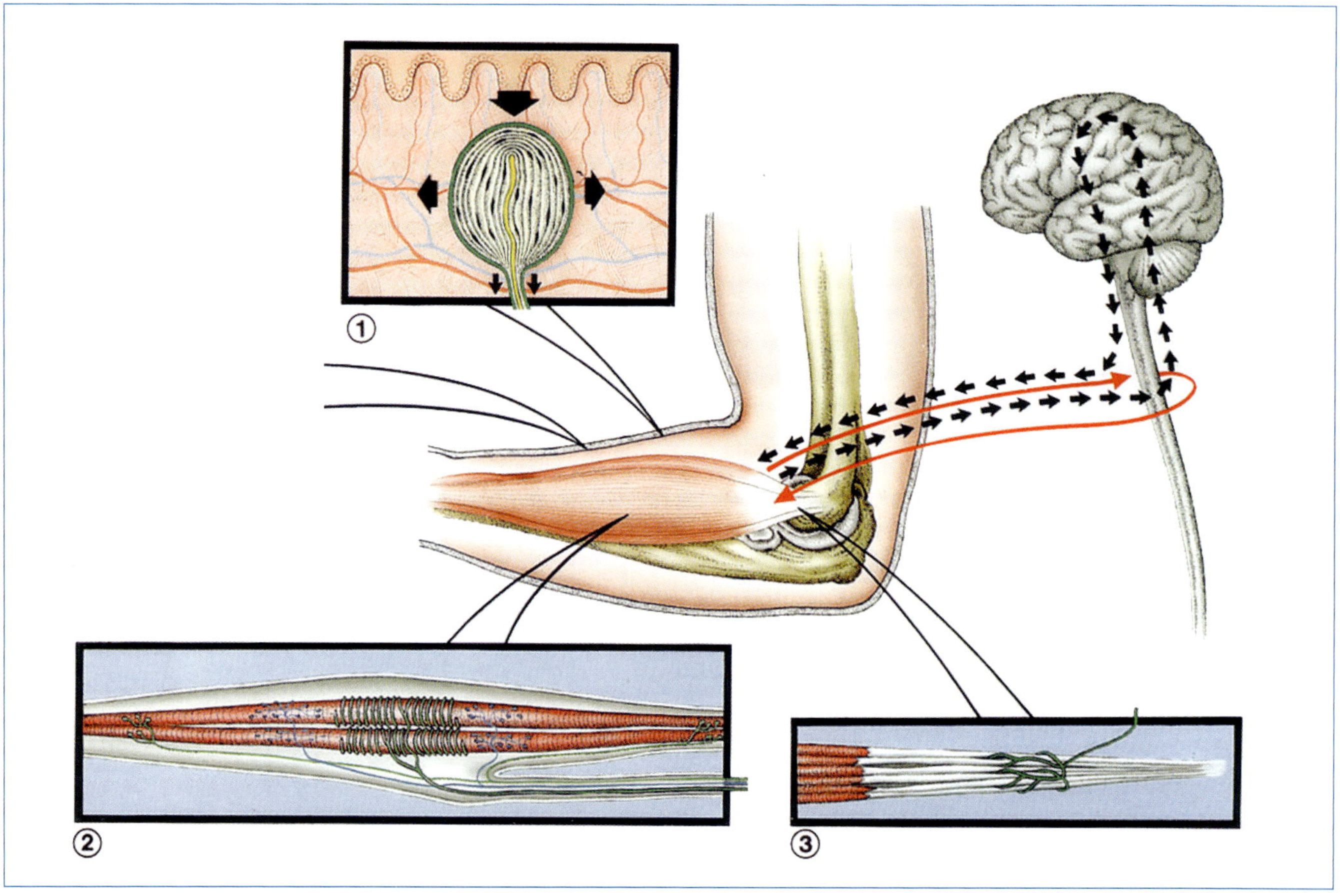

Die Propriozeption ist die bewusste und unbewusste Verarbeitung afferenter (zuführender) Informationen über Gelenkstellung, -bewegung und -kraft durch das zentrale Nervensystem (ZNS). Diese Beeinflussung der Motorik trägt wesentlich zum Schutz (aktiv) der Gelenke und Muskulatur in Belastungssituationen bei.
Die Mechanosensoren in der Haut (Druck- und Zugrezeptoren) leiten jede Bewegung der Haut weiter (1), ebenso informieren die Sensoren in der Muskulatur (2) und in der Sehne (Sehnenspindel) über Änderungen der Gelenkstellung.
Über Reflexmechanismen auf spinaler Ebene (= Rückenmark) und im Gehirn wird die notwendige Gegenregulation im Sinne der Gelenk- oder Muskelprotektion zeitgerecht gesteuert. Der Tapeverband übernimmt und unterstützt sowohl passiv als auch aktiv diese Schutzmechanismen.

Mechanische (passive) Stabilität

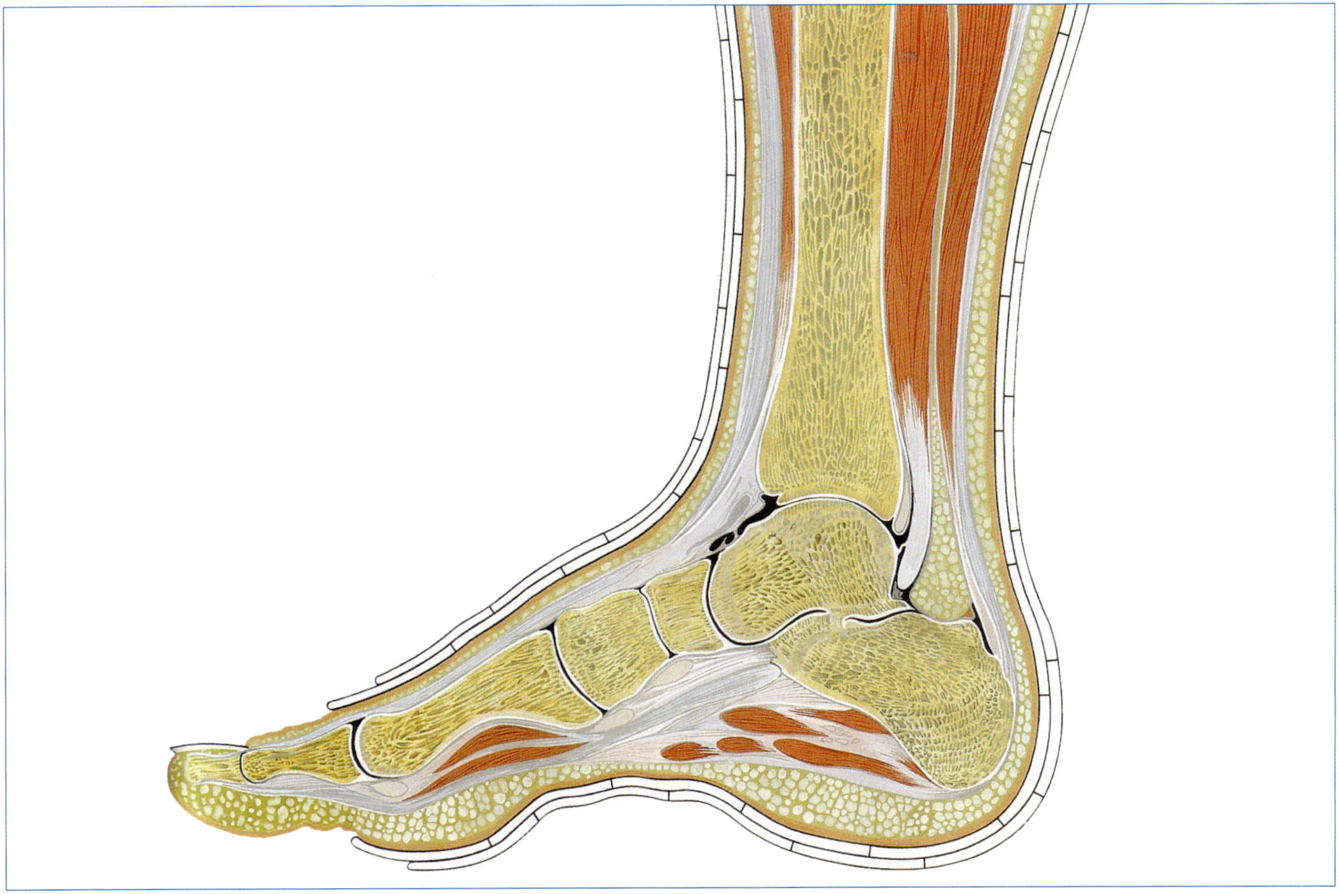

Der Tapeverband bildet eine feste Hülle um das Sprunggelenk. So erfolgt ein stabilisierender Einfluss auf die passiven (Bänder) und aktiven (Muskulatur) Strukturen des Sprunggelenkes.
Nicht gewollte schmerzhafte Bewegungsrichtungen können gezielt eingeschränkt werden.
Durch die Reizung der Hautsensoren, der Muskelspindel und des Golgi-Sehnenapparates können bei Bewegung und Belastung auch aktive Mechanismen (reaktiv und reflektorisch) die Gelenkstabilisation positiv beeinflussen. Der Tapeverband darf nicht zu fest angelegt werden, da das Lymph- und Gefäßsystem nicht zu stark komprimiert werden darf. Die Mikrozirkulation (Blut- und Lymphabfluss) soll gefördert werden.

Selektive Entlastung

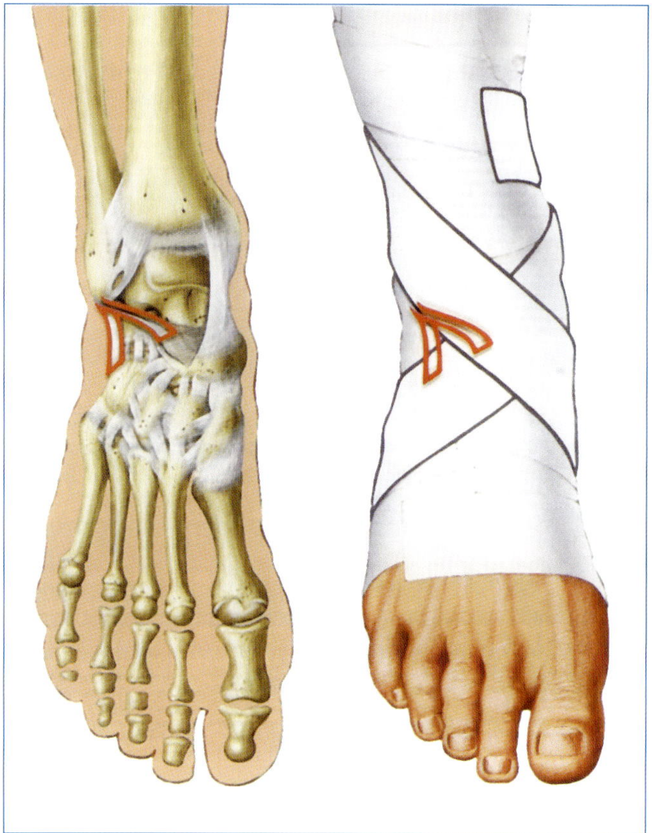

Darstellung einer Außenbandverletzung (rot umrandet).
Genaue Kenntnisse über die Anatomie der verletzten Bänder oder des getapten Fußes sind unerlässlich, da die Therapiezügel oft den Verlauf anatomischer Strukturen nachahmen und deren stabilisierende Aufgaben übernehmen. Je nach Diagnose und Schwere der Bandverletzung ist somit eine Wiederaufnahme der sportlichen Belastung möglich.

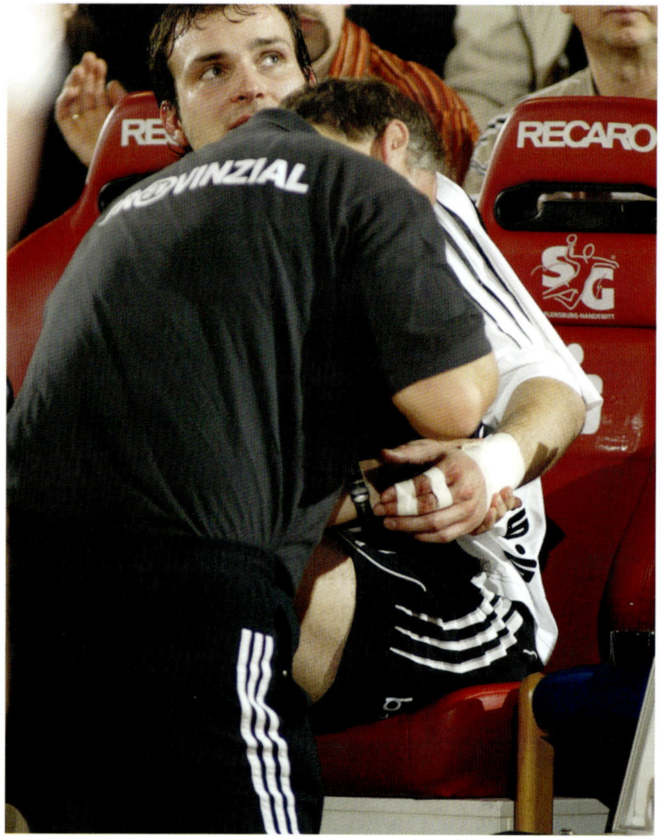

Tapen bei Akutverletzungen erfordert viel Erfahrung und Wissen.

Phasenfotografien (Mehrfachbelichtungen)

Physiologische Sprunggelenks-beweglichkeit

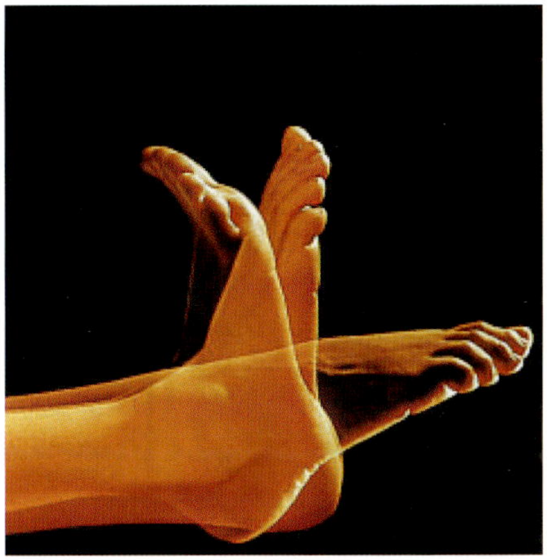

Streckung (Dorsalextension) und Beugung (Plantarflexion) im oberen Sprunggelenk.

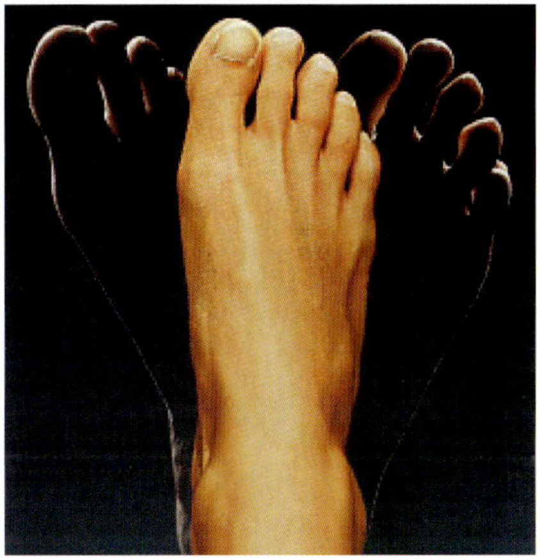

Hebung des inneren Fußrandes (Supination) und Hebung des äußeren Fußrandes (Pronation).

Dargestellt sind die Bewegungsmöglichkeiten nach einem Tapeverband (*Leukotape*) für das Sprunggelenk nach einem klassischen Supinationstrauma. Das unelastische Tape wurde ohne Unterzugbinde (z.B. *Gazofix*) auf die Haut geklebt.

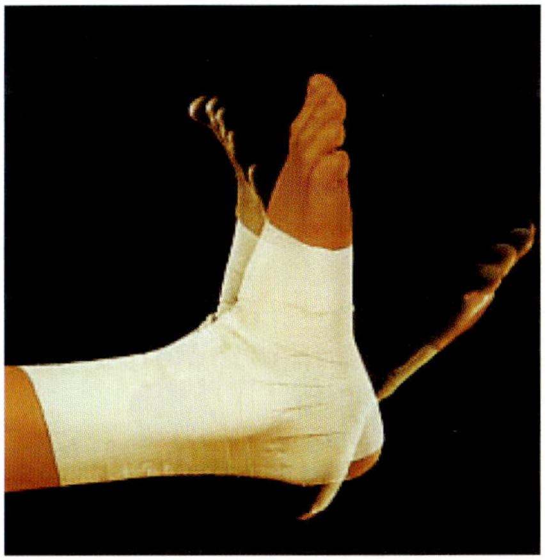

Die Streckung und die Beugung im oberen Sprunggelenk sind fast identisch mit der Normalbeweglichkeit im Sprunggelenk und nur minimal eingeschränkt.

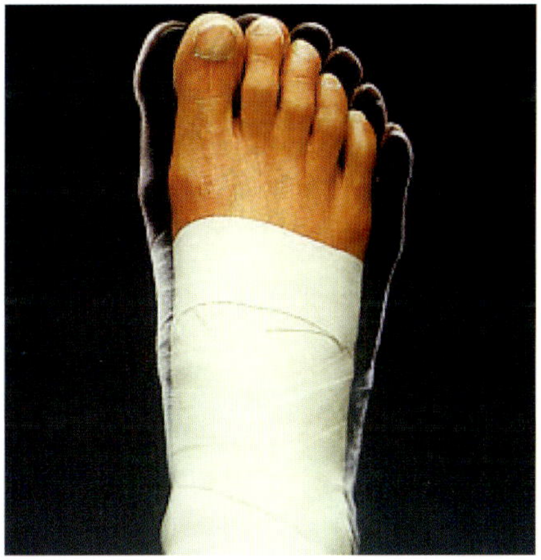

Die Seitwärtsbewegungen sind gezielt eingeschränkt durch die Tapeanlage und schützen so die geschwächten und verletzten Strukturen (z.B. Bandstrukturen des Sprunggelenks).

Der Bewegungsapparat (anatomische Grundlagen)

Anatomisches Wissen und funktionelle Grundkenntnisse über die komplexen Zusammenhänge des Körpers sind unabdingbare Voraussetzungen, um korrekt Funktionelle Verbände anlegen zu können.

- Welche Bewegungsmöglichkeiten hat ein Gelenk?
- Wie ist der Verlauf (z.B. Ursprung und Ansatz) von einzelnen Muskeln oder Muskelgruppen?
- Wie und wohin verläuft die Achillessehne oder die Patellasehne?
- Wie sind die Fingergelenke aufgebaut? usw.

Es nützt nicht, nur manuelle Fertigkeiten und Fähigkeiten für das Taping zu besitzen; ohne anatomische Kenntnisse ist ein optimales Tapen nicht möglich. Neben der Anatomie ist vor allem die Palpationsanatomie entscheidend. Bevor man Gelenke tapt oder verbindet, muss man das zu verbindende Gelenk mit seiner Funktionseinheit (Bänder, Kapsel, Muskulatur) untersuchen und sinnvoll palpieren. Richtiges Tapen ist demzufolge auch abhängig von dem Wissen über den Bewegungsapparat und seine pathologischen Zustände.
Am Bewegungsapparat des Menschen unterscheidet man einen aktiven und einen passiven Teil. Das Binde- und Stützgewebe gehört zum passiven System (Skelettsystem = Knochen, Bänder, Gelenke ...). Der aktive Teil des Bewegungsapparates setzt sich aus der quergestreiften Muskulatur und ihren »Hilfsorganen« zusammen.

> Das Skelettsystem bildet den passiven Teil des Bewegungsapparates.

Passiver Bewegungsapparat

Knochen

Die Struktur von Knochengewebe hängt weitgehend von der Art und der Größe der mechanischen Beanspruchung ab. Der Knochen passt sich in seiner strukturellen Zusammensetzung den unterschiedlichen Belastungen an. Entlastung des Knochens führt zur porösen Knochenstruktur (Inaktivitätsosteoporose). Eine zyklische, repetitive Überlastung des Knochens (z.B. Marathonläufer) kann zu einem Ermüdungsbruch führen.
Auch traumatische Ereignisse (z.B. Umknicktrauma des Sprunggelenkes) können zu einem Knochenbruch (**Fraktur**) führen.
Lange Knochen sind die Knochen der freien Extremität (Ausnahme: Hand- und Fußwurzelknochen). Man unterscheidet einen Schaft (**Diaphyse**) sowie an den Enden jeweils eine Epiphyse. Die Epiphysen sind beim wachsenden Skelett knorpelig oder mit einem Knochenkern angelegt. Sie sind durch die **Epiphysenfuge** (Wachstumsfuge) mit dem Schaft verbunden. Die Diaphyse besteht aus einer festen Kompakta/Kortikalis und im Innern aus einer **Spongiosa** (schwammartig aufgebautes System aus feinen Knochenbälkchen = Trabekeln). In den Hohlräumen der Trabekeln liegt das Knochenmark.
Zu den kurzen Knochen werden die Hand- und Fußwurzelknochen gerechnet. Zu den flachen Knochen zählen z.B. Rippen, Brustbein, Schulterblatt.
In der Regel werden Knochen von außen mit Knochenhaut (**Periost**) bedeckt. Diese Knochenhaut ist sehr schmerzempfindlich (z.B. Schienbeinprellung). **Sesambeine** sind in Sehnen eingelagerte Knochen, z.B. Schienbein.

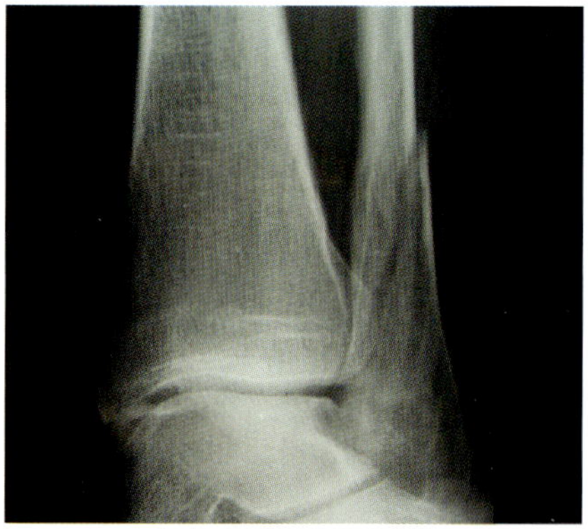

Fraktur des Außenknöchels ...

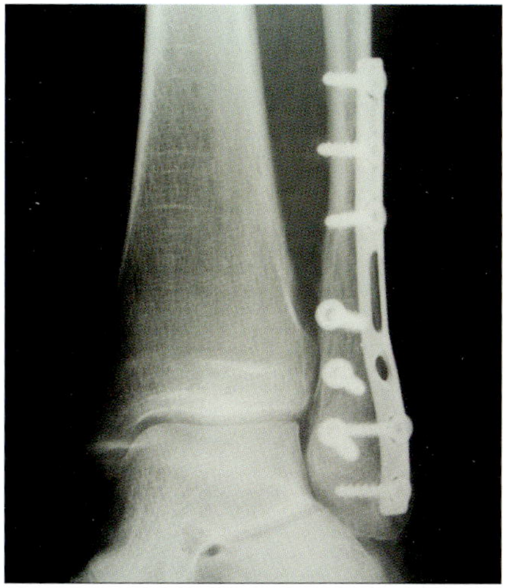

... nach operativer Versorgung.

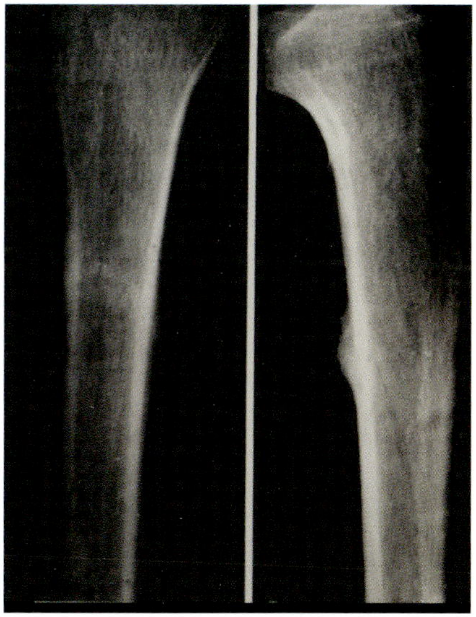

Ermüdungsbruch am Arm eines Handballprofis.

Gelenklehre

Gelenke sind feste oder bewegliche Verbindungen zwischen knorpeligen und/oder knöchernen Skelettelementen. Man unterscheidet je nach Art dieser Verbindungen »echte« (**Diarthrosen**) von »unechten« (**Synarthrosen = Haften, Fugen**) Gelenken. Gelenke haben die Funktion, Bewegungen zu ermöglichen und Kräfte zu übertragen.

Besonderheiten von »unechten« bzw. »unbeweglichen« Gelenken:

- Zwischen den Knochen/Skelettanteilen liegt Füllgewebe (Bindegewebe und/oder Knorpel).
- Beispiele: Syndesmosen (Bandverbindungen Unterarm, Unterschenkel), Bandverbindungen der Wirbelsäule, Schädelnähte bzw. Symphyse, Zwischenwirbelscheiben.
- Bewegungen sind nur in begrenztem Umfang möglich, Wachstumszone.

Besonderheiten von echten Gelenken:

- Die Knochen/Skelettelemente sind durch einen Spalt getrennt.
- Sie besitzen einen Gelenkspalt und Gelenkflächen, die von Knorpel bedeckt sind.
- Sie haben eine Gelenkhöhle und eine Gelenkkapsel.
- Beispiele: Schultergelenk, Kniegelenk, Fingergelenke usw.

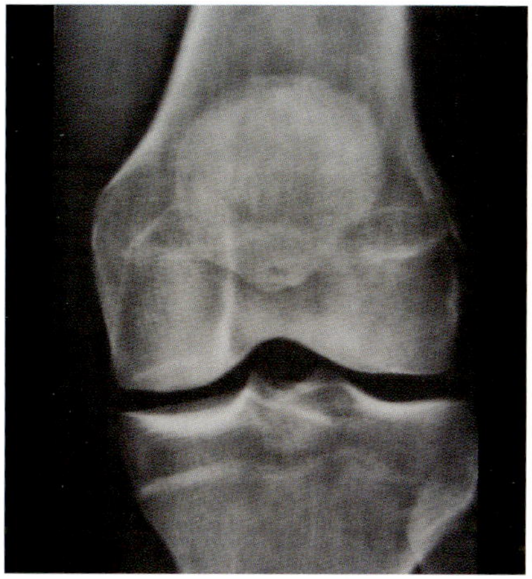

Kniegelenk.

Alle echten und beweglichen Gelenke besitzen die gleichen allgemeinen morphologischen Charakteristika. Trotz ihres ähnlichen morphologischen Aufbaus unterscheiden sich die einzelnen Gelenke des Körpers wesentlich voneinander, z.B. durch sehr unterschiedliche Bewegungsmöglichkeiten.

Beispiele:

Schultergelenk: Kugelgelenk mit sehr vielen Bewegungsmöglichkeiten, muskelgeführtes Gelenk (schlechte knöcherne Führung).

Fingergelenke: Scharniergelenk, nur Beugung und Streckung, knöcherne Führung mit Seitenbandstabilisation. Durch eine Tapeanlage kann man bestimmte Bewegungen gezielt einschränken.

Für die Anlage von Funktionellen Verbänden ist das Wissen über Anatomie und Besonderheiten eines jeden Gelenkes elementar.

Weitere Gelenkbestandteile:

- Gelenkfläche: Dies ist der von Knorpel bedeckte Teil der miteinander artikulierenden Knochen bzw. Skelettelemente.
- Die Gelenkflächen sind mit hyalinem (milchig-bläulichem) Knorpel überzogen. Einen Verschleiß (Degeneration) von hyalinem Gelenkknorpel nennt man Arthrose. Der Gelenkknorpel ist bradytrophes Gewebe, d.h. schlecht ernährtes Gewebe, da der Knorpel beim Erwachsenen keine Blutgefäße besitzt. Der Knorpel »ernährt sich durch Bewegung«, genauer durch den Wechsel von Be- und Entlastung.
- Gelenkkapsel: Gelenke werden von ihrer Umgebung durch eine Gelenkkapsel abgeschlossen. Die zweischichtige Gelenkkapsel produziert bei Bewegungen Gelenkschmiere (Synovia) und ernährt dadurch den Knorpel.
- Intraartikuläre Strukturen: Meniskus (Faserknorpel), Gelenklippen, z.B. an Schulter- und Hüftgelenk, Bänder: Kreuzbänder, Seitenbänder = Gelenkstabilisatoren.

Die stabilisierende Funktion von Kapseln und Bandstrukturen kann zum Teil durch einen Tapeverband oder Tapezügel übernommen und verstärkt werden.

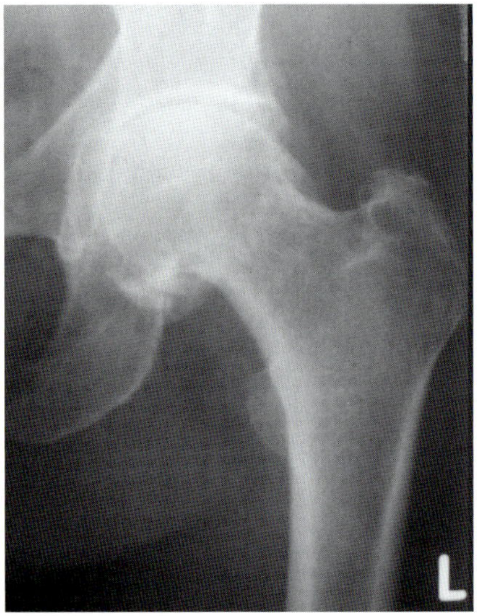

Hüftarthrose = Coxarthrose.

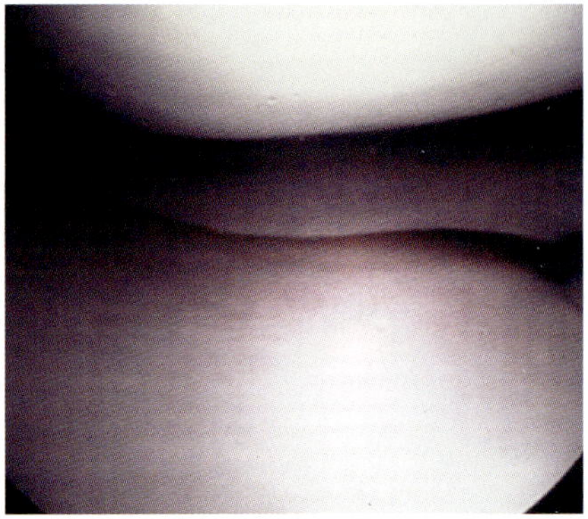
Hyaliner Knorpel = weiß, glatt, glänzend.

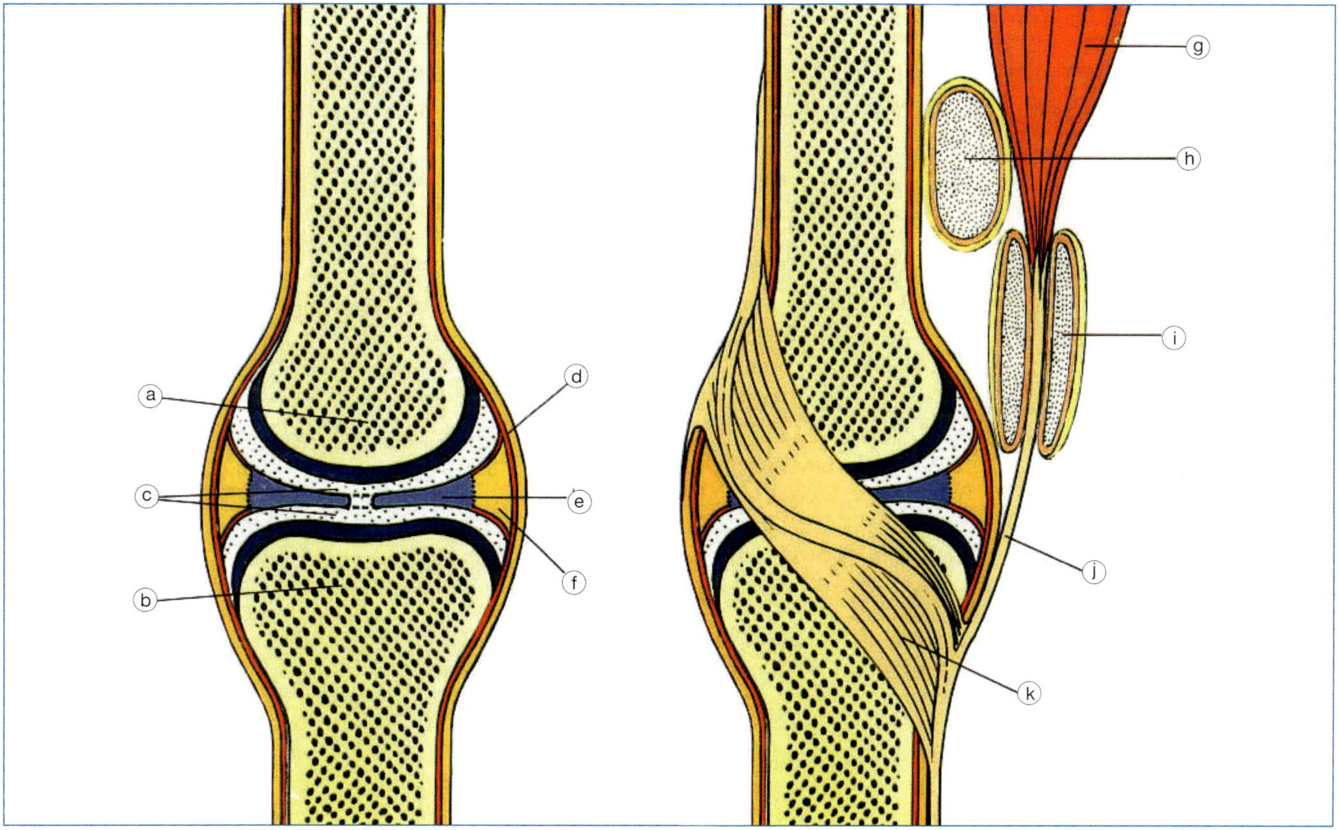

Aufbau eines echten Gelenkes:

a = proximaler Gelenkpartner, z.B. Oberschenkel
b = distaler Gelenkpartner, z.B. Unterschenkel
c = Gelenkfläche mit Knorpelüberzug
d = zweischichtige Gelenkkapsel
e = Meniskus
f = Gelenkflüssigkeit (Synovia)
g = Muskulatur, z.B. Oberschenkel
h = Schleimbeutel (Bursa)
i = Sehnenscheide
j = Sehne, z.B. Patellasehne
k = Bandstruktur, z.B. Innenband am Knie

Aktiver Bewegungsapparat

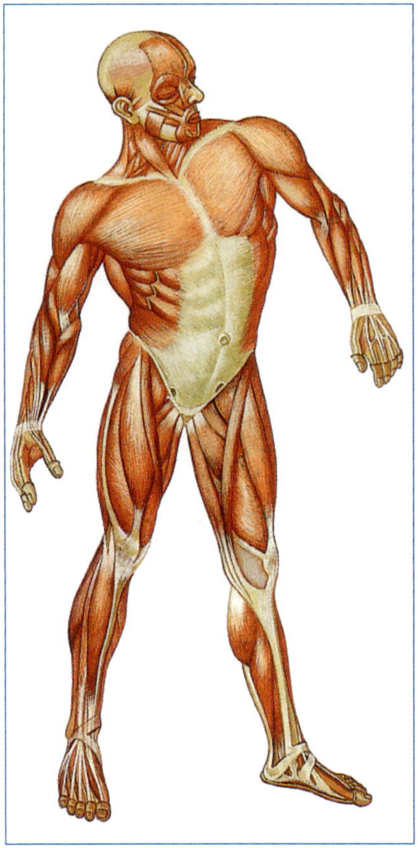

Im Gegensatz zum passiven Bewegungsapparat zählt man zu dem aktiven Bewegungsapparat folgende Strukturen:
Muskulatur und anatomische »Hilfseinrichtungen« wie

- Faszien
- Sehnen
- Sehnenscheiden
- Schleimbeutel

Muskulatur
Der Mensch besitzt über 600 Muskeln, die über ein komplexes Zusammenspiel von Gehirn, Rückenmark und einem Nerven-Netzwerk unterschiedliche Funktionen ausüben.
Ein Muskel (lat. musculus = »Mäuschen«) ist ein Gewebe, welches durch Kontraktion (Zusammenziehen) der einzelnen Muskelfasern mobilisierende und stabilisierende Funktionen übernehmen kann.

Beispiel:
1) vordere Oberschenkelmuskeln (Mm. quadriceps femoris)
   Funktion: Streckung im Knie (Agonisten)
2) hintere Oberschenkelmuskeln (Mm. ischiocrurales)
   Funktion: Beugung im Knie (Antagonisten = Gegenspieler der vorderen Oberschenkelmuskeln)

Beiden gemeinsam ist eine synergistische Funktion, denn sie stabilisieren gemeinsam das Kniegelenk muskulär.

Eine Unterscheidung der Muskulatur beim Menschen erfolgt über ihre mikroskopische Struktur und die Mechanismen der Kontraktion.

Man unterscheidet:
- glatte Muskulatur und
- quergestreifte Muskulatur (Skelettmuskel und Herzmuskel)

Die Muskelzellen der Skelettmuskeln werden als Muskelfasern bezeichnet. Letztere werden je nach Stoffwechselaktivtät und Kontraktionseigenschaften weiter differenziert in:
a) Typ-I-Fasern (= »langsam zuckende Fasern«), welche sehr ausdauernd arbeiten, jedoch nicht so hohe Kräfte entwickeln können,

und

b) Typ-II-Fasern (= »schnell zuckende Fasern«), welche hohe Kräfte entwickeln können, aber auch sehr viel schneller ermüden.

Die Muskulatur ist an der Oberfläche von einer festen Hülle aus Bindegewebe umhüllt, der Muskelfaszie.

Muskelverletzungen gehören zu den häufigsten Verletzungen im Breiten- und Hochleistungssport (Muskelkater, Muskelprellung, Muskelverhärtung, Muskelzerrung usw.). Mithilfe einer großen Anzahl von funktionellen Verbänden kann man auf den Heilungsverlauf einen positiven Einfluss nehmen (z.B. Kompressionsverband). Deshalb ist es für den Anwender wichtig, sich über Aufbau und Funktion sowie über Nachbehandlung und

Heilungsverlauf von Muskelverletzungen zu informieren.

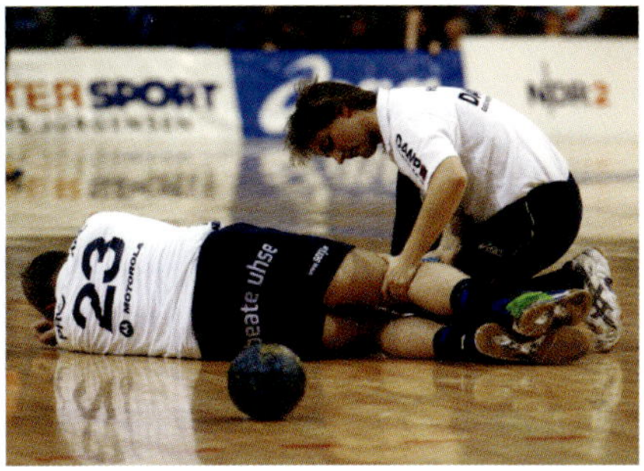

Verletzung des vorderen Oberschenkels im Sport.

Sehnen
Die Verbindung zwischen Skelett (Knochen) und Muskulatur erfolgt über Sehnen.
Die Sehnen übertragen bei der Kontraktion der Muskeln die Kraft auf das Skelett.
Ihre Form ist sehr unterschiedlich. Es gibt Muskulatur mit kurzen Sehnen (z.B. Gesäßmuskel) und mit sehr langen Sehnen (z.B. Fingermuskulatur). An der Rumpfwand besitzen Muskeln flächenhafte Sehnen, die man als Aponeurosen bezeichnet.
Die Sehnen gehören funktionell zur Muskulatur. Verletzungen der Sehnen (Sehnenrisse, -zerrungen, Entzündungen) haben wesentliche Folgen für die Funktion eines Muskels.
Sehnen bestehen aus kollagenem Bindegewebe. Aufgrund ihrer Kraftübertragungsfunktion sind sie sehr zug- und reißfest. Sehnenrisse treten daher in der Regel nur bei vorgeschädigten, degenerierten Sehnen auf (z.B. Achillessehnenriss).

»Hilfsorgane« der Muskeln und Sehnen

Zu den »Hilfsorganen« der Muskel-Sehnen-Einheit zählen:

- Faszien
- Sehnenscheiden
- Schleimbeutel
- Sesambeine

Sehnenscheide
Sehnenscheiden sind »Führungskanäle« bzw. flüssigkeitsgefüllte Hüllen, die dort vorkommen, wo Sehnen aus ihrer ursprünglichen Verlaufsrichtung abgelenkt werden oder wo diese an unmittelbar exponierten Knochenarealen anliegen. Sie haben einen ähnlichen Aufbau wie Gelenkkapsel und Schleimbeutel. Wie auch Schleimbeutel haben sie eine Schutzfunktion für die Sehne und reduzieren Reibungskräfte.
Entzündungen der Sehnenscheiden, z.B. durch Überlastung, sind sehr schmerzhaft.

Schleimbeutel
Schleimbeutel sind flüssigkeitgefüllte »Säckchen«, die vor allem in Gelenknähe auftreten.
Sie ermöglichen die Verschieblichkeit zwischen den verschiedenen Gewebeschichten und bewirken eine Druckverteilung. Teilweise kommunizieren sie mit der Gelenkhöhle (Schulter, Kniekehle und sind dann als Ausstülpungen der Gelenkhöhle zu bezeichnen), zum anderen können sie auch funktionell zu einem Gelenk gehören (Schulter).
Häufige Erkrankungen sind die Schleimbeutelentzündung (Bursitis) am vorderen Kniebereich (Bursitis praepatellaris) oder die sog. Baker-Zyste in der Kniekehle.

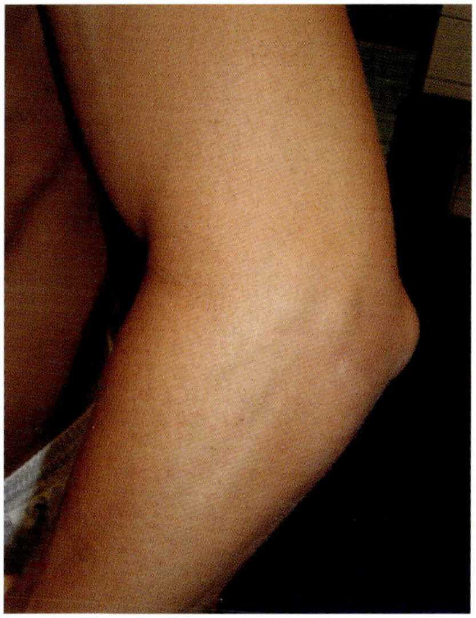

Bursitis am Ellenbogen.

Sesambeine

Sesambeine gehören ebenfalls zu den Hilfseinrichtungen der Muskulatur. Sie sind in Sehnen eingelagerte Knochen, z.B. die Kniescheibe (Patella). Sie verlängern den Hebelarm von Sehnen und führen daher zu einer Muskelkraftersparnis.

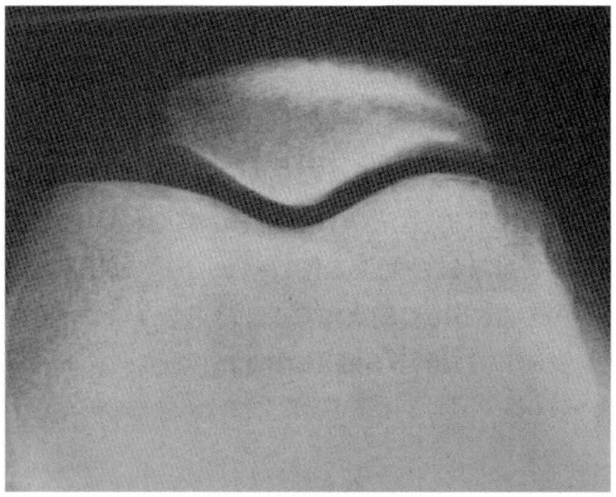

Sesambein der Patella.

Gelenkpositionen beim Anlegen von Tapeverbänden und Neutral-Null-Methode

Vor dem Anlegen von Tapeverbänden erfolgt in der Regel die ausführliche Begutachtung der zu tapenden oder zu verbindenden Region. Die Anatomie von Gelenkstrukturen ist sehr unterschiedlich und kann große individuelle Variationen aufweisen. Ferner ist zu berücksichtigen, ob ein normales oder akut verletztes Gelenk behandelt werden soll.
Ist die Indikation zu einem Tapeverband gestellt worden, sind vor der Anlage weitere Gesichtspunkte zu beachten:

- Der Tapeverband orientiert sich an den individuellen Charakteristika eines Gelenkes (Größe, Form, Variationen, Beweglichkeit ...).

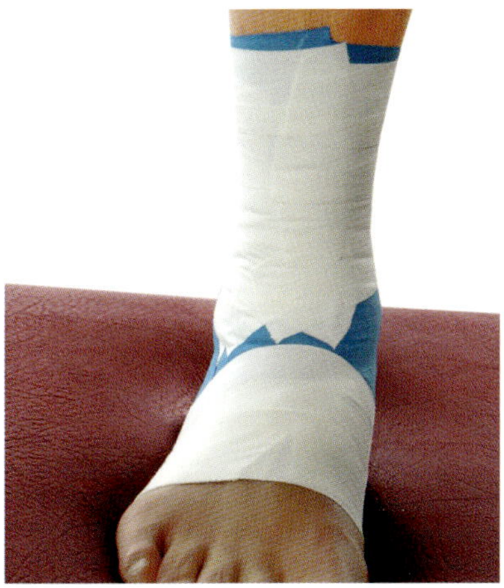

Basketballer: Schuhgröße 48, 2,10 m Körpergröße. Anker müssen aufgrund der Hebelverhältnisse sehr hoch (bis 15 cm über dem Knöchel) gelegt werden, um optimalen Schutz zu bekommen.

- Die **Bewegungsprüfung** eines Gelenkes steht vor jeder Tapeanlage. Welches Bewegungsausmaß hat ein Gelenk? Welche Bewegungsrichtung soll eingeschränkt oder stabilisiert werden?

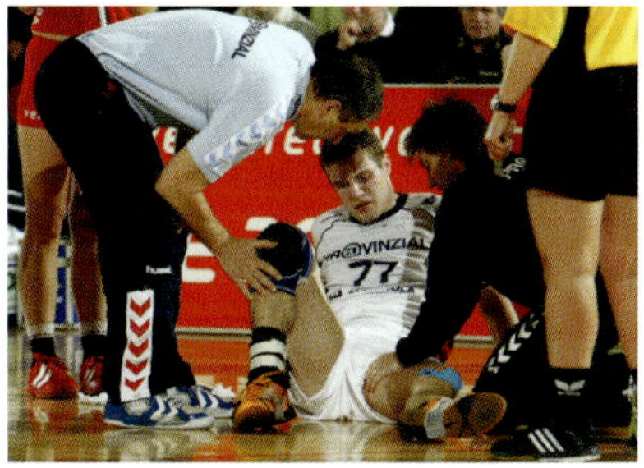

Funktions- und Bewegungsprüfung.

In der Regel hält der Patient die Ausgangsstellung aktiv bei, eine passive Unterstützung von Ausgangspositionen ist im Einzelfall durchaus angebracht.
Dieses kann entweder manuell oder durch einfache Hilfsmittel erreicht werden:

- Das Sprunggelenk wird aktiv in Position gehalten.

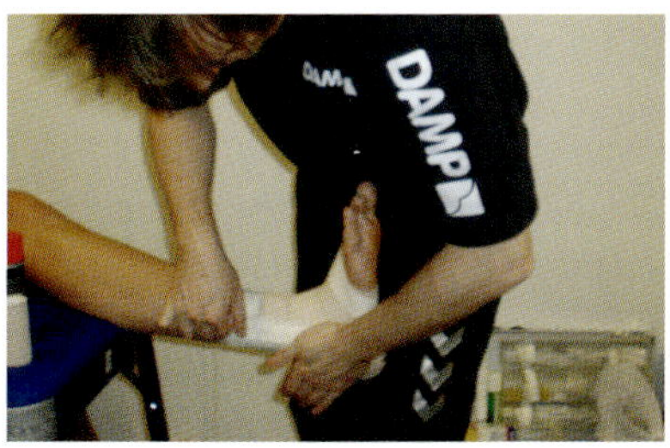

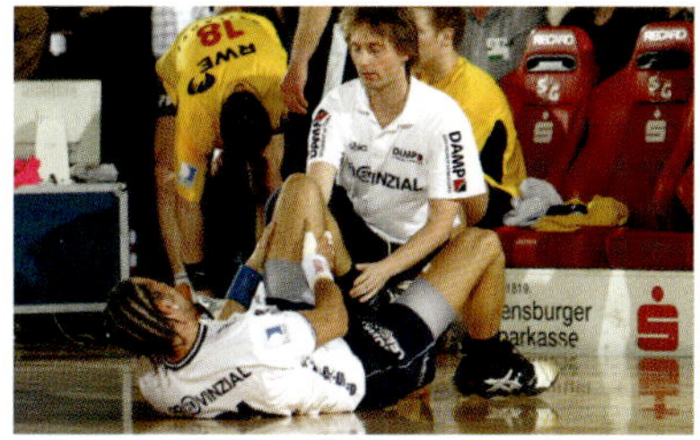

Vor jeder Tapeanlage bei akuten Verletzungen steht die ausführliche Diagnostik.

- Wenn möglich sollte das Gelenk in einer Mittelposition gehalten oder unterstützt werden!
  Ausnahmen: schmerz- oder schwellungsbedingte Bewegungseinschränkungen, Achillessehnentape
- Die Gelenkstellung sollte während des Tapens konstant stabil gehalten werden. Dies ist bei zeitlich längerer Tapeanlage nicht immer möglich seitens des Sportlers oder Patienten. Daher muss während der Verbandanlage die Ausgangsstellung immer wieder kontrolliert und eventuell nachkorrigiert werden. Durch Veränderung der Gelenkposition während des Tapens können Falten oder Einschnürungen von Gewebestrukturen entstehen. Dies beeinflusst die Funktion des Gelenkes und kann zu Druck- oder Scheuerstellen führen.
- Nach Anlage des Tapeverbandes kann durch Gelenkbewegungen und Funktionsprüfung die Tapeanlage kontrolliert werden.

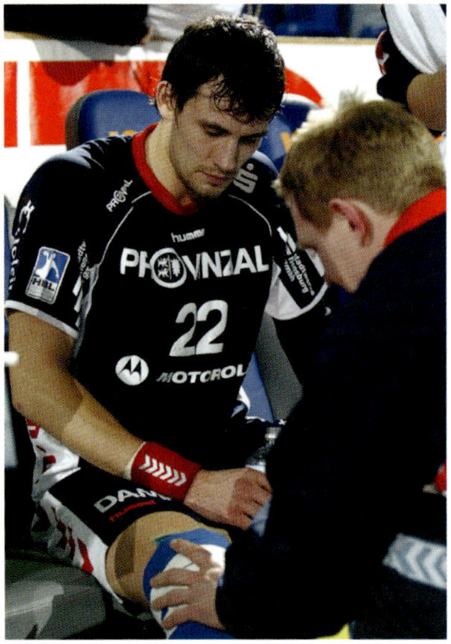

Überprüfung eines Verbandes nach Anlage.

- Tapeanlagen oder Verbände nach Akutverletzungen erfordern besondere Kontrollen, Überprüfungen und Beobachtungen! Bei Schwellungen ist das Tapen oft bei einer Hochlagerung der betroffenen Extremität notwendig. Der Verband darf nicht so fest angelegt sein, dass er den körpereigenen Blut- und Lymphabfluss behindert. Die Ausgangsstellungen der Gelenke sind hier nicht immer Mittelstellungen, sondern die schmerz- und schwellungsbedingt mögliche Gelenkstellung (oft Ruhestellung).
- Niemals eine Gelenkstellung oder Gelenkposition erzwingen!

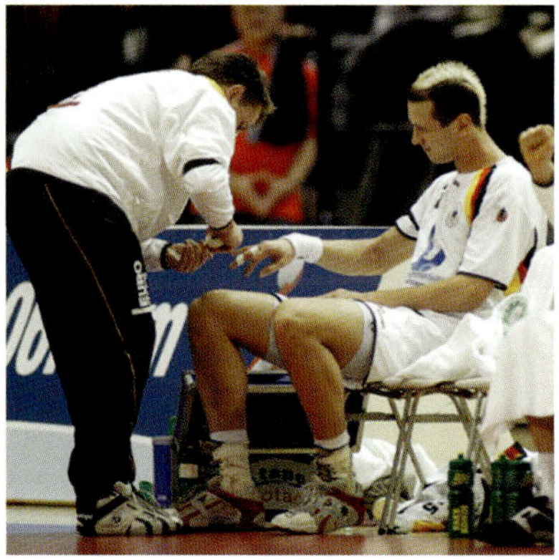

Akuttape in schmerzabhängiger Gelenkposition der Finger.

Normalwerte von Gelenkbewegungen

Die physiologische Bandbreite von Bewegungsmöglichkeiten und -ausmaßen ist sehr groß. Normwerte sind lediglich Anhaltspunkte und nicht als konstante Größen zu verstehen, die über physiologische oder pathologische Bewegungsausmaße entscheiden.

Normobilität

Dieser Begriff bezeichnet das normale, physiologische Bewegungsausmaß gemäß Alter, Geschlecht und Konstitution.

In der sog. **Neutral-Null-Methode** werden alle Gelenkbewegungen von einer einheitlich definierten Nullstellung aus zur Befunddokumentation gemessen (anatomische Normalstellung mit locker hängenden Armen, Daumen nach vorn gerichtet, Finger nach unten, Füße zeigen nach vorne parallel). Diese Stellung nimmt ein gesunder Mensch im aufrechten Stand ein. Sie wird als standardisierte Messmethode (im Seitenvergleich) verstanden, die von einer einheitlichen Gelenkposition (Nullstellung) ausgeht.

Bei der schriftlichen Protokollierung werden grundsätzlich 3 Zahlen eingetragen, wobei die Zahl 0 in der Regel zwischen den beiden anderen Ziffern steht, da man die Gelenke normalerweise über die Nullstellung in 2 Richtungen bewegen kann.

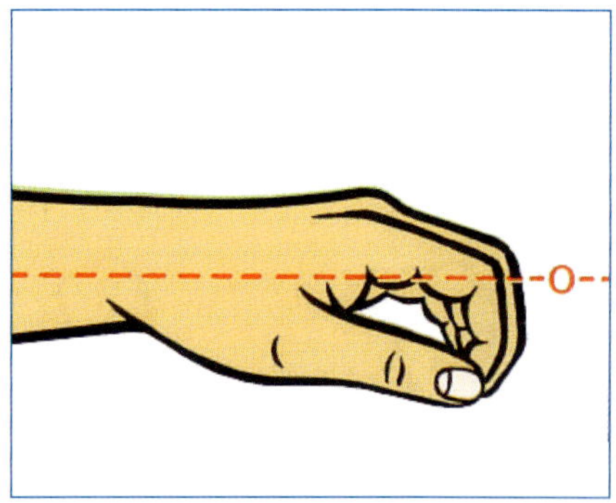

Neutral-Null-Methode.

Kann die Nullstellung nicht eingenommen werden, steht die Null am Anfang bzw. am Ende der Zahlenreihe.

Beispiel Kniegelenk

- Normales Bewegungsausmaß:
  Streckung/Beugung 5/0/140

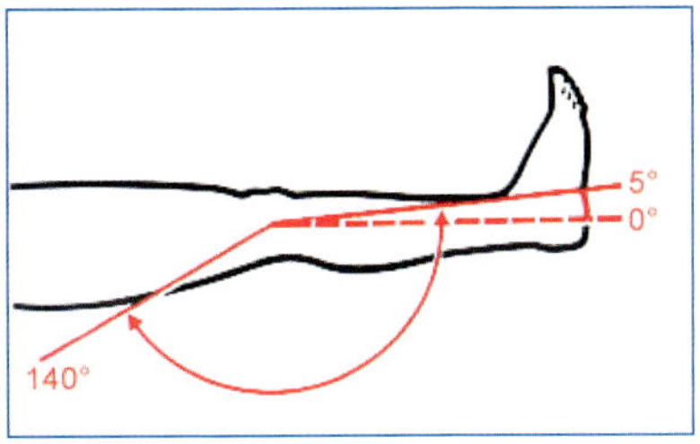

- Mögliches Bewegungsausmaß eines Patienten mit Kniearthrose (Gonarthrose):
  Extension/Flexion 0/20/110

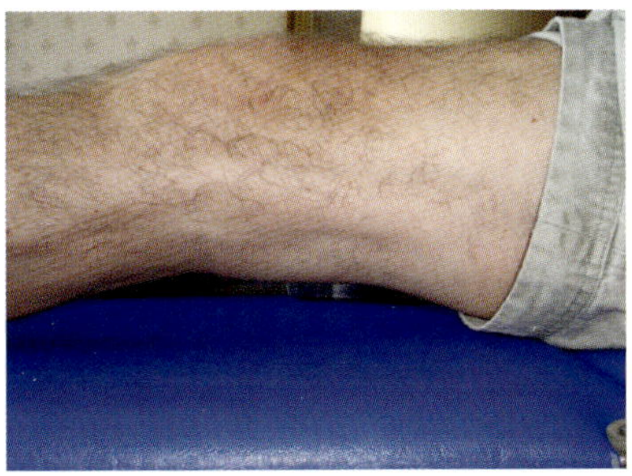

Der Patient kann sein Kniegelenk nicht bis in die Nullstellung bringen (die Kniekehle berührt nicht die Bank). Ihm fehlen 20 Grad zur Nullstellung.

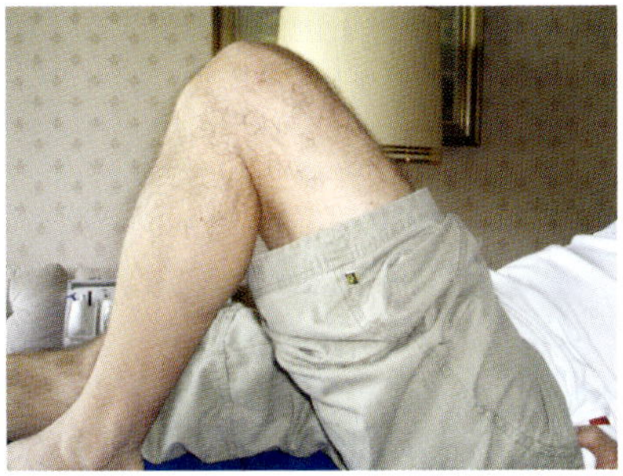

Ca. 110 Grad Beugung.

Hypermobilität

Bei vielen Patienten, Sportlern, bei Kindern und Jugendlichen sowie bei vielen Bindegewebserkrankungen findet man überbewegliche Gelenke. Dieses kann als Folge von Verletzungen (z.B. Kapsel-Band-Insuffizienz am Sprunggelenk) oder auch anlagebedingt sein.
Hypermobilität und Instabilität eines Gelenkes sind definitionsgemäß nicht gleichzusetzen, da viele hypermobile Gelenke (z.B. beim Tänzer) muskulär stabilisiert werden können.

Hypomobilität

Hierunter versteht man die Einschränkung der physiologischen Beweglichkeit durch strukturelle und/oder funktionelle Veränderungen von Gelenken (Verletzungen, Arthrose ...).

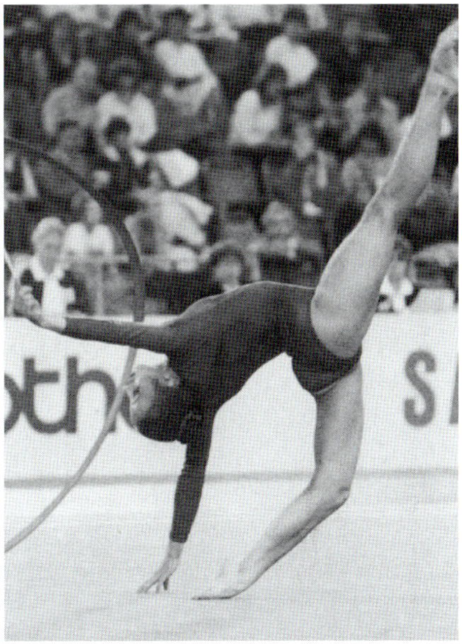

Hypermobile Wirbelsäule.

Niemals tapen oder Verbände anlegen, bevor das Gelenk in seiner Bewegungsfunktion und möglichen Gelenkposition überprüft und untersucht worden ist. Individuelle Besonderheiten sind zu berücksichtigen.

Effekte und positive Wirkungsweisen der Funktionellen Verbände

Tapeverband und Prävention

Ein Tapeverband kann gezielt im Sinne der Verletzungsprophylaxe eingesetzt werden.
Als stützender oder schützender Verband stabilisiert er besonders beanspruchte Gelenke.

Beispiel: Fingergelenke

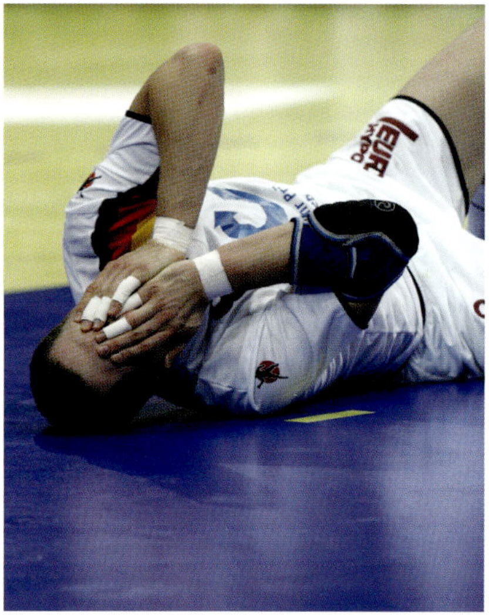

Bei bereits vorhandenen Gelenkfunktionsstörungen, z.B. einer chronischen Kapsel-Band-Insuffizienz am Sprunggelenk, kann ein stabilisierendes Sprunggelenkstape sowohl die Häufigkeit des Umknicktraumas als auch das komplette und vollständige Umknicken sehr gut verhindern bzw. deutlich reduzieren. Schützende Tapeverbände beeinflussen die Heilungszeit positiv und ermöglichen dem Sportler zudem eine schrittweise schnelle Wiederaufnahme von sportartspezifischen Belastungen. Auch nach überstandener Verletzung sollte eine vorsorgliche Stabilisierung des Gelenkes für einige Zeit erfolgen.

Dient der Funktionelle Verband nur der Prophylaxe von Verletzungen, kann der Patient oder Sportler je nach Lokalisation und bei entsprechenden Vorkenntnissen den Tapeverband selbst anlegen (Eigentape). Gerade im Breitensport ist dieses von außerordentlicher Bedeutung, da die meisten Sportvereine nicht über eine adäquate medizinische Versorgung und Betreuung verfügen.

Ein Tapeverband allein senkt sicherlich das Verletzungsrisiko und die Verletzungshäufigkeit, kombiniert mit spezifischen physiotherapeutischen Übungen und gezieltem Kraft- und Koordinationstraining jedoch wird dieser Effekt deutlich verstärkt.

Beispiel: Sprunggelenksverletzungen
Neben dem Tapeverband ein auch ein gezieltes präventives Stabilisationstraining für das Sprunggelenk notwendig, um körpereigene gelenkprotektive Mechanismen zur Stabilisierung von Gelenken zu nutzen.

Tape und Ruhigstellung

Im Gegensatz zu einem Gipsverband wird das Gelenk nicht komplett ruhig gestellt, sondern stabilisiert und gezielt in bestimmten Bewegungsrichtungen gesperrt. Ein weitere Mobilisation und damit Funktionsaufnahme des Gelenkes bleibt sinnvollerweise erhalten.
Damit kann frühzeitig eine Therapie oder ein Bewegungstraining eingeleitet werden und lange Arbeits- oder Trainingsausfallzeiten vermieden werden. Komplette Immobilisationen nach Verletzungen am Bewegungsapparat haben sich zudem im Sinne der Wundheilung als negativ herausgestellt. Die temporäre Ruhigstellung von Gelenken über einen kurzen Zeitraum ist dennoch in einzelnen Fällen indiziert, sodass die Gelenkfunktionen nicht aufgenommen werden können, wenn an der unteren Extremität – ähnlich wie bei einer Gipsruhigstellung – über eine Thromboseprophylaxe diskutiert werden muss. Werden nach einer Tapeanlage sportliche Aktivitäten aufgenommen, ist dieses in der Regel nicht notwendig, da die Durchblutung der Extremität um ein Vielfaches gesteigert wird.

Tape und Stoffwechsel

Aufgrund der Erhaltung der Gelenkbeweglichkeit im schmerzfreien Bewegungssektor werden Gelenk- und Muskelstoffwechsel positiv beeinflusst.
Die so genannte Muskelpumpe sorgt über das Blut- und Lymphgefäßsystem für den Abtransport von Schlackenstoffen in der Wundheilungsphase. Bewegungen sind zudem schmerzlindernde Maßnahmen, da auch »Schmerz- und Entzündungszellen« besser und schneller abtransportiert werden.
Durch frühzeitige Aktivitätsaufnahme wird einer Muskelrückbildung (Atrophie) entgegengewirkt und Muskelfunktionen bleiben erhalten. Koordinative und propriozeptive Fähigkeiten des Muskel-Sehnen-Komplexes können mit Tapeanlage frühzeitig wieder auftrainiert werden. Im Gegensatz zu einem Gipsverband stimuliert eine Tapeanlage die Rezeptoren von Haut, Muskulatur und Sehnen frühzeitig. Dieses wiederum kann über die bekannten Reflexmechanismen und neuronalen Verschaltungen nicht nur das Gelenk stabilisieren, sondern auch zu einer Schmerzlinderung führen. Oft sind dadurch weitere therapeutische Maßnahmen erst möglich.
Der Stoffwechsel des Gelenkknorpels wird ebenfalls durch Gelenkmobilisation gefördert.

Die Ausheilung und Resorption von Schwellungen und Hämatomen (Blutergüsse) in Gelenken und Muskulatur wird ebenso durch verbesserte Durchblutungsverhältnisse unterstützt und beschleunigt.

Mentale und psychische Aspekte

- weniger Krankheitsgefühl
- zusätzliche Motivation durch frühzeitige Wiederaufnahme der Belastung oder des Trainings
- dadurch mehr Selbstsicherheit und Selbstbewusstsein
- positives Denken durch schnelle Trainingserfolge und Erfolgserlebnisse
- bessere Motorik und höherer Muskeltonus durch subjektives Stabilitätsgefühl nach einem Verband oder Tape
- beruhigendes Gefühl der Sicherheit und des Schutzes = »mentale« Gelenkstabilisierung

Subjektive und objektive Stabilisation

Durch einen Tapeverband erreicht man am Gelenk eine subjektive und objektive Stabilität (aktiv und passiv).

- **passive Stabilisation**
  durch Menge und Art des benutzten Materials bedingte mechanische Stabilität von außen
- **aktive Stabilisation**
  Tibiastabilisation über die Stimulation der Rezeptoren der Haut, der Gelenk- und Muskelspindeln: Während der Bewegung und Belastung wird durch den Tapeverband eine aktive Stabilisation (reaktiv, reflektorisch, neuromuskulär, propriozeptiv u.a.) erzielt.

Frühfunktionelle Therapie und Rehabilitation

Der Tapeverband unterstützt und fördert die frühzeitig einsetzende Therapie unter funktionellen Gesichtspunkten. Viele physio- und trainingstherapeutische Maßnahmen werden durch eine Tapeanlage oft erst möglich. Die Kombination aus Tapeverband und Therapie optimiert den Heilungsverlauf von Verletzungen, sodass insgesamt schnellere und effektivere Rehabilitationen möglich sind.

- Kryotherapie (z.B. vor einem »komprimierenden« Verband)
  Durch die bleibende Beweglichkeit im Verband oder Tape kann die Kältetherapie sinnvollerweise

gleichzeitig mit einer lymphabflussfördernden Bewegungstherapie kombiniert werden.
Für die Anwendung von Kryotherapie im Sport gibt es diverse Möglichkeiten (Eisabreibung, Eiskompressen, Kaltluft, Eisspray ...). Diese werden kontrovers diskutiert, sollten aber grundsätzlich im Sinne der Wundheilungsphasen sinnvoll und überlegt eingesetzt werden.

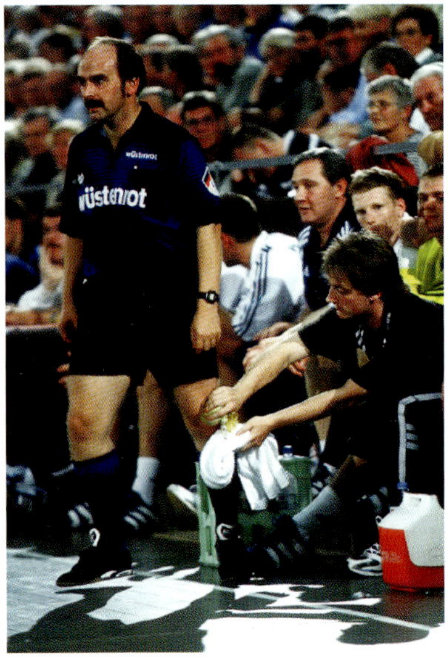

- **Lymphdrainage** (postoperativ, posttraumatisch)
  Eine Lymphdrainage kann vor, während oder nach einer Tapeanlage sinnvoll eingesetzt werden.
- **physikalische Therapie** (Elektrotherapie, Massage ...)
- **physiotherapie und physiotherapeutische Techniken** (aktiv und passiv u.a. zur muskulären Stabilisation eines Gelenkes im Sinne von Kraft, Koordination und Propriozeption, Muskeldehntechniken, myoviszerale Techniken, manuelle Therapie, Osteopathie ...)

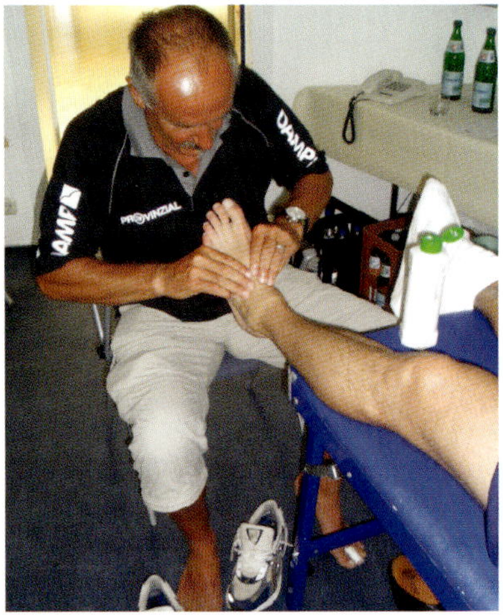

Manualtherapeutische Techniken haben sich auch vor Anlage eines Tapeverbandes (z.B. am Sprunggelenk) bewährt. Deblockierende Maßnahmen im Fußwurzelbereich sowie detonisierende Grifftechniken an den kurzen Fußmuskeln tragen dazu bei, dass Tapeverbände länger getragen werden können.

Indikationen und Anwendungsbeispiele für Funktionelle Verbände/Taping

Funktionelle Verbände lassen sich nach traumatischen Verletzungen, nach Operationen, bei degenerativen Prozessen und besonders im präventiven Bereich jeweils spezifisch einsetzen.

Beispiele für den posttraumatischen Einsatz:

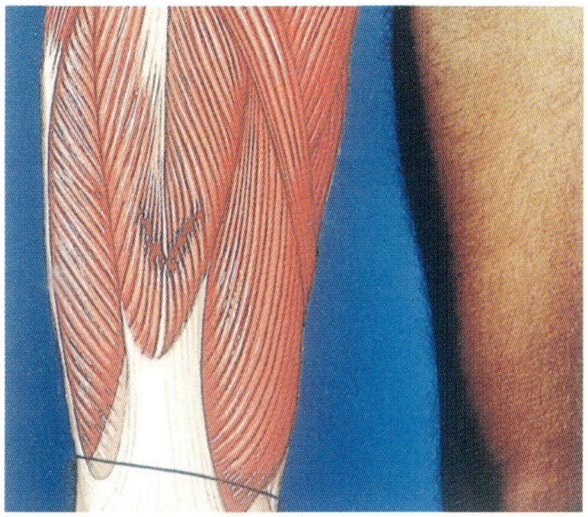

Muskelverletzung des M. rectus femoris.

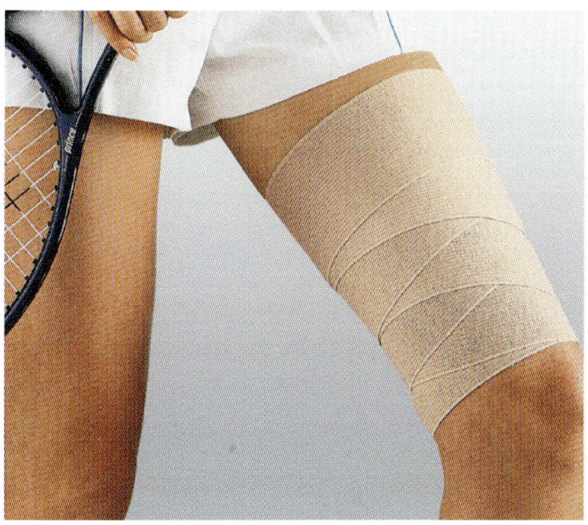

Entlastungsverband für den Oberschenkel.

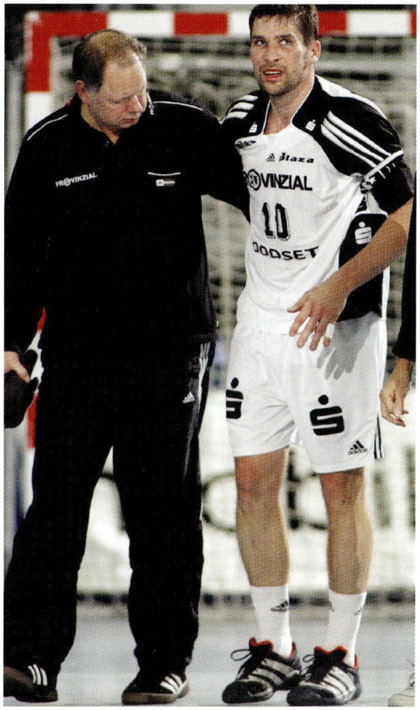

Zu den häufigsten Anwendungsgebieten von Funktionellen Tapeverbänden im Sport gehören Muskelverletzungen.

Indikationen bei Muskelverletzungen

- Prellungen/Kontusionen/»Pferdekuss«
- Muskelverhärtungen/Muskelhartspann/Myogelosen
- Muskelzerrungen/Muskelfaserrisse (muscle strain injuries)
- nach physiotherapeutischen Maßnahmen bei Muskelverletzungen zur Verstärkung des Therapieeffekts (myofasziale Techniken, neuronale Dehnungen, osteopathische Techniken, Krafttraining usw.)
- Muskelfaszienläsionen
- postoperativ

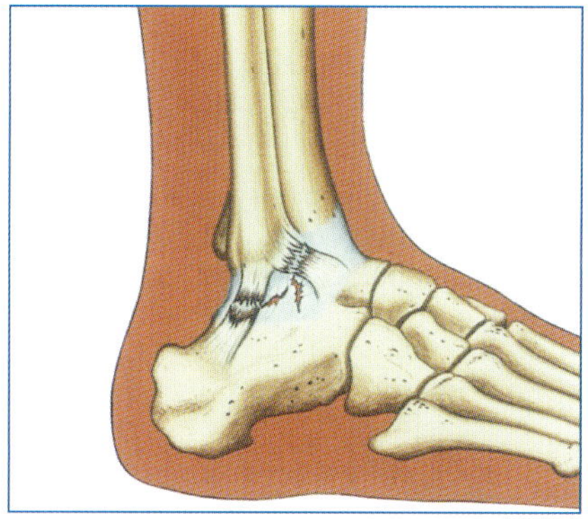

Komplette Kapsel-Band-Rupturen.

Indikation bei Kapsel-Band-Verletzungen

- Gelenkdistorsion und -kontusion
- Kapsel-/Bandprellungen, -zerrungen, -rupturen, -insuffizienzen
- Hypermobilitäten/Instabilitäten von Gelenken
- Bandlaxizität
- Überlastungserscheinungen

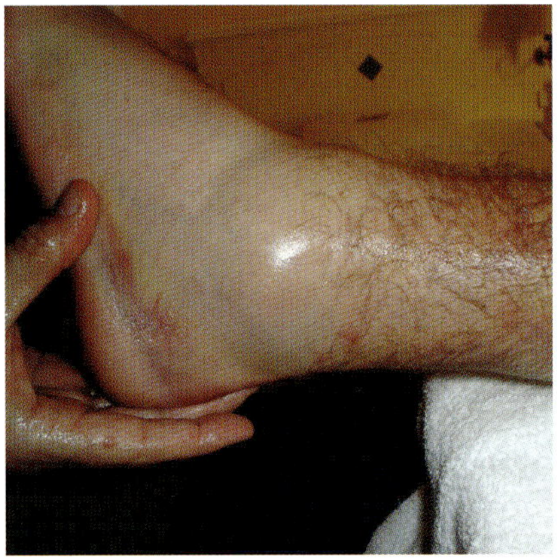

Außenbandruptur.

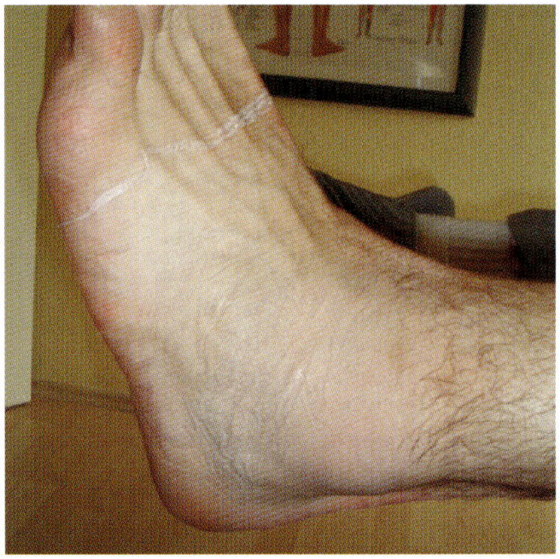

Deutlicher Schwellungsrückgang durch Tapeverband und Lymphdrainage (4 Tage nach Trauma).

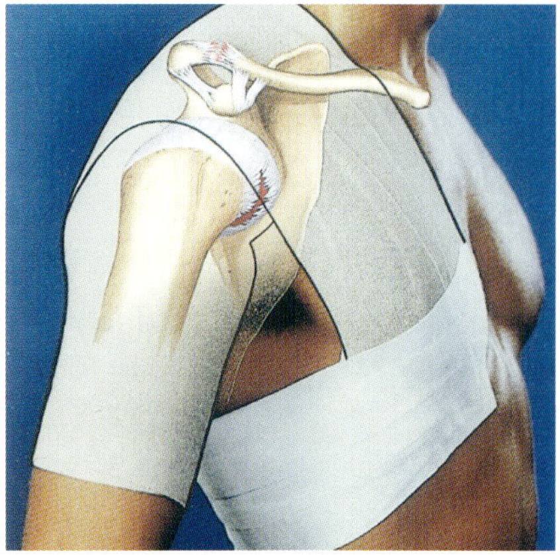

Isolierte Bandruptur am Schultereckgelenk (Akromioklavikulargelenk/Tossy-I-Verletzung) und vorderer Einriss der Schultergelenkkapsel.

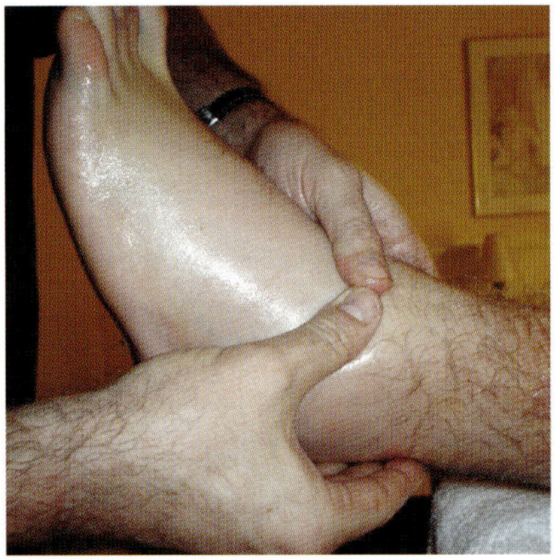

Lymphdrainage bei Hochlagerung des Sprunggelenkes.

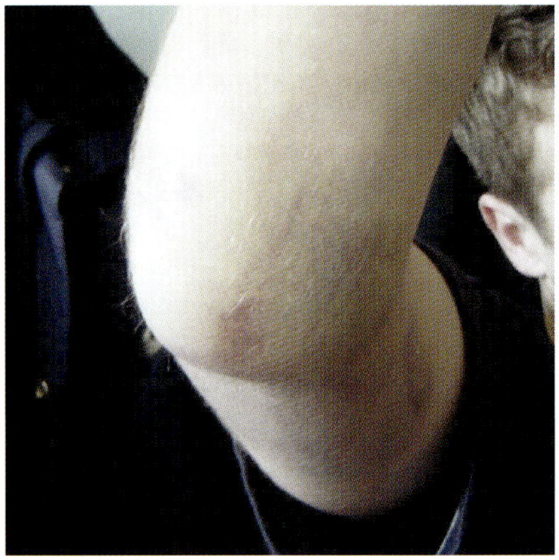

Bandzerrung/-prellung am Ellenbogen mit Hämatomschwellung:
Indikation für einen stabilisierenden Ellenbogenverband.

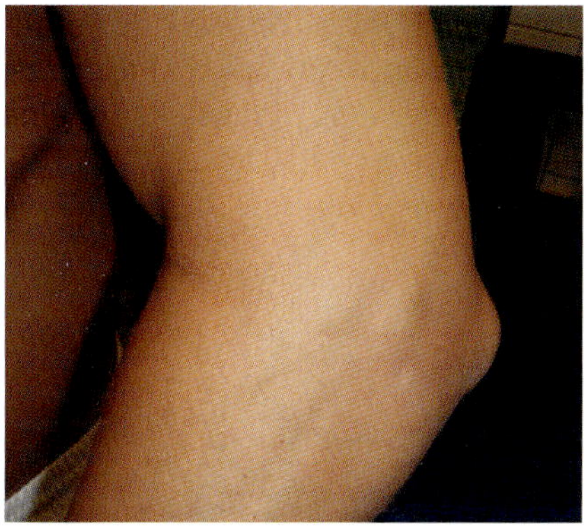

Schleimbeutelentzündung am Ellenbogen.

Indikation bei Sehnenverletzungen und Läsionen von Schleimbeutel oder Sehnengleitgewebe

- Sehnenzerrungen
- Sehnenentzündungen
- Insertionstendopathien = Sehnenansatzreizungen (Patellaspitzensyndrom, Achillodynie ...)
- Schleimbeutelentzündungen
- postoperativ nach Sehnennaht oder Schleimbeutelentfernung

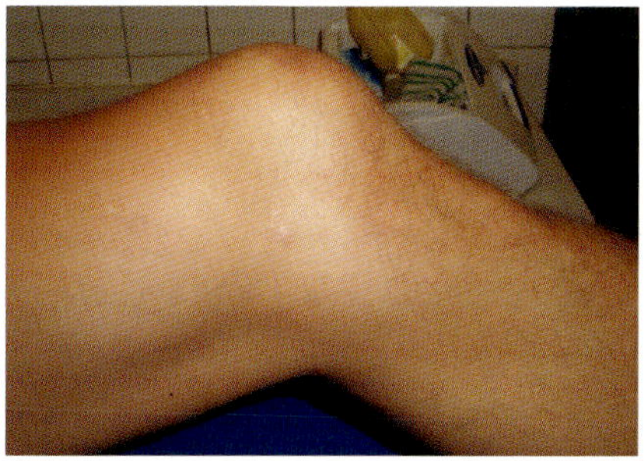

Schleimbeutelentzündung am Kniegelenk.

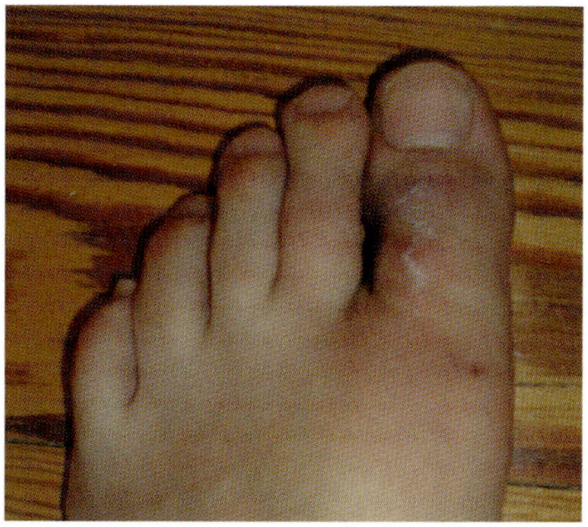

Sehnenzerrung, -teilruptur, Großzehe mit Hämatomschwellung.

Indikationen bei Knochenverletzungen

- Ermüdungsbrüche
- Entzündungen der Knochenhaut (Periostitis)
- nicht dislozierte Frakturen an Fingern oder Zehen
- verheilte Frakturen an den Extremitäten

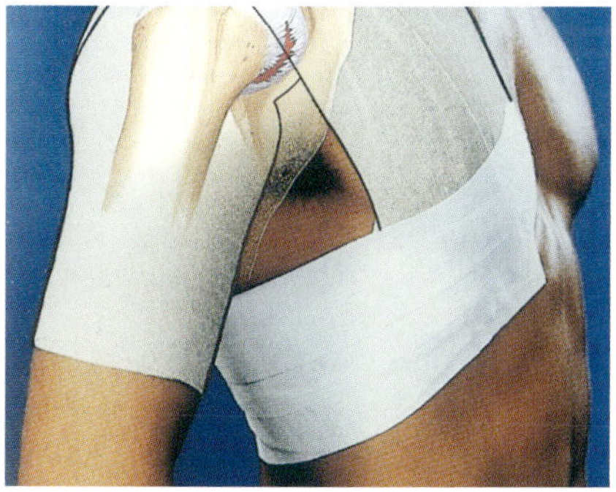

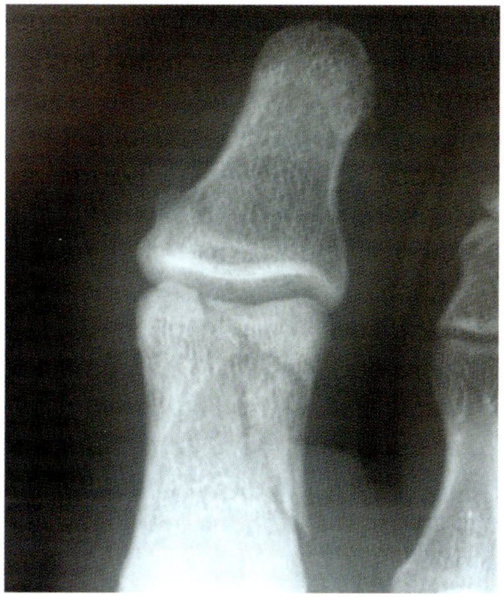

Großzehengrundgliedfraktur (trotz leichter Achsabweichung und Gelenkbeteiligung mit stabilisierendem Tapeverband versorgt, da der Patient eine Gipsbehandlung ablehnte).

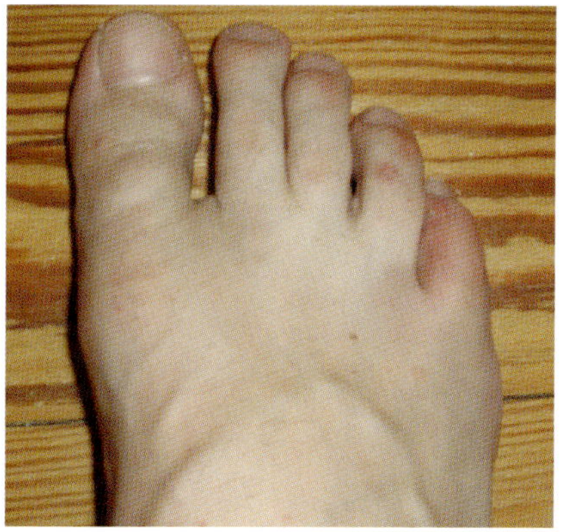

Kleinzehenfraktur (Indikation für eine Tapeanlage).

Das Anwendungsspektrum von Tapeverbänden umfasst auch den großen Bereich der postoperativen Nachsorge (Therapie und Rehabilitation). Besonders operative Eingriffe an Gelenken, Sehnen oder Muskulatur können je nach Krankheitsbild und Nachbehandlungsverlauf durch Tapeverbände optimal unterstützt werden. Oft wird dadurch eine weitergehende Therapie erst möglich (frühfunktionell). Tapes und Funktionelle Verbände in dieser Phase wirken abschwellend, schmerzlindernd sowie gelenkstabilisierend.

Bei vielen degenerativen Erkrankungen des Bewegungsapparates kann ein gezielter Einsatz von Tapeverbänden Schmerzen lindern und stabilisierend wirken, sodass die Belastbarkeit erhöht werden kann.

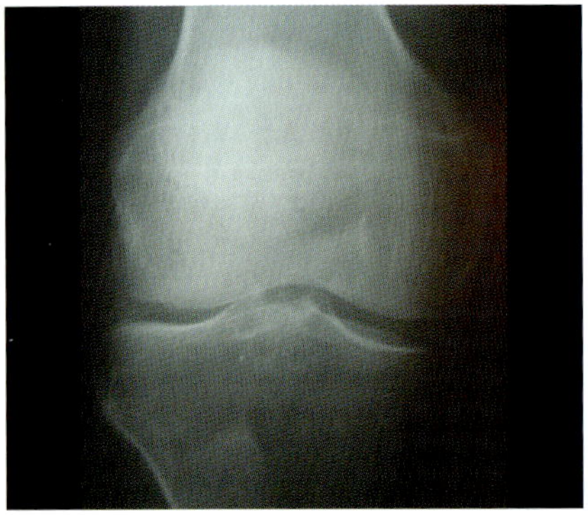

Arthrose (Gelenkverschleiß) des Kniegelenkes.

Indikation von Tapeverbänden bei Belastungsschmerzen oder Instabilitäten

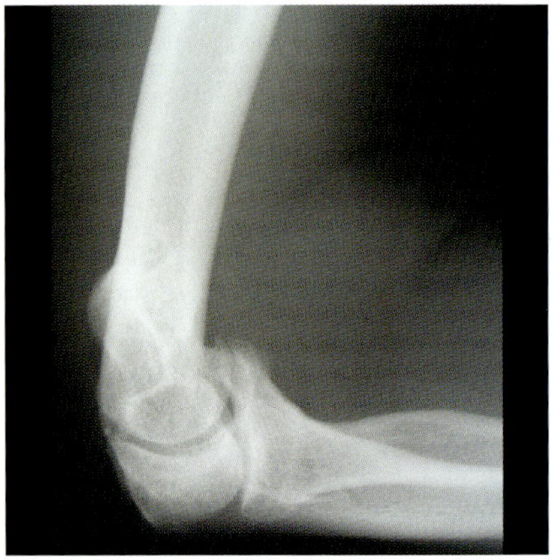

Ellenbogenarthrose:
Unterstützung durch Tapeverband beim Sport.

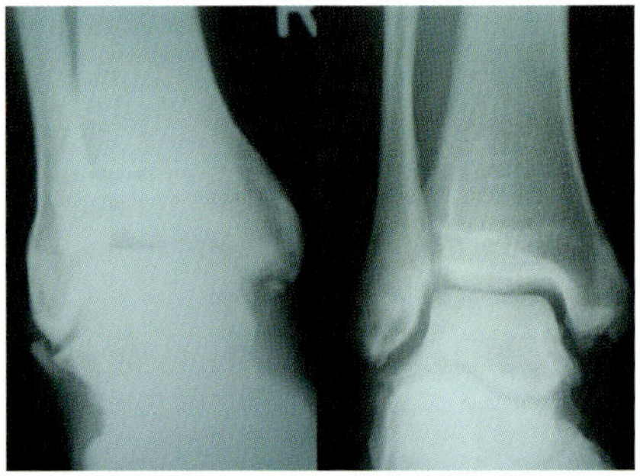

Arthrose und freie Gelenkkörper am Sprunggelenk.
Der Patient ist Sportlehrer und tapte sich beim Schulsport das Sprunggelenk selbst.

Auch bei Fehlhaltungen oder statischen Veränderungen, z.B. Spreiz-, Senk- oder Plattfüßen, kann eine Tapeanlage sinnvoll sein.

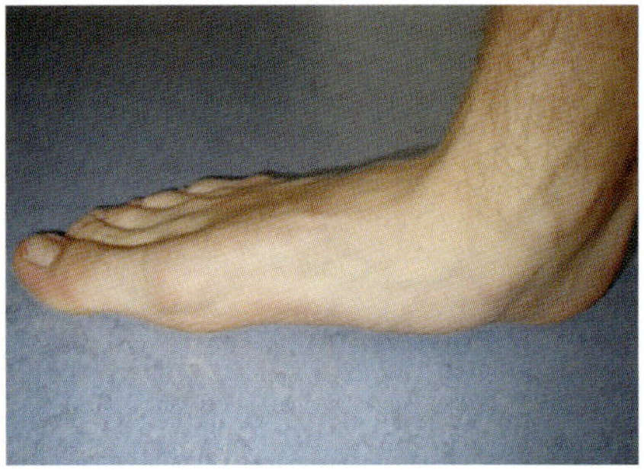

Ausgeprägte Fußdeformität.

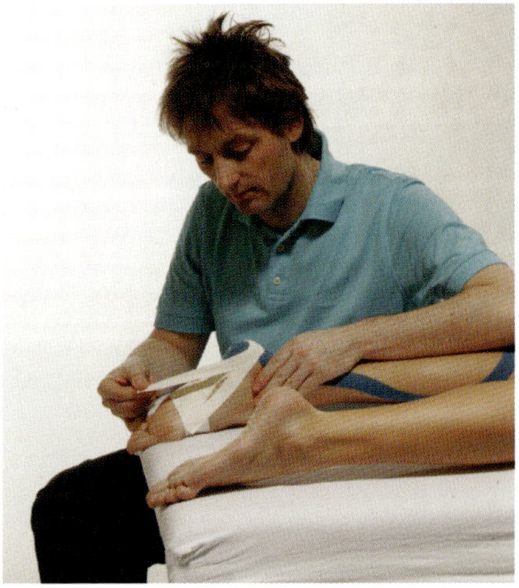

»Mokassintape« am Fußgewölbe (Aufrichtung mit *Leukotape*) kombiniert mit elastischem Tape am Unterschenkel (*Leukotape K*).

Aufrichtungstape an der Wirbelsäule

Diese Tapeanlage fördert im Sinne eines »memory tapes« die aufrechte Haltung (aktivierende Tapeanlage). Gleichzeitig ist durch diese Anlage ein Verhaltenstraining möglich, da man sich nur »rückengerecht« bewegen und belasten kann.

Daneben kommt es zu einer Tonuserhöhung der interskapulären Muskulatur.

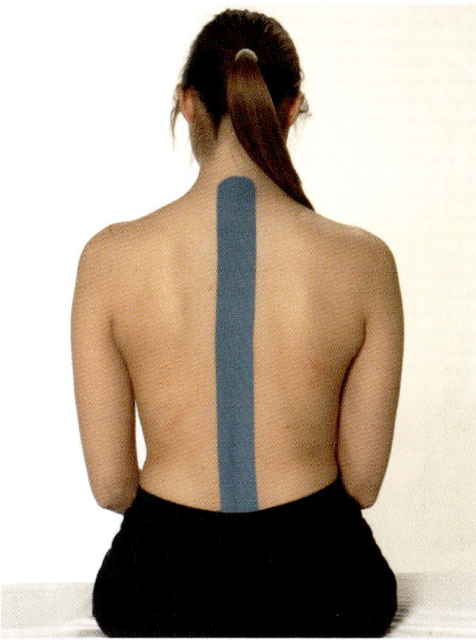

Die vielfältigen Anwendungsgebiete sind ein großer Vorteil der Funktionellen Verbände.

Präventives Training

Über 65 % der Handballprofis und über 40 % aller Fußballprofis lassen sich an verschiedenen Gelenken präventiv einen Tapeverband anlegen. In Barfußsportarten (z.B. Turnsport) sind Tapeverbände die einzige wirksame Versorgungsmöglichkeit. In der Kunstturn-Nationalmannschaft soll pro Athlet und Jahr ca. 1 km Tapeverband benutzt werden.
In besonders verletzungsträchtigen Sportarten gibt es in vielen Ländern von Versicherungsträgern auferlegte Tapepflichten vor Wettkämpfen. Eigens ausgebildete sog. »Taper« bandagieren Sprunggelenke in weniger als 1 Minute.

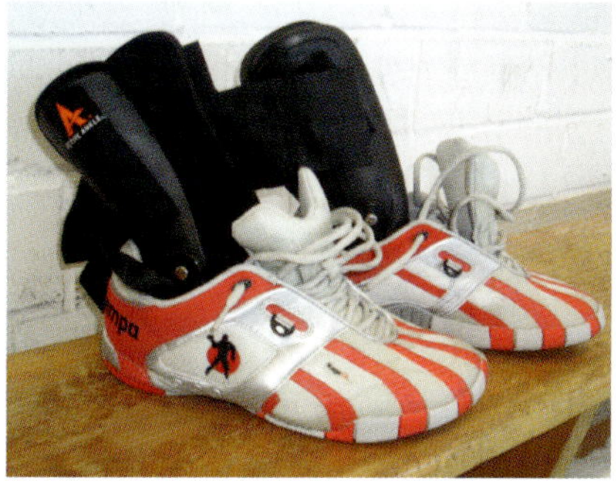

Sportschuh und Orthese eines Handballprofis. Der Tapeverband allerdings bietet im Gegensatz zur Orthese viele Vorteile (z.B. flexibler, nicht zu starr, besseres Gefühl, mehr Bewegungsfreiheit, gezieltere Stabilität und Einschränkung von Bewegungen).

Das korrekte Anlegen von Tapeverbänden gehört zu den wichtigsten Kenntnissen von medizinischen Betreuern im Breiten- und Leistungssport.

Die drei Hauptanwendungsgebiete der Funktionellen Verbände

Die medizinische Betreuung von Freizeit- und Leistungssportlern umfasst drei große Teilbereiche:

a) Prävention/Prophylaxe von Sportverletzungen und Sportschäden
b) Akut- bzw. Erstversorgung von Verletzungen
c) Therapie und Rehabilitation von akuten Sportverletzungen und chronischen Sportschäden

Funktionelle Verbände können in all diesen Bereichen wirkungsvoll eingesetzt werden.

Prävention (Vorbeugung von Verletzungen)

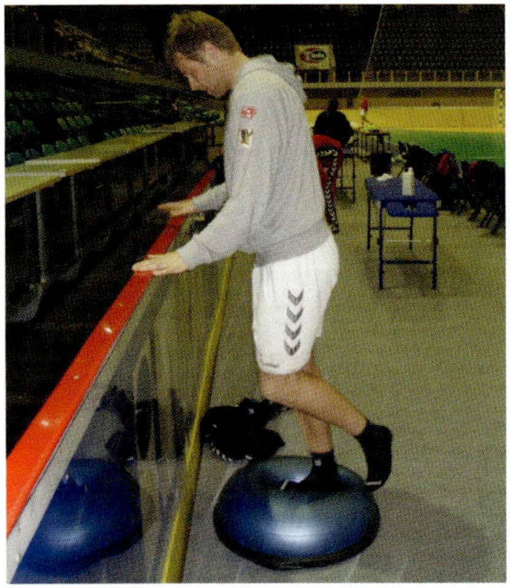

Beinachsentraining zur Prävention von Knie- und Sprunggelenksverletzungen.

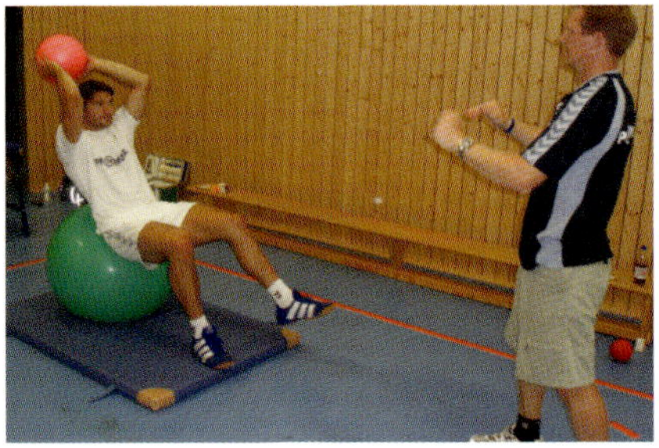

Reaktives Rumpfstabilisationstraining mit Physiotherapeut.

Bei hohen Trainings- und Wettkampffrequenzen steigt die Verletzungsgefahr zunehmend, besonders in Sportarten mit koordinativ extremen Belastungen wie z.B. Sportarten mit Sprint-, Sprung- und Stopp-and-go-Belastungen, ständigen Richtungswechseln, Kampf- und Kontaktsportarten.
Daher ist es für einige Sportler enorm wichtig, neben dem sinnvollen präventiven Athletiktraining auch besonders belastende Gelenkstrukturen zu verbinden oder tapen.

Beispiele für Prävention und Prophylaxe

- Daumenschlinge zur **Stabilisierung und Fixation des Daumens**

Indikation: bei Zerrungen, Überdehnungen, Luxationen, Bandrupturen, Instabilitäten des Daumengrund- und -sattelgelenkes, um eine Retraumatisierung zu verhindern
In Sportarten wie Handball, Volleyball, Basketball und Fußball wird dieser Tapeverband häufig eingesetzt.

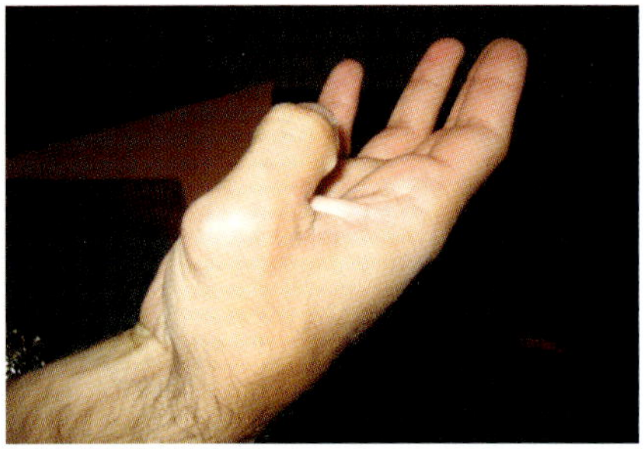

Alte Kapsel-Band-Verletzung am Daumengrundgelenk mit nun laxem Bandapparat.

- Vorbeugung von **Verletzungen der Fingergelenke**

Indikation: bei zu erwartender extremer Fingerbeanspruchung (Handball) oder bei alten Verletzungen zur Verhinderung einer Retraumatisierung

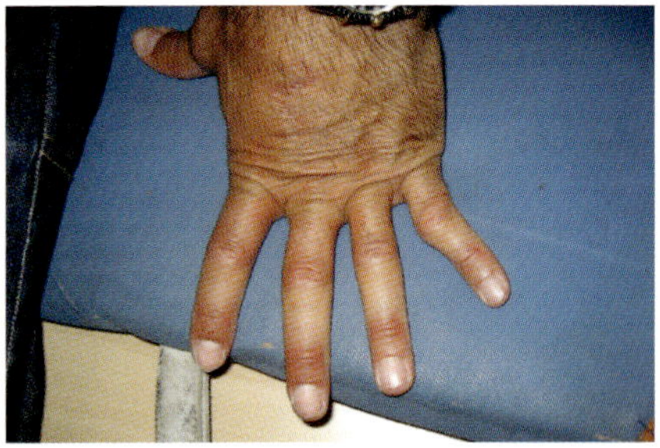

Alte Bandruptur am Kleinfinger: Indikation für ein Taping zur Stabilisierung.

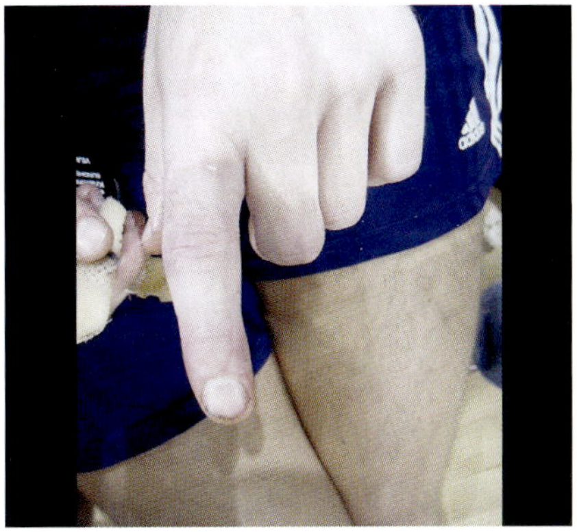

Ältere, knöcherne verheilte Fraktur am Zeigefinger: Tapeindikation.

- **Sprunggelenkstape**
Indikation: häufigster Tapeverband zur Prophylaxe

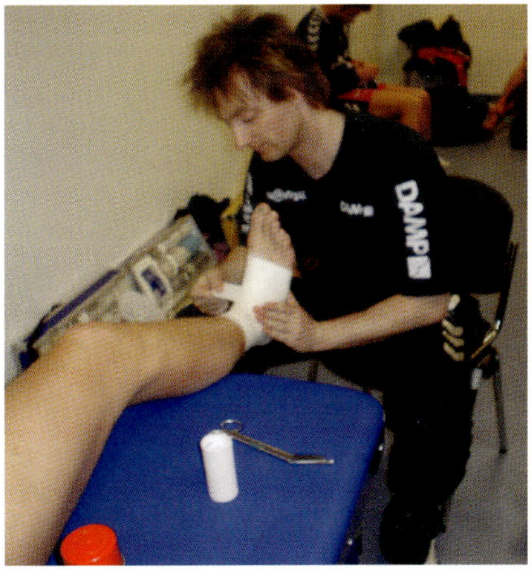

Prophylaktischer Tapeverband vor dem Sport.

Die präventiven Tapeverbände verhindern eine Retraumatisierung von geschädigten oder geschwächten Strukturen und reduzieren die Verletzungsgefahr von noch gesunden anatomischen Strukturen merklich.

Akut- bzw. Erstversorgung von Verletzungen

Auch bei akuten Sportverletzungen hat der Funktionelle Verband ein breites Anwendungsspektrum (Prellungen, Hämatome, Muskelverletzungen, Sprunggelenksdistorsionen, nach reponierten Fingerluxationen usw.). Der Tapeverband übernimmt hier eine schmerzlindernde, stabilisierende, abschwellende und komprimierende Funktion, um eine gute Ausgangsbasis für eine physiologische, stadiengerechte Wundheilung zu schaffen und sinnvolle Therapien einzuleiten oder zu ermöglichen.
Oftmals wird durch einen Tapeverband eine Fortführung des Sports (z.B. bei Bagatelltraumen) ermöglicht. Gerade bei Akutverletzungen ist daher eine korrekte Diagnostik von entscheidender Bedeutung!

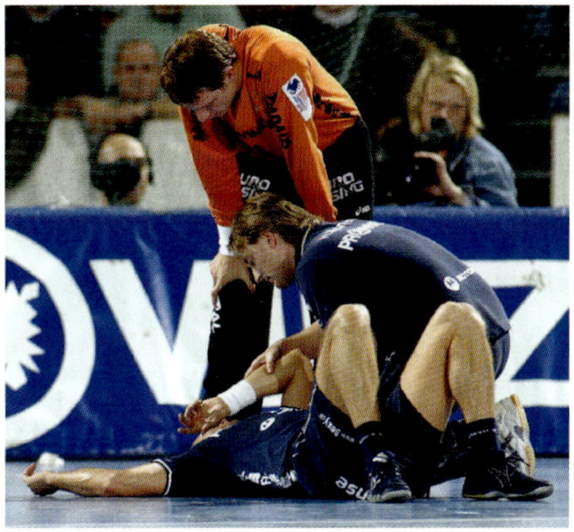

Bei unklarem Befund oder Diagnose niemals tapen, ein Abbruch von Training und Wettkampf ist obligat.

Beispiele für Taping nach Sportverletzungen

- **Fingerverletzungen** (Prellungen, leichte Bandzerrungen)

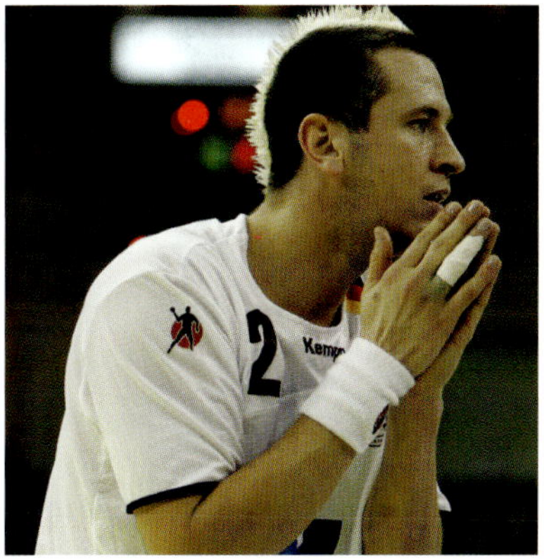

- **Distorsion des Sprunggelenks**
  Sprunggelenkskompressionsverband

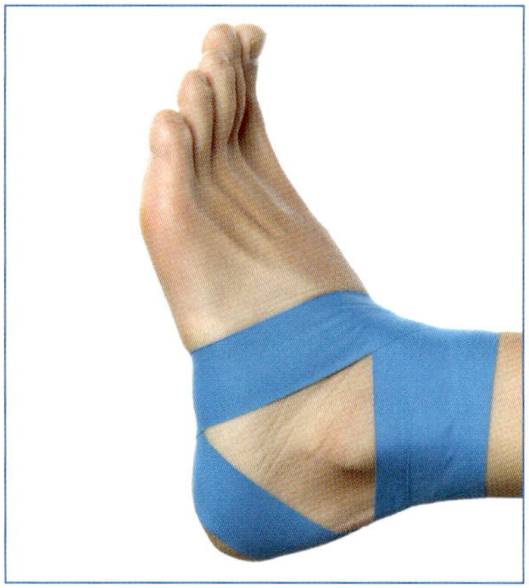

Eine weitere Diagnostik und Therapie muss nach einer Sportverletzung eingeleitet werden.
Sofortmaßnahmen am Unfallort sind gleich durch medizinisches Fachpersonal durchzuführen (z.B. Kühlung, Hochlagerung).

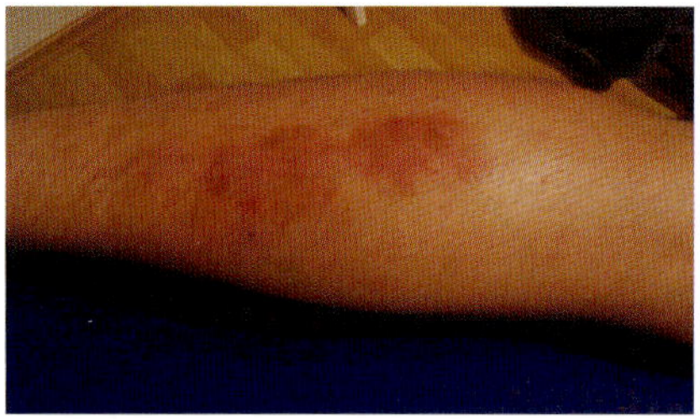

Verbrennungen am Unterschenkel durch zu lange Kühlung bei einer Wadenzerrung.

- **Kniegelenksdistorsionen mit Schwellung**

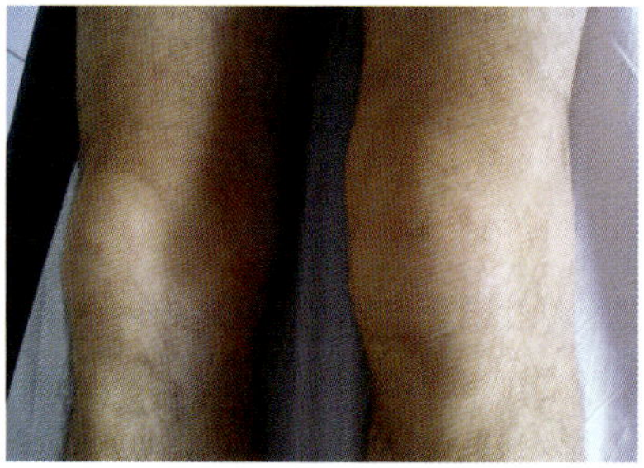

Schwellung des linken Knies: Indikation für einen Kompressionsverband mit Stabilisierung durch Tapezügel bis zur endgültigen Diagnostik.

Die Indikation für einen Tapeverband muss bei Akutverletzungen streng gestellt werden. Dies erfolgt in der Regel durch den Arzt oder einen erfahrenen Physiotherapeuten nach vorheriger Diagnostik. Sollte mit dem Tapeverband eine sportliche Betätigung wieder stattfinden, muss der verletzte Sportler in seinem Bewegungs- und Schmerzverhalten genau beobachtet werden.

- Bei unklarer Diagnose niemals einen Tapeverband anlegen!
- Bei unklarer Diagnose keine Fortführung des Trainings oder Wettkampfes!
- Im Kinder-, Jugend- sowie im Breitensport keine ehrgeizige Fortführung der sportlichen Belastung bei Verletzungen!
- Tapeverband mit anschließender Ruhigstellung: regelmäßige Kontrolle des Tapeverbandes

Therapie und Rehabilitation

Ziel des Funktionellen Verbandes in der Phase der Therapie und Rehabilitation ist es, die Haupttherapie (z.B. Physiotherapie, Krafttraining, Medikation, Operationen) zu unterstützen.
Die Aufgabe des Funktionellen Verbandes besteht darin, die früheste und schnellstmögliche, aber medizinisch sinnvolle Wiederaufnahme der Gelenk- oder Muskelfunktion zu ermöglichen.

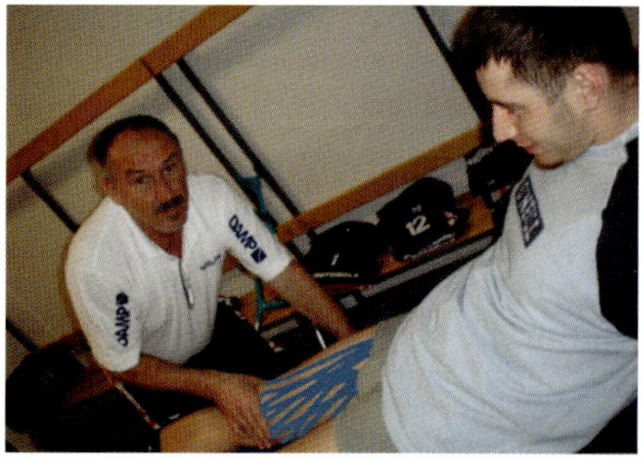

Lymphdrainage und elastischer Tapeverband am Oberschenkel in der Rehabilitation nach Kniegelenksoperation.

Auch nach Operation kann ein Tapeverband im weiteren Heilungsverlauf eine gute Unterstützung bieten.

Beispiel für Taping in der Rehabilitation

- Operativ versorgte Sprunggelenksfraktur

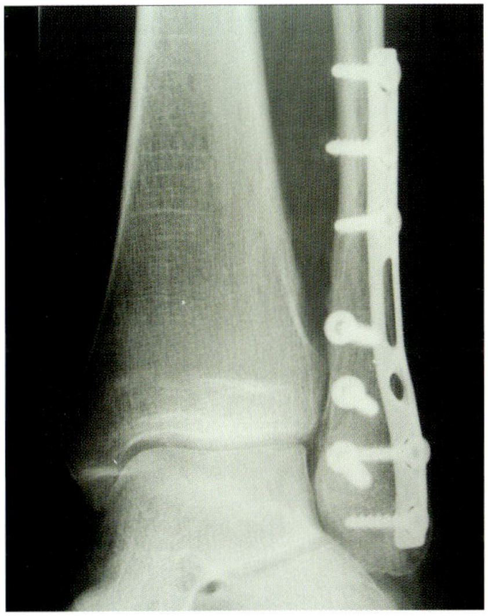

Ein Sprunggelenkstape bei knöcherner Konsolidierung der Fraktur ist möglich und sinnvoll.

Weitere Indikationen für eine Tapeanlage bestehen nach längerer Immobilisation (posttraumatisch und postoperativ) zur Unterstützung geschwächter Strukturen (z.B. Bandstrukturen oder atrophische Muskeln, die ein Gelenk in der Phase der Therapie noch nicht stabilisieren können).

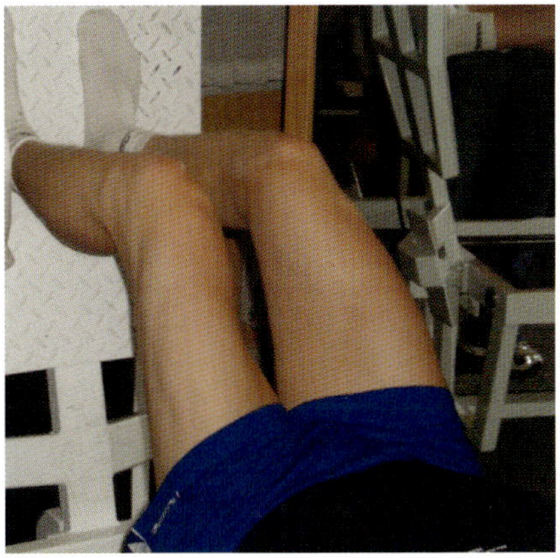

Atrophischer linker Oberschenkelmuskel in der Rehabilitation nach Kreuzbandplastik. Eine Tape-Stabilisierung des Kniegelenkes in dieser Phase wäre bei entsprechendem Beschwerdebild möglich.

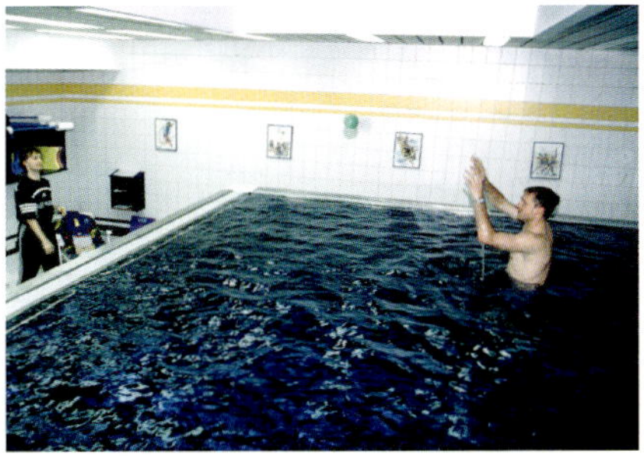

Tapeverbände an Gelenken oder Muskulatur können auch im Wasser getragen werden!

Eine Verhinderung der Retraumatisierung, eine Erhöhung der Belastbarkeit und die Unterstützung in der Wiederherstellung der Gelenk- oder Muskelfunktionen sind wesentliche Ziele beim Einsatz des Tapings in der Rehabilitation und Therapie.

Negative Folgen der Immobilisation, Kontraindikationen von Funktionellen Verbänden

Eine komplette Ruhigstellung von Gelenken oder anderen anatomischen Strukturen ist z.B. bei einer konservativen Frakturbehandlung oder bei Achillessehnenrupturen über einen kurzfristigen oder manchmal auch längeren Zeitraum notwendig.
Komplette Ruhigstellungen sollten nur erfolgen, wenn es medizinisch zwingend erforderlich ist. Ansonsten gilt das Prinzip der schmerzabhängigen frühfunktionellen Behandlung.

Die vielen **Nachteile der kompletten Ruhigstellung** (z.B. im Gips) ergeben sich durch folgende Faktoren:

- negativer Einfluss auf die Zirkulation (Blut- und Lymphgefäßsystem)
- fehlender Einsatz der Muskelpumpe: negativer Einfluss auf den Stoffwechsel

Vor allem die untere Extremität ist davon betroffen:

- Stauungen (venös und lymphatisch)
- Hämatom- und Schwellungszunahme (verzögerter Abtransport von Gewebe- und Gelenkflüssigkeiten)
- Ödeme
- Thrombose- und Emboliegefahr
- Muskelatrophie und sekundäre Muskeldysbalancen
- Gelenksteife und Muskelkontraktur
- Sudeck-Syndrom (Reflexdystrophien)
- Knochenentkalkung
- sekundäre Fehlhaltungen und Fehlbelastungen der nicht betroffenen Gelenkabschnitte (mögliche Folgen: Rückenschmerzen, Schulterbeschwerden ...)
- Überlastungsreaktionen durch Gehstützen

Absolute Kontraindikationen von stark fixierenden Verbänden

Generell gilt eine absolute Kontraindikation bei allen nicht diagnostizierten und nicht abgeklärten Erkrankungen und Verletzungen.

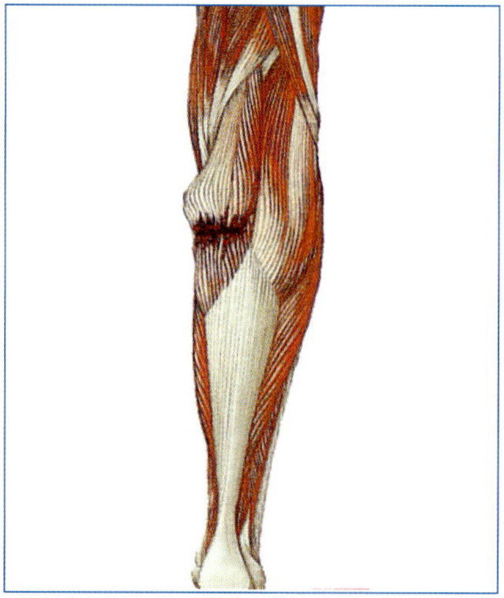

Muskulatur

- Kompartmentsyndrom (Druckerhöhungen in Muskellogen)
- komplette Muskelrupturen
- massive Muskelhämatome und -quetschungen
- Muskelentzündungen
- Muskelverletzungen in Kombination mit Gefäßverletzungen

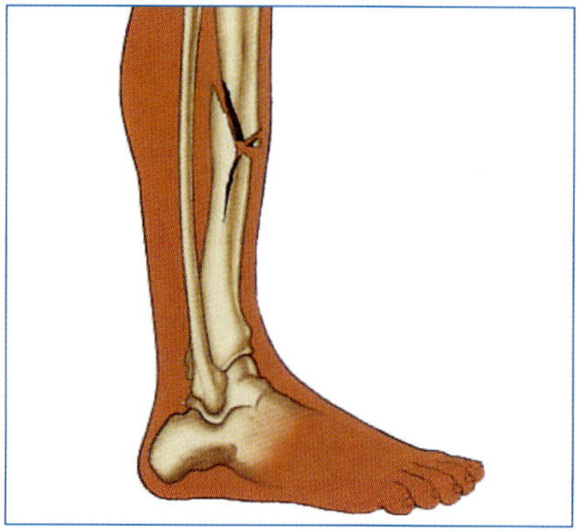

Knochen

- Frakturen (Ausnahme: Dachziegelverband bei nicht dislozierter Großzehenfraktur)
- Frakturen mit erheblichen Weichteilschäden
- Osteonekrosen (Knochennekrosen)
- frische knöcherne Bandabrisse oder -ausrisse
- akute, nicht reponierte Luxationen oder Subluxationen

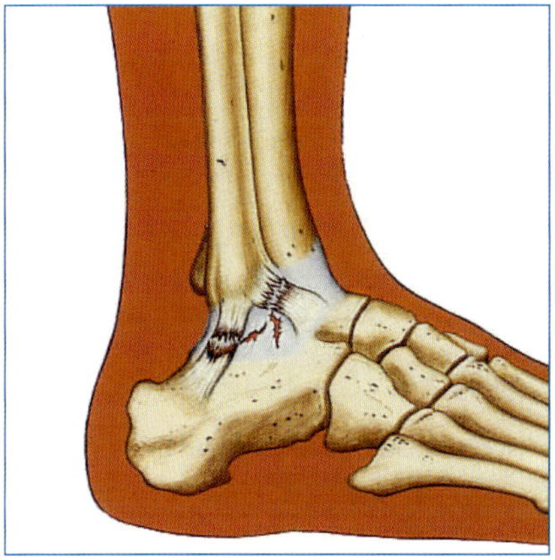

Kapseln, Bänder, Sehnen

- frische Sehnenrupturen oder Sehnenausrisse mit Funktionsverlust
- komplexe oder komplette Kapsel-Band-Rupturen mit Begleitverletzungen und/oder erheblicher Instabilität

Knorpel

- Knorpelabsprengungen oder Knorpelfrakturen
- Flake fracture (Absplitterung im Gelenk)

Gefäße

- akuter Gefäßverschluss

Bakterielle Infektionen von Gelenken oder Gewebe

- Empyeme
- fieberhafte Infekte

Relative Kontraindikationen

- Thromboseanamnese
- Lungenembolie/ venöse Thrombose
- arterielle Verschlusskrankheit
- Gefäßerkrankungen bei Diabetikern
- Ulcus cruris
- bestimmte Hauterkrankungen (nässende Hautwunden...)
- allergische Hautaffektionen

Hier wären je nach Krankheitsbild z.B. bestimmte Lagerungen, medikamentöse Therapien, funktionelle Behandlungen und operative Interventionen wie Fixateur externe oder auch interne Osteosynthesen als Behandlungsalternativen den stark fixierenden Verbänden vorzuziehen.

Vor jeder Anlage von Verbänden ist es notwendig, einen Überblick über die Durchblutung, Motorik, Sensibilität und die Hautbeschaffenheit zu bekommen. Es muss auch auf Hämatome, Schwellungen, Wunden und Weichteilverletzungen geachtet werden.

Auch die Kontrolle nach Tapeanlage muss je nach Krankheitsbild zwingend durchgeführt werden. Dies gilt vor allem für Verbände, die der Ruhigstellung dienen.

Speziell für die Anlage von Tapeverbänden gilt die Reihenfolge:

- Feststellung der Indikation durch einen Arzt oder erfahrenen Physiotherapeuten
- Anamnese (Befragung des Patienten oder Sportlers)
- Inspektion und sinnvolle Palpation der betroffenen Strukturen (Haut, Sehnen ...)
- Funktionsüberprüfung (nicht nur der betroffenen Struktur, sondern auch Funktionsketten)
- richtige und bequeme Ausgangsstellung von Patient und Therapeut
- Anlage des Tapeverbandes und Überprüfung in Ruhe und Belastung
- Aufklärung des Patienten über Sinn, Tragedauer, Komplikationen

Durch das Einhalten einer bestimmten Reihenfolge beim Tapevorgang werden mögliche negative Auswirkungen des Tapens und auch Komplikationen vermieden.

Merksätze zur Komplikationsvermeidung

»Der Patient mit Tapeverband hat immer recht.«

»Ruhigstellende Verbände lieber einmal mehr als weniger kontrollieren.«

Handhabung und Ausführung von Tapeverbänden

Die Handhabung mit unelastischen Tapes

Für das Arbeiten mit unelastischen Pflasterbinden wie *Leukotape* gibt es eine Reihe von praktischen Hinweisen, um einen Tapeverband zügig, aber korrekt anzulegen. Die Wahl der verwendeten Materialien erfolgt nach bestimmten Gesichtspunkten:

- Art und Schwere der Verletzung
- Diagnose
- Indikationen
- Zweck und Ziel des Tapings
- Sportart
- Verweildauer des Tapes
- Erkrankungen des Patienten (Hauterkrankungen, Allergien ...)
- Zuverlässigkeit und Mitarbeit des Patienten (Compliance)

Verantwortlich für die Indikation, Anlage, Material und Kontrolle des Tapes ist der Arzt oder Physiotherapeut.

Praktische Hinweise und Tipps zur Anwendung des Tapes

Reißen von *Leukotape* (Tape soll nicht geschnitten werden):

- Das Halten der Taperolle und das Abreißen des Tapes erfolgt durch erfahrene Ärzte und Physiotherapeuten sehr individuell. Während des Anlegens eines Tapeverbandes kann die Rolle in der Hand bleiben. Nach dem Abmessen kann aber auch aus rein pragmatischen Gründen nur mit dem Tapezügel gearbeitet werden (also ohne Taperolle in der Hand).
- Die Rolle wird locker zwischen Daumen und und Mittelfinger gefasst, wobei der Ringfinger und der Kleine Finger die Rolle am anderen Ende abstützen und halten. Der Mittelfinger wird durch den Bindenkern gesteckt.
- Bei der 2. Möglichkeit ist der Zeigefinger im Bindenkern und die Rolle wird zwischen Daumen und Mittelfinger gehalten.
- Wichtig für das Halten und Abziehen des Tapes ist, dass die Rolle locker und unverkrampft gehalten wird. Große Krafteinsätze beim Abreißen des Tapes sind nicht notwendig.
- Die einfache Reißbarkeit des Tapes ist ein pragmatisch wesentlicher Vorteil von *Leukotape*. Im Leistungssport muss oft unter Zeitdruck gearbeitet werden. Das erleichtert je nach Fertigkeiten und Übung des Tapers das schnelle Anlegen des Tapeverbandes.
- Durch den Zackenschnitt am Rand von *Leukotape* ist das Abreißen des Tapes ohne Kraft problemlos möglich. Das Tape muss lediglich straff gehalten werden.
  Dieser Zackenschnitt verhindert zudem, dass ein Endfaden übrig bleibt.
- Der *Leukotape*-Zügel wird mit beiden Händen zwischen Daumen und Zeigefinger so dicht wie möglich gefasst. Die Fingerbeeren von Zeigefinger und Daumen der jeweils gleichen Hand liegen aufeinander, die Daumenbeeren beider Hände fast aneinander.
- Bevor das Tape abgerissen wird, erfolgt die Straffung des Tapes. Je lockerer das Tape beim Abreißen ist, umso schwieriger ist es, mit einem kurzen und schnellen Ruck das Tape abzureißen.
- Mit der gleichen Technik wird Leukotape in Längsrichtung geteilt (geschlitzter Zügel).

Anlegen des Verbandes

- Die benötigte Tapelänge wird nach Abmessen an der entsprechenden Körperregion von der Rolle abgezogen. Danach reißt man den Tapezügel ab und legt den Zügel entsprechend an. Anschließend erfolgt das Anmodellieren des Tapezügels an der Körperregion.
- Es besteht auch die Möglichkeit, den Tapezügel direkt von der Rolle an der Körperregion anzulegen, danach anzumodellieren und dann erst den Streifen von der Rolle abzureißen.
- Niemals zirkulär komprimierend in das Gewebe tapen (Abschnürungen!), besonders dann nicht, wenn eine Tapeanlage zur temporären Immobilisation (verlangsamter Blutfluss und Lymphumlauf!) angelegt wird.

- Bei Schwellneigung wird das Tape bei Erhöhung bzw. in Hochlagerung der Extremität angelegt (nur semizirkulär), um Stauungen zu vermeiden. Des Weiteren müssen Tapeanlagen zur temporären Ruhigstellung regelmäßig kontrolliert werden.
- Zirkuläre *Leukotape*-Zügel immer ohne Zug in das Gewebe anlegen (nie zirkulär komprimierend tapen). Falls Tapezügel zirkulär angelegt werden, muss sichergestellt werden, dass die entsprechende Körperregion bewegt oder belastet wird. Das Risiko einer Thrombose bei anliegendem Tapeverband ist gleich null, wenn anschließend Sport betrieben wird, da die Durchblutung und die Fließgeschwindigkeit des Blutes an der Extremität um ein Vielfaches ansteigen.
- Bei Akutverletzungen oder Schwellungsneigungen immer semizirkulär tapen.
- Bei gewünschter Korrektur von Gelenkpositionen (z.B. vermehrte Pronation im Sprunggelenk) nicht die Korrektur mit dem Tape erzwingen, sondern die Körperstruktur in entsprechende (z.B. aktive leichte Pronation) bringen.
- Die Tapezügel sollten i.d.R. immer gleichmäßigen Zug besitzen.
- Vor jeder Tapeanlage das Material prüfen, da das Klebeverhalten und das Tapematerial durch Transport und Lagerbedingungen (Lagerdauer, Temperatureinfluss, Luftfeuchtigkeit ...) in Ausnahmefällen geschwächt oder geschädigt sein können.

Die Handhabung mit elastischen Tapes

Über die Wirkung und Eignung der verschiedenen Bindenmaterialien und -typen bescheid zu wissen, ist eine der wesentlichen Vorraussetzungen für präventive und therapeutische Verbände. Der Nutzen und damit auch der Sinn von Therapien mit Verbänden aller Art werden wesentlich von den unterschiedlichen physikalischen Eigenschaften der Klebebinden beeinflusst.
Elastische Klebebinden wie z.B. *Tricoplast* und *Elastoplast* sind insbesondere längs dehnbar und ermöglichen aufgrund dieser Eigenschaften ihren Einsatz bei verschiedenen Krankheitsbildern und Verletzungen des Bewegungsapparates.

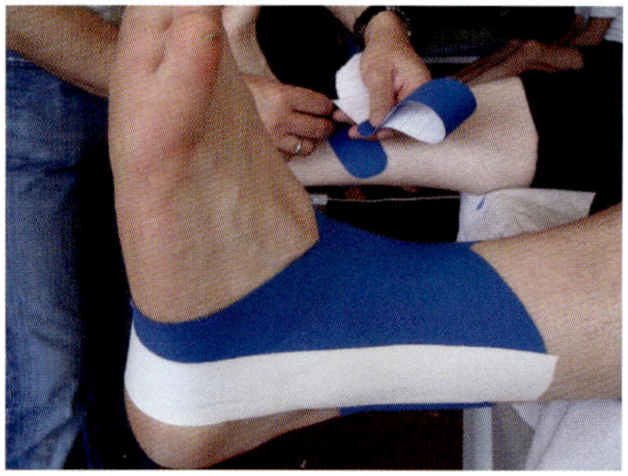

Kombination eines klassischen unelastischen Tapes (*Leukotape*) mit elastischem Tape (*Leukotape K*).

Elastische Klebebinden zeigen eine hohe Kompressionswirkung, sind rutschfest (hohe Klebekraft), leicht abrollbar und gut hautverträglich, weshalb sie auch bis zu mehreren Tagen getragen werden können. Sie können mit dem unelastischen Tape (*Leukotape*) sehr gut kombiniert werden. Auch der Einsatz von *Leukotape K* (100 % Baumwolle, Acrylatklebemasse, elastisch) ist bei vielen Verletzungen des Bewegungsapparates in einer Kombination aus elastischen und unelastischen Verbänden bzw. Tapes indiziert.

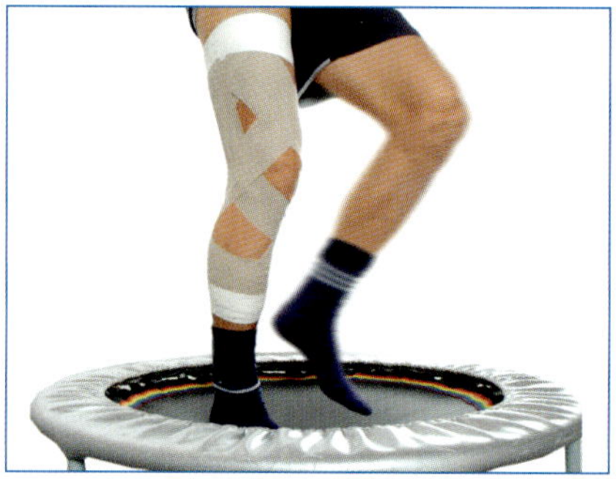

Kombination von *Tricoplast* und *Leukotape*.

Handhabung und Tipps für den Umgang mit elastischen Klebebinden

- Elastische Klebebinden werden je nach Lokalisation und Anwendungsbereich gedehnt angelegt. Der Bindenzug beträgt i.d.R. 25 bis 75 %. Niemals mit maximaler Dehnung und starker Kompression in das Gewebe anlegen.
- Auch hier gilt wie für das unelastische Taping: klare Festlegung der Indikation und Diagnose, Funktionsprüfung der verletzten Strukturen, Inspektion und sinnvolle Palpation, Überprüfung des Funktionellen Verbandes nach der Anlage, Kontrollen.
- Für geschlitzte Zügel muss die Binde entsprechend mit einer Schere eingeschnitten werden. Danach ist es möglich, mit den Fingern die Klebebinde weiter bis zur erforderlichen Länge einzureißen.
- Beim Ein- und Abreißen der Binde Bindenmaterial straff halten und nicht im Winkel ziehen, dabei die eingerissenen Bindenteile immer unter Spannung halten.
- Beim Tapen und Anlegen mit elastischen Klebebinden Zeit lassen. Nicht mit den Fingern in den Kleber greifen (nur zum Vorbereiten und Halten der Binde).
- Beim Duschen elastische Binden mit Plastikfolie abdecken (bei Nässe und Feuchtigkeit schrumpfen elastische Binden).
- Locker gewordene Langzeitverbände sind i.d.R. auszuwechseln, da sie ihre Wirkung verlieren.
- Feuchte oder leicht nasse Verbände trocknen lassen (Überwickeln mit Idealbinden möglich).

Polsterung von Verbänden und Tapes – Tipps bei erschwerten Tapebedingungen

Den größten und besten Effekt haben Funktionelle Verbände und Tapes, wenn sie direkt auf die Haut angelegt werden. Leider ist es aufgrund von anatomischen Verhältnissen (Haare, Knochenvorsprünge, Hautverletzungen usw.) nicht immer möglich, den Verband direkt auf der Haut anzulegen. Eine Polsterung soll in dem Funktionellen Verband nur dann eingesetzt werden, wenn es unbedingt notwendig ist. Durch eine Polsterung oder andere Hilfsmittel kann die Stabilität des Verbandes eingeschränkt sein, da der unmittelbare Hautkontakt verloren geht. Deshalb ist es wichtig, **jeden Tapeverband mit Polsterung besonders intensiv auf Stabilität zu überprüfen**.

Einsatz von Polsterungen und Hilfsmitteln

- **schwitzige und feuchte Haut, starke Behaarung**
  Möglichkeiten:
  - vor dem Tapen Haftspray (*Leukospray*) aufsprühen
  - eventuell Schneiden/Kürzen der Haare oder Entfernung starker Behaarung, Hautkontrolle! (oberflächliche Wunden, Haarwurzelentzündungen)
  - bei regelmäßiger Tapeanlage empfiehlt sich bei starker Behaarung die Rasur
  - möglichst nicht direkt vor der Tapeanlage die Rasur durchführen, da Hautreaktionen abgewartet werden sollen, insbesondere bei der Erstrasur
  - Einsatz von Unterzugbinden (*Gazofix*) und/oder Spray
- **druckgefährdete oder verletzte anatomische Strukturen**
  Beispiele:
  - Innen- und Außenknöchel
  - Basis des 5. Mittelfußknochens (Fußaußenrand, Nervenengpass)
  - prominente Knochenvorsprünge: Schienbeinrauigkeit, Exostosen, alte knöcherne Verletzungen
  - Achillessehne

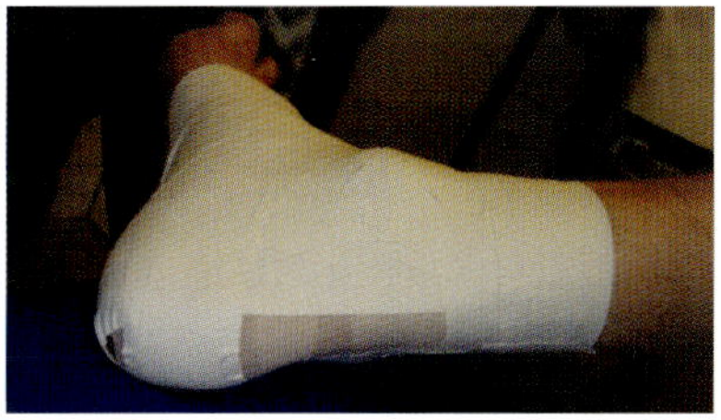

Aussparung der Achillessehne beim Sprunggelenkstape.

Möglichkeiten:
- Polsterung und Hohllegen mit Schaumgummiplatten (*Leukotape Foam*) zur Entlastung/Druckreduzierung sowie Ausfüllung von Vertiefungen
- wenig Druck und Zug mit den Tapezügeln auf diese Bereiche
- *Cutinova hydro* = »2. Haut« (second skin) auf die Achillessehne oder Hautblase geben

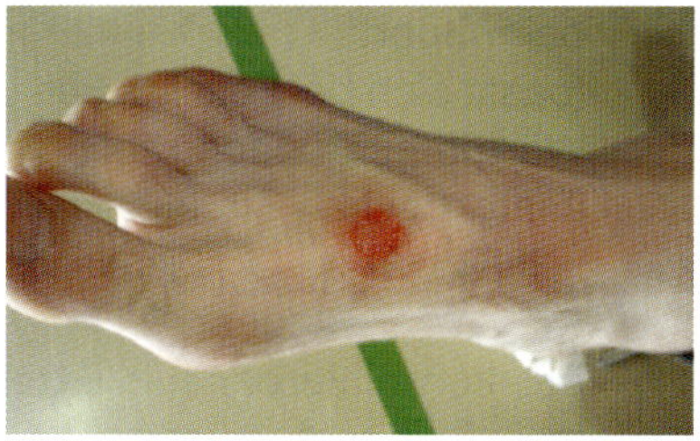

Vor dem Taping: *Cutinova hydro* auf die Hautverletzung geben.

Bei Narben, Wunden und Hämatomen sowie Schwellung kann der Einsatz von Polsterungen im Einzelfall sehr nützlich sein:

- Man erreicht eine gleichmäßige und lokale Druckerhöhung im verletzten Gebiet. Dieses kann zur Verbesserung der Mikrozirkulation und zur besseren Resorption führen.
- Der zusätzliche Einsatz von Salben o.Ä. ist gleichzeitig möglich und kann dadurch zur Verbesserung des Wirkeffektes führen (Fixation der Schaumstoffgummiplatten z.B. mit *Gazofix*)

Handhabung/
Ausführung

Material zur Polsterung

- **textilkaschierte Schaumgummiplatten (*Leukotape Foam*)**
  Eigenschaften:
  - gute Festigkeit
  - lange Polsterwirkung
  - hautfreundlich
  - gute eigene Anmodellierbarkeit beim Sport
    (passt sich bei Feuchtigkeit und Wärme auch nachträglich den anatomischen Strukturen an)
  - kein Wirkverlust (dauerelastisch)
  - wieder verwendbar
  - gut kombinierbar mit Externa (z.B. Salbenmedikation auf der unkaschierten Seite)
  - gute Anhaftung an der Haut durch Besprühen mit *Leukospray*
- **Filzpolsterungen** (Vliesstoff aus Wolle)
- *Cutinova hydro* (sicher haftender Wundverband) = sog. »2. Haut«

Effekt der Polsterung am Beispiel der Kompressionsverteilung

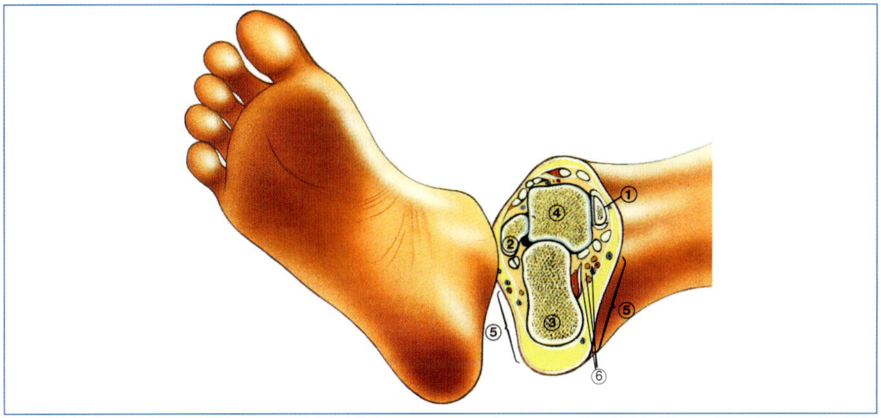

Abb. 1: Horizontalschnitt durch den distalen Unterschenkel:
1) Innenknöchel
2) Außenknöchel
3) Fersenbein
4) Sprungbein
5) sog. Bisgaard'sche Kulisse (zwischen Ferse und Knöchel auf der medialen und lateralen Seite)
6) Die blauen, roten und gelben Kreise in der Abbildungen stellen die arteriellen und venösen Gefäße sowie die Lymphgefäße dar.

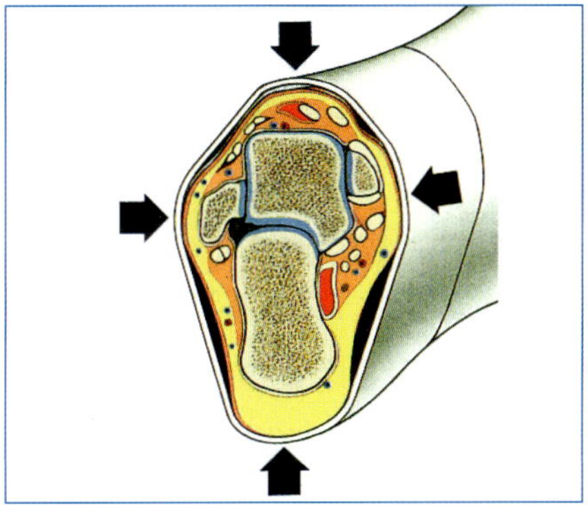

Abb. 2: Bei Anlage eines Tapeverbandes im Unterschenkelbereich sind bei unzureichender Polsterung die sog. Bisgaard'schen Kulissen druckfrei, sodass es zu sog. Kulissenödemen kommen kann. Auch findet keine gleichmäßige Druckverteilung durch den Tapeverband statt. Besonders die knöchernen Prominenzen sind stärkerem Druck ausgesetzt. Folge können Knochenhautentzündungen oder Druckstellen sein.

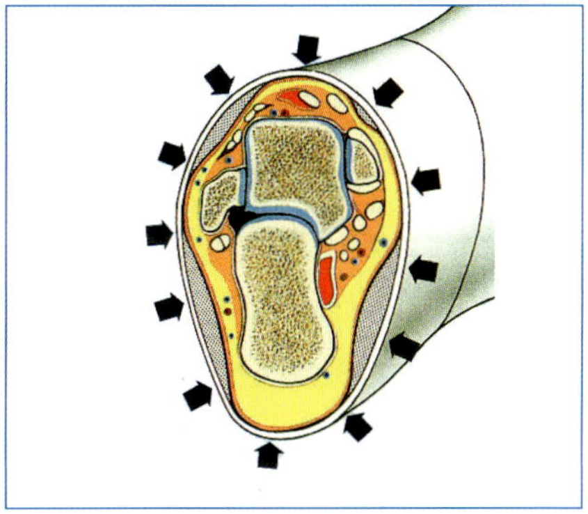

Abb. 3: Der Sinn der Polsterung ist die Auffüllung der anatomischen Vertiefung und damit auch die Reduzierung des Drucks auf die knöchernen Prominenzen. Die Polster müssen den anatomischen Gegebenheiten entsprechen und entsprechend nach Probeanlage zugeschnitten werden. Die Ränder der Schaumstoffpolster werden abgerundet. Scharfe Kanten dürfen nicht nachbleiben. Eine Abpolsterung von Knochenvorsprüngen ist nicht sinnvoll. Insgesamt wird mit der Polsterung eine gleichmäßige Druckverteilung erreicht.

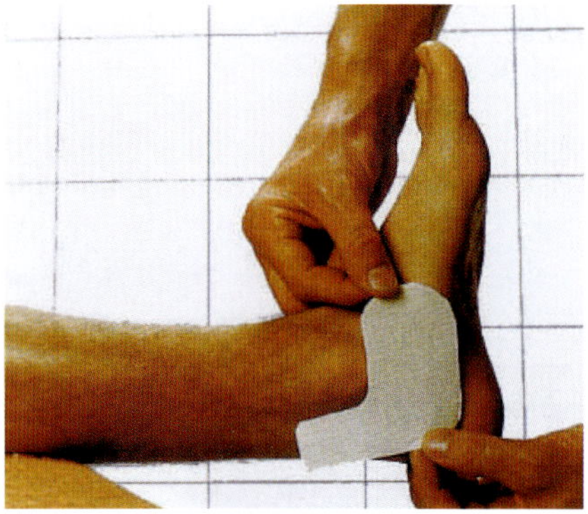

Abb. 4: L-förmiges Zuschneiden (Bumerangform) und Anlegen des Polstermaterials am Innenknöchel (immer auf die unterschiedliche Anatomie und damit unterschiedliche Größenverhältnisse bei Sprunggelenken achten).

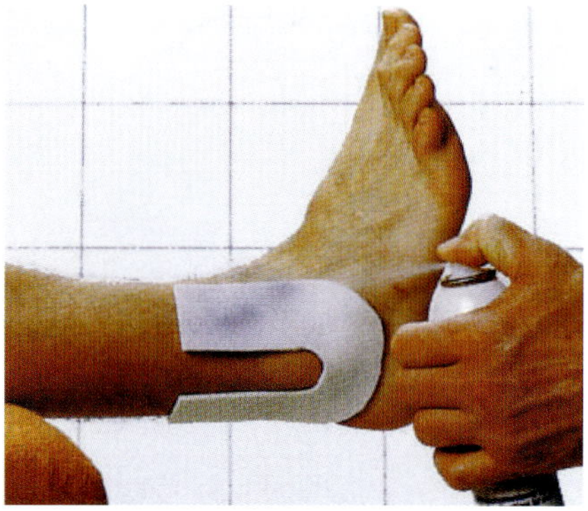

Abb. 5: Im Außenknöchelbereich wird das Polstermaterial U-förmig zugeschnitten.

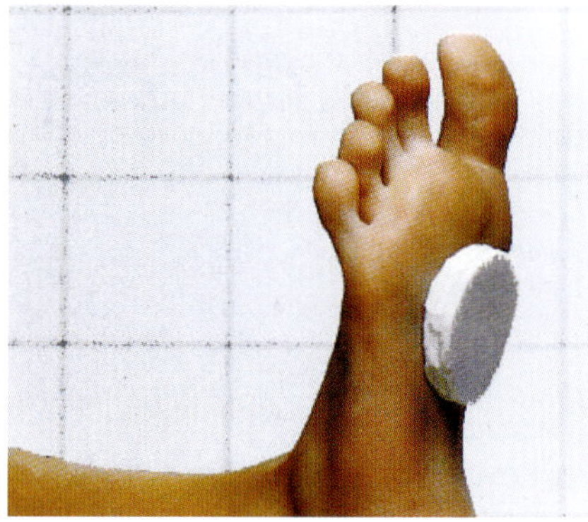

Abb. 6: Beispiel für eine Entlastung und lokale Druckerhöhung durch Polstermaterial (Fußgewölbeaufrichtung durch mehrlagiges Polstermaterial).

Praktisches Vorgehen beim Tapen

Man sollte sich angewöhnen, trotz aller individuellen Feinheiten beim Tapevorgang gewisse manuelle Automatismen und eine Reihenfolge bezüglich des Handlings zu entwickeln, um eine notwendige Sicherheit beim Anlegen zu gewinnen. Auch Zeitverluste beim Anlegen des Verbandes werden damit vermieden.

Praktische Reihenfolge beim Tapen:

- anatomische Struktur und Tapematerial **angucken** und **anfassen** (Sicht- und Tastbefund von Tapematerial und Gewebe)
- Tapelänge **abschätzen** und an der Rolle **abziehen**, dann entsprechend der anatomischen Situation **abmessen**
- Tape **abreißen** (entweder vor dem Anlegen oder für Geübte während des Anlegens)
- Tape entsprechend der physiologischen und anatomischen Verlaufsrichtung unter Zug **anlegen**
- **anmodellieren** des Tapeverbandes (manuell, damit bestmöglicher Kontakt mit Haut oder Unterzugbinde hergestellt wird)
- **angucken** (Inspektion des fertigen Tapeverbandes in Bewegungsfunktion und Belastung)

Allgemeiner Arbeitsweg:

Angucken
Anfassen
Abschätzen
Abziehen
Abmessen
Abreißen
Anlegen
Anmodellieren
Angucken

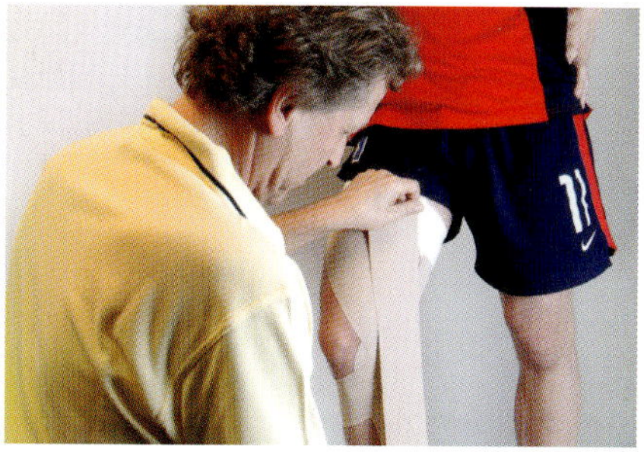

Abschätzen.

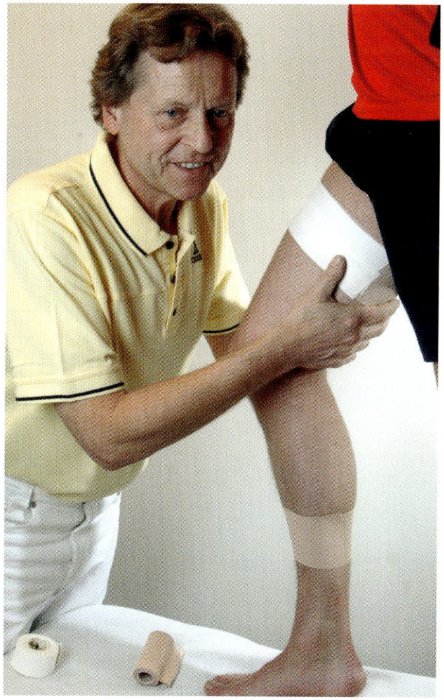

Anfassen.

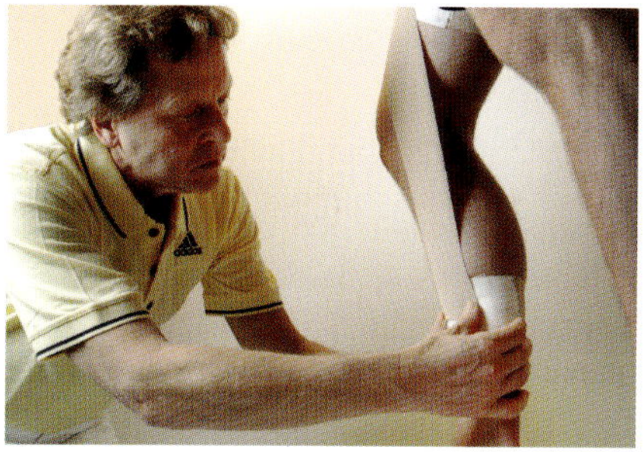

Anlegen.

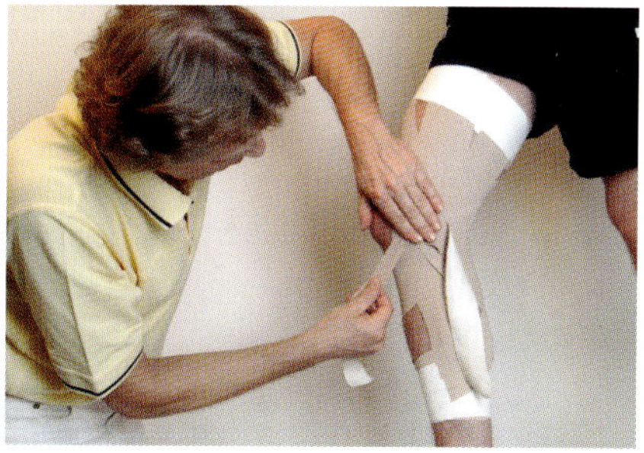

Anmodellieren.

Handhabung/ Ausführung

Hinweise und Grundregeln für das Tapen

Beim Anlegen von Funktionellen Tapeverbänden gilt es einige grundsätzliche Aspekte zu beachten, die im Folgenden kurz dargestellt werden.

Ausstattung in der Vorbereitungsphase

Vor dem Tapen sind alle Materialvorbereitungen zu treffen und die Materialien in Griffnähe bereit zu halten, um ein zügiges und optimales Tapen durchführen zu können.

- ausreichend Verbandmaterial: *Leukotape* in unterschiedlichen Breiten, Unterzugbinden zum Hautschutz (z.B. *Gazofix*), elastische Klebebinden (z.B. *Acrylastic*) …
- Überprüfung des Materials (Qualität!)
- Verbandscheren
- Haftspray (*Leukospray*)
- Einmalrasierer usw.
- Schaumgummipolster (z.B. *Leukotape Foam*)
- Pflaster (bei Wunden) oder »second skin« (z.B. *Cutinova hydro*) bei Hautblasen oder Druckstellen

Vor jeder Tapeanlage muss nachgedacht und überlegt werden, welche Zielsetzung die jeweilige Tapeanlage hat:
Soll der Verband partiell immobilisieren? Welche Bewegungsrichtung soll gesperrt oder eingeschränkt werden? Hat der Tapeverband komprimierende oder stabilisierende Funktion? Um welche Gelenkproblematik handelt es sich? ...

> Funktionelle Verbände werden mithilfe der meisten Sinnesorgane angelegt: Fühlen, Tasten, Hören und Sehen.

Die Inspektion und Palpation der zu tapenden anatomischen Struktur ist eine wesentliche Voraussetzung:
Ist die Haut unverletzt? Gibt es knöcherne Vorsprünge oder Prominenzen? Liegt eine Schwellung vor (Lymphumlaufstörungen)? Gibt es druckdolente Strukturen? Krepitation?

> Vor jeder Tapeanlage steht eine aktuelle Befundung und Funktionsprüfung des Gelenkes oder der Muskulatur!

Die Kurzuntersuchung gibt eine letzte Orientierung über die Funktion des Gelenkes und setzt das Behandlungsziel fest.

Vorbereitung der Haut

- Die Haut sollte intakt und unverletzt sein (Inspektion und Palpation).
- Kleinere Läsionen (Hautblasen, Schürfungen usw.) sollten möglichst steril abgedeckt werden. Tape nicht auf offene Wunden legen.
- Starke Behaarung erfordert eine Rasur oder Kürzung der Haare.
  - Cave: Mikroverletzungen der Haut durch die Rasur stellen eine potenzielle Infektionsquelle dar.
  - Bei bekannt empfindlicher Haut Rasur am Tage vorher durchführen (Erholung des gereizten Hautepithels) oder schützende Unterzugbinde anlegen.
- Zum besseren Halt kann Haftspray benutzt werden (ersetzt dann auch die Rasur).
  - Bei Klebespraybenutzung Haar in Wuchsrichtung anmodellieren.
  - Reste des Klebers können mit einem Tape-Remover oder mit Wundbenzin entfernt werden.

Information und Aufklärung des Patienten

Der Patient oder Sportler muss über den Sinn und den Grund des Funktionellen Verbandes und über das Behandlungskonzept aufgeklärt werden. Ebenso ist es notwendig, über Verbandmaterial, Belastbarkeit und Pflege zu sprechen. Wichtig ist das Gespräch mit dem Patienten vor der Anlage! Gibt es in der Anamnese Hinweise auf Allergien oder Unverträglichkeiten, Herz- und Gefäßerkrankung (Thrombosegefahr)? Werden Schmerzmittel eingenommen (Gefahr im Straßenverkehr bei sehr starken Schmerzmitteln und Tapeverband am Fuß!)? Der Patient muss über mögliche Komplikationen aufgeklärt werden (z.B. Thrombosegefahr bei immobilisierenden Verbänden, zunehmende Schmerzen, Sensibilitätsstörungen). Eventuell ist eine Thromboseprophylaxe notwendig. Dies gilt insbesondere in der Kombination von Tape und anschließender Ruhigstellung.

Indikation und Diagnose

Eine exakte Diagnose mit Erkennen der Funktionsstörungen durch einen Arzt oder erfahrenen Physiotherapeuten ist die Basis für die Anlage eines Tapeverbandes. Kontraindikationen sind zu beachten. Im Zweifel nicht tapen.

> Bei unklarer Diagnose und unklarem Krankheitsbild niemals tapen!

Lagerung des Patienten, Position von Gelenk und Therapeut

Der Patient soll – je nach Zielsetzung des Verbandes – in einer Ruhestellung oder in Funktionsstellung des Gelenkes bequem gelagert werden. Hilfsmittel (z.B. Unterlagerungen) müssen dementsprechend eingesetzt werden. Die Lagerung sollte auch über einen längeren Zeitraum gehalten werden können.

Auch der Arzt oder Therapeut sollte eine gelenkschonende Haltung während des Tapens einnehmen, damit er frei und sicher arbeiten kann.

Bei Schwellungen oder Hämatomen hat sich bei einem Funktionellen Verband die Hochlagerung der entsprechenden Extremität im Sinne des Lymphabflusses als sinnvoll erwiesen. Tapeverbände können ja nach Indikation sowohl unter Belastung als auch in Entlastung angelegt werden. Viele Verbände werden in Entlastung der Gelenke angelegt und in Belastung beendet.

Während des Tapens kann ein Nachpositionieren oder Verbessern der optimalen Gelenkposition notwendig sein (Inspektion der zu behandelnden Struktur!). Der Patient hält die Gelenkposition aktiv, eine passive Unterstützung durch den Therapeuten, durch Lagerungskissen oder andere Hilfsmittel sind möglich. Die Gelenkposition sollte in schmerzfreier und lymphabflussfördernder Stellung erfolgen. Oftmals sind vorbereitende Therapien sinnvoll (Lymphdrainage, Kühlung, myofasziale Techniken, manuelle Therapie ...).

Tapeverbände und Zeitdruck

Oft muss unter Zeitdruck (Leistungssport) getapt werden. Zügiges Tapeanlegen lernt man nur durch häufiges Üben und Wiederholen. Die Tapestreifen sollten der anatomischen Struktur folgen (cave: Faltenbildung und Druckstellen). Sollte der Tapezügel diesen Strukturen im Einzelfall nicht optimal folgen, empfiehlt es sich, die Zügel »laufen zu lassen«.

Kontrolle des Verbandes

Nach jedem Funktionellen Verband muss eine Kontrolle bezüglich Festigkeit, Stabilität und Funktion erfolgen (auch in Belastungsposition der Gelenke, z.B. im Stand). Ein Verbessern und eine Korrektur sind dann noch möglich (z.B. Druckentlastung bei Einschnürungen durch Einschneiden des Tapes). Es muss auch auf Durchblutung, Motorik und Sensibilität geachtet werden. Jeden Verband nach Anlegen unter aktiver Belastung überprüfen.

> Der »Tapepatient« (vergleiche »Gipspatient«) hat immer recht. Im Zweifel den Verband neu anlegen.

Bei immobilisierenden Verbänden sehr engmaschige Kontrollen durchführen! Bei Symptomverstärkung (Schmerzen, Gewebespannung durch Schwellungszunahme) sollte man den Patienten auffordern, in diesen Fällen einen Arzt aufzusuchen.

Hautfreundliches Abnehmen

Sinnvoll ist es, wenn der Arzt oder Therapeut den Verband abnimmt, damit er gleichzeitig eine Befundkontrolle von Haut und Gelenk vornehmen kann. Ist das Gelenk abgeschwollen? Ist die Funktion verbessert? Wie hat die Haut reagiert?

Niemals schnell und ruckartig Verbände und Tapes abziehen!

Die Verbände lassen sich mit einer stumpfen Verbandschere oder einem sog. Tape-Cutter aufschneiden. Es gilt wie auch schon beim Anlegen von Verbänden: Bei Abnahme von Verbänden Zeit lassen!

Tipp:

Den Verband zunächst an einer anatomisch unproblematischen und unsensiblen Region (cave: Gefäß- und Nervenbahnen) am Rand abheben und an dieser Stelle den Tape-Cutter oder die Schere im flachen Winkel einschieben. Nun wird der Verband schrittweise und nie mit einem Cut oder Schnitt langsam abgelöst (cave: Knochenvorsprünge).
Kein blindes Schneiden! Immer unter Sichtkontrolle den Verband ablösen; so können Hautverletzungen vermieden werden.
Der aus festem Kunststoff hergestellte Tape-Cutter ist mit einer Skalpellklinge bestückt und erfordert somit eine korrekte Handhabung. Vorher immer prüfen, dass die Skalpellklinge nicht locker dem Cutter aufsitzt. Ein Einfetten (z.B. mit Vaseline) der Haut am Beginn oder Rand des Tapes, der Spitze der Schere oder der Klinge und der Spitze des Tape-Cutters erleichtert das Aufschneiden.
Ein Gegenzug mit der anderen Hand bringt vor allem bei großen Verbänden eine Erleichterung und schützt zudem die Haut.

Reste von verwendetem Sprühkleber oder Haftsprays an der Haut entfernt man mithilfe von »Tape-Remover« (auf Alkoholbasis), Wundbenzinen oder alkoholischen Händedesinfektionsmitteln (z.B. *Sterilium*). Zur Regeneration der Haut empfiehlt es sich, die Haut mit parfümfreien Cremes nachzubehandeln.

Begriffsdefinitionen und Funktion von Funktionellen Verbänden

Begriff/Material	Funktionen
Ankerstreifen unelastisches Tapematerial (*Leukotape*) 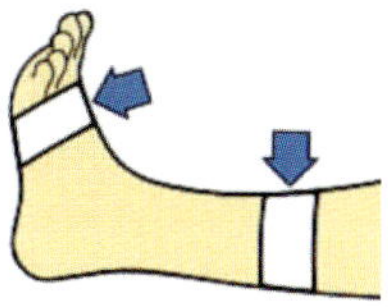	Anheftungsmöglichkeit für die Tapezügel, liegen meist distal und proximal vom Gelenk. Beim Anlegen der Anker Tape straff halten, aber ohne wesentliche Kompression in das Gewebe anlegen, gut anmodellieren, evtl. Haftspray verwenden.
Zügel meist mit unelastischem Material (*Leukotape*), aber auch mit elastischen Pflasterbinden (selten) 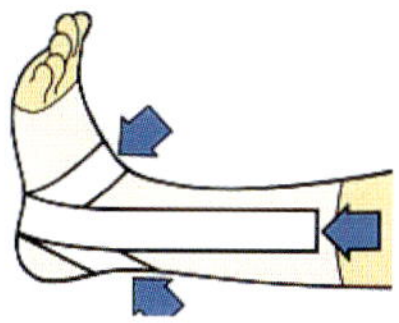	Die Tapezügel stellen den eigentlichen Verband dar. Sie sind die tragenden, schützenden und stabilisierenden Hauptelemente des Funktionellen Verbandes. Sie bewirken die unterschiedlichen Funktionen des Tapeverbandes.
Fixierzügel unelastisches Material (*Leukotape*) 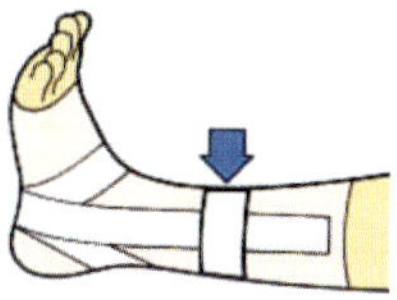	Befestigung der Tapezügel (Ablösung so nicht möglich), meist semizirkuläre Anlage und quer zu den Tapezügeln
Verschalungszügel unelastisches Tape (*Leukotape*) 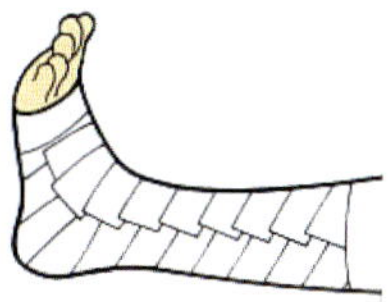	Verschließen des Verbandes (externe geschlossene Tapehülle), verstärkter Halt der Tapezügel, auch semizirkulär
Basistour elastische Pflasterbinden (z.B. *Elastoplast*) oder kohäsive Binden (z.B. *Gazofix*) Grundverband, Kompressionswirkung 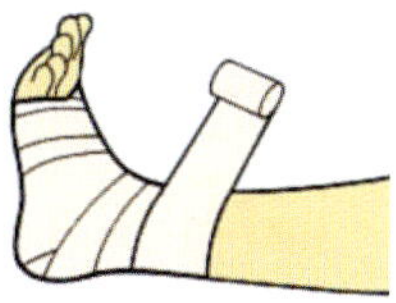	zur zusätzlichen Kompression als Grundverband

Ergänzungselemente

Begriff/Material		Funktionen
Haftvermittler Sprühkleber (*Leukospray hypoallergen*)	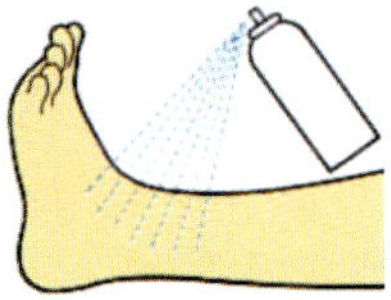	Haftvermittler verbessern die Haftung zwischen Haut- und Verbandmaterial deutlich, wirken als Hautschutz und reduzieren die Epilation. – Hautschutz (hypoallergen) – Verbesserung der Haftung zwischen Haut und Verband
Polsterung textilkaschierter Schaumgummi (*Leukotape Foam*), hochgebauschte Polsterbinden (*Artiflex*), Filz	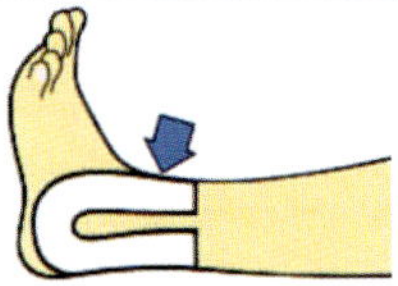	Auffüllen von Vertiefungen und Abpolsterung oder Hohllegen von Prominenzen (z.B. Knochenvorsprünge) sowie als Träger (z.B. für antiphlogistische Salben)
Unterzug (Hautschutz) Unterzug mit Kompressionswirkung: Längs- und querelastische hypoallergene Pflasterbinde (*Tricoplast*). Sehr dünn, kohäsiv: kohäsive Fixierbinde (*Gazofix*) (muss mit Sprühkleber auf der Haut fixiert werden). Sehr dünn, adhäsiv: selbstklebendes hypoallergenes, elastisches Vlies (*Fixomull stretch*)	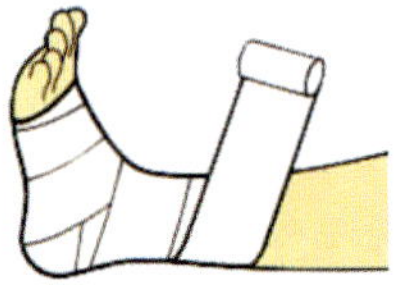	Ein Unterzug schützt empfindliche Haut, reduziert oder verhindert den direkten Hautkontakt und fixiert Formteile und Polster. – Schutz der Haut – Fixierung z.B. von Polstern
Sicherungsstreifen unelastische Pflasterbinden/ Tapes (*Leukotape*) oder hautfarbene Verbandpflaster (*Leukoplast*)	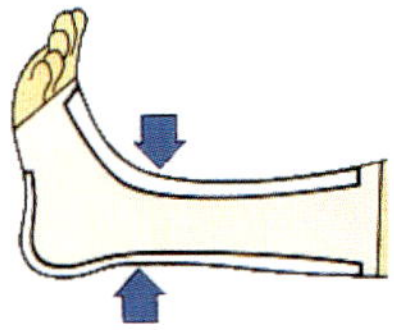	Durch den auf den fertigen Verband aufgeklebten Sicherungsstreifen wird der Verband an mechanisch besonders belasteten Stellen, z.B. der Ferse, zusätzlich geschützt. – Zusatzschutz an mechanisch besonders belasteten Stellen
Überzug dehnbarer Schlauchverband (*Tricofix*)	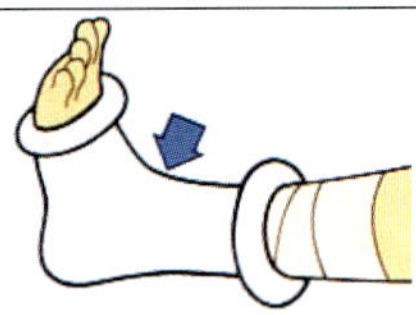	Schutz vor Verschmutzung

Hinweise für Sportler, Patienten oder Verletzte

Bei der Anlage von Verbänden oder Tapes gibt es auch für den Patienten wichtige »Gebrauchsanweisungen«, damit er durch seine Mitarbeit und Zuverlässigkeit den Behandlungserfolg optimieren kann und mögliche Komplikationen vermieden werden. Zum einen muss der Patient über den Zweck des Tapens aufgeklärt werden (Funktion, Tragedauer, Haltbarkeit usw.). Sowohl der präventive als auch der therapeutische Verband wird als ein Teil der Therapie verstanden. Deshalb ist es sinnvoll, Patienten oder Sportler über die Verletzung und den Heilungsverlauf aufzuklären (Beratung und Informationen). Zum anderen sollten aber auch weitere Verhaltensregeln gegeben werden (z.B. Übungen, regelmäßige Hochlagerung bei Schwellungen, Kühlung).

In sehr seltenen Fällen kann es auch bei einem korrekt angelegten Verband zu Komplikationen kommen. Der Patient muss aufgefordert werden, bei entsprechenden Symptomen unverzüglich einen Arzt aufzusuchen. Durch die Kommunikation zwischen Patient bzw. Sportler auf der einen Seite und Arzt bzw. Physiotherapeut auf der anderen Seite wird somit ein optimaler Behandlungserfolg gewährleistet.

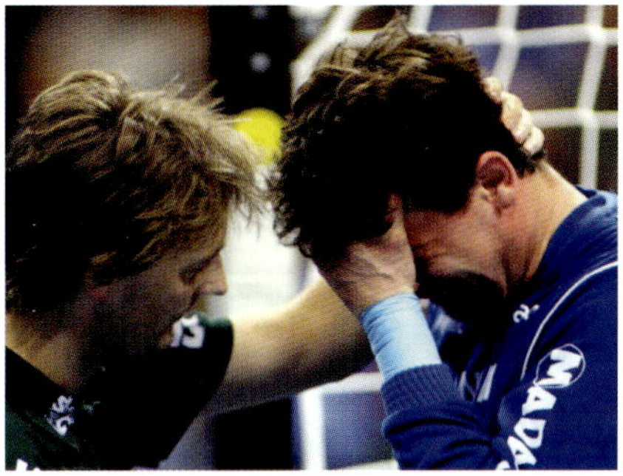

Die Kommunikation zwischen Therapeut und Sportler ist die wichtige und unerlässliche Basis beim Einsatz der Funktionellen Verbände.

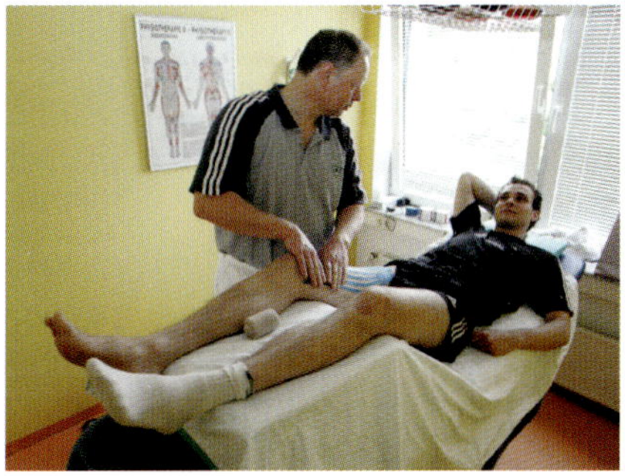

Der Arzt bzw. Therapeut muss den Patienten auch über seine Verletzung oder das Krankheitsbild informieren, damit eine optimale Zusammenarbeit erfolgen kann.

Wichtige Patienten- und Sportlerinformationen

Nach dem Anlegen des Verbandes dürfen keine zusätzlichen Beschwerden und Symptome auftreten!

Verhaltenshinweise nach Anlage eines Tapeverbandes

- Der Tapeverband soll in der Regel körpereigene Heilungsmechanismen unterstützen. Deswegen ist es wichtig, das Gelenk oder die Muskulatur zu bewegen und auch schmerz- und schwellungsabhängig zu belasten. Ein wesentlicher Vorteil des Funktionellen Tapes ist die Erhaltung der Mobilität trotz zusätzlichen Stabilitätsgewinns für die entsprechende Körperstruktur.

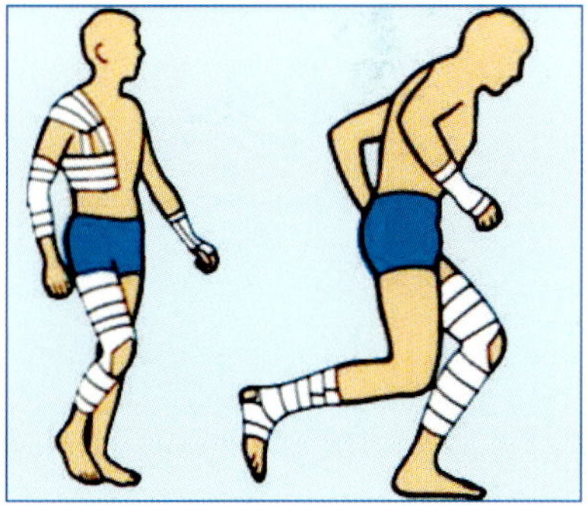

Handhabung/ Ausführung

- Das Tragen von Ringen oder Schmuck bei Verbänden an den Extremitäten ist i.d.R. verboten. Bei Verletzungen besteht die Gefahr von Schwellungen, Gewebeblutungen oder Frakturen. Dann ist es oft nicht möglich, den Körperschmuck ohne Hilfsmittel abzunehmen.

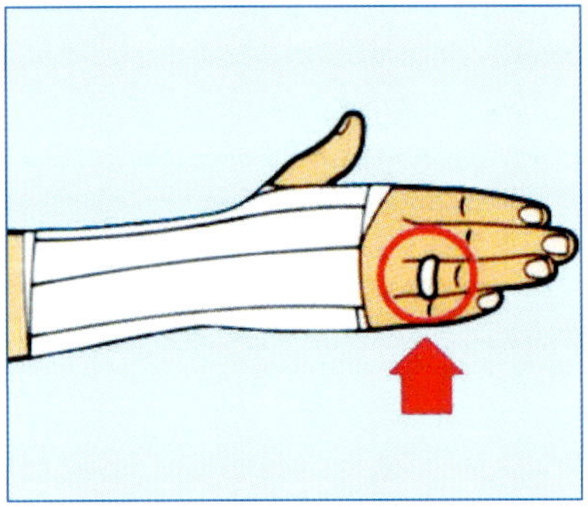

- Tapeverbände vor Schmutz, Nässe oder Feuchtigkeit schützen (beim Sport nicht möglich).

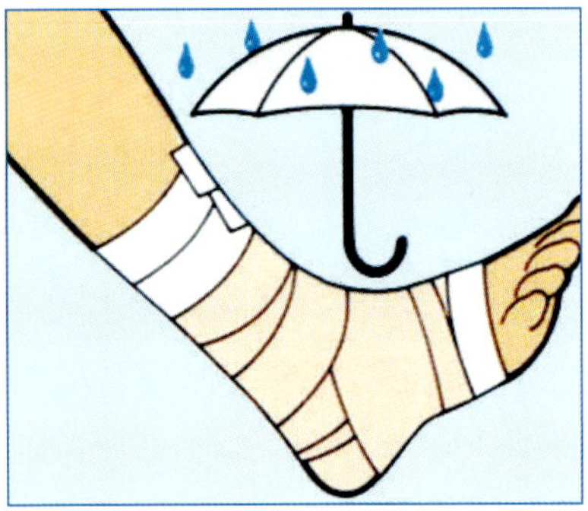

- Beim Duschen Plastikfolie oder -tüte benutzen. Bei Finger- oder Zehentapes reichen Einmalhandschuhe aus.

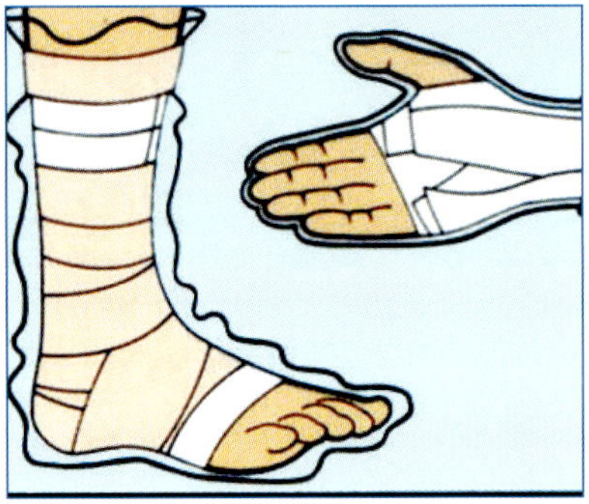

Mögliche Komplikationen bei einem Tapeverband

Bei den nachfolgend genannten Symptomen unverzüglich einen Arzt aufsuchen. Das Aufschneiden oder gar Entfernen des Verbandes ist sofort notwendig!

- zunehmende Schmerzen (pochende, klopfende, drückende Schmerzen)

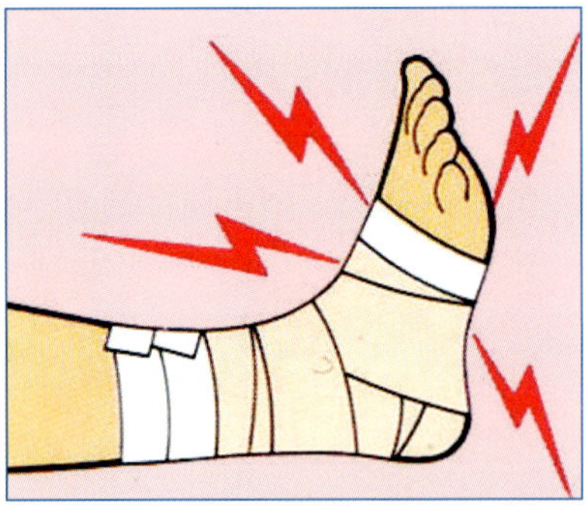

- Schwellungszunahme, Hämatomentwicklung, Ödeme an tapefreien Körperregionen

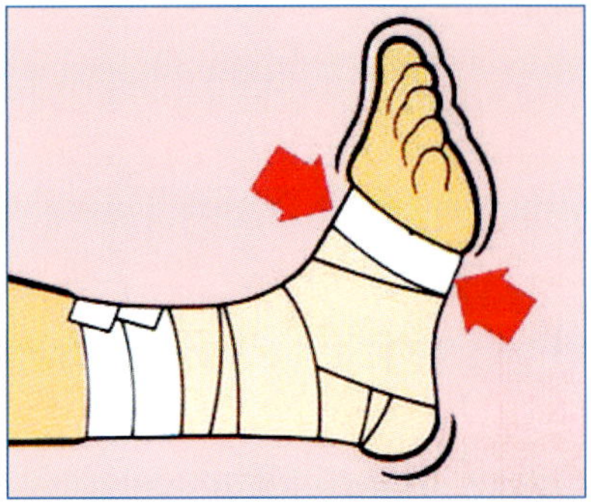

- Hautverfärbung der Finger- oder Zehenregion (bläulich/weiß)

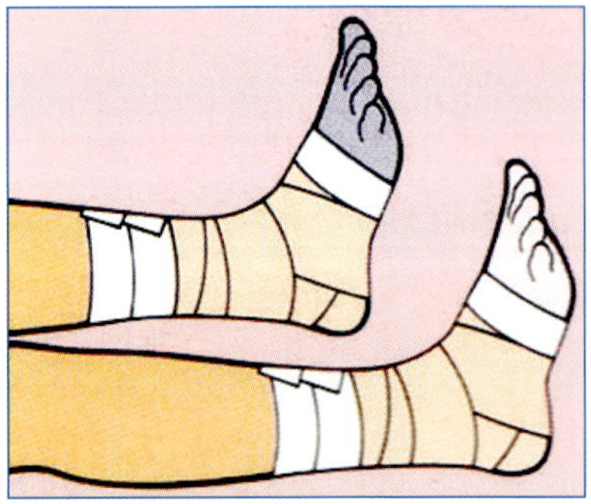

- Sensibilitätsstörungen (Gefühllosigkeit oder Taubheitsgefühl, »Kribbeln, Ameisenlaufen«), neu auftretende Bewegungsunfähigeit (Parese) oder zunehmende Bewegungseinschränkung eines Gelenkes (motorische Ausfälle), Einschnürungen der Haut oder des

Gewebes durch den Verband, starker Juckreiz unter dem Verband (ggf. neue Tapeanlage oder Hautschutz)

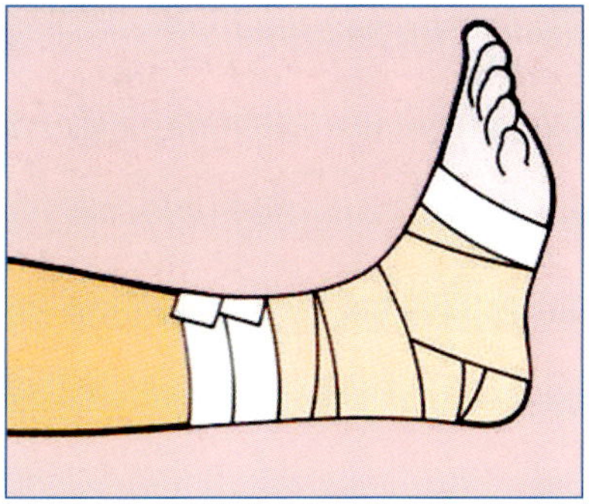

Tapeverbandanlage am	....
	....
Uhrzeit	....
	....
Kontrolle des Verbandes am	....
	....
geplante Abnahme am	....
	....
Aufklärung über Handhabung und Komplikationen erfolgte am	....
	....
durch	....
	....
Unterschrift Patient	....
	....
Stempel/Unterschrift Arzt	....

Hinweisblatt für Patienten.

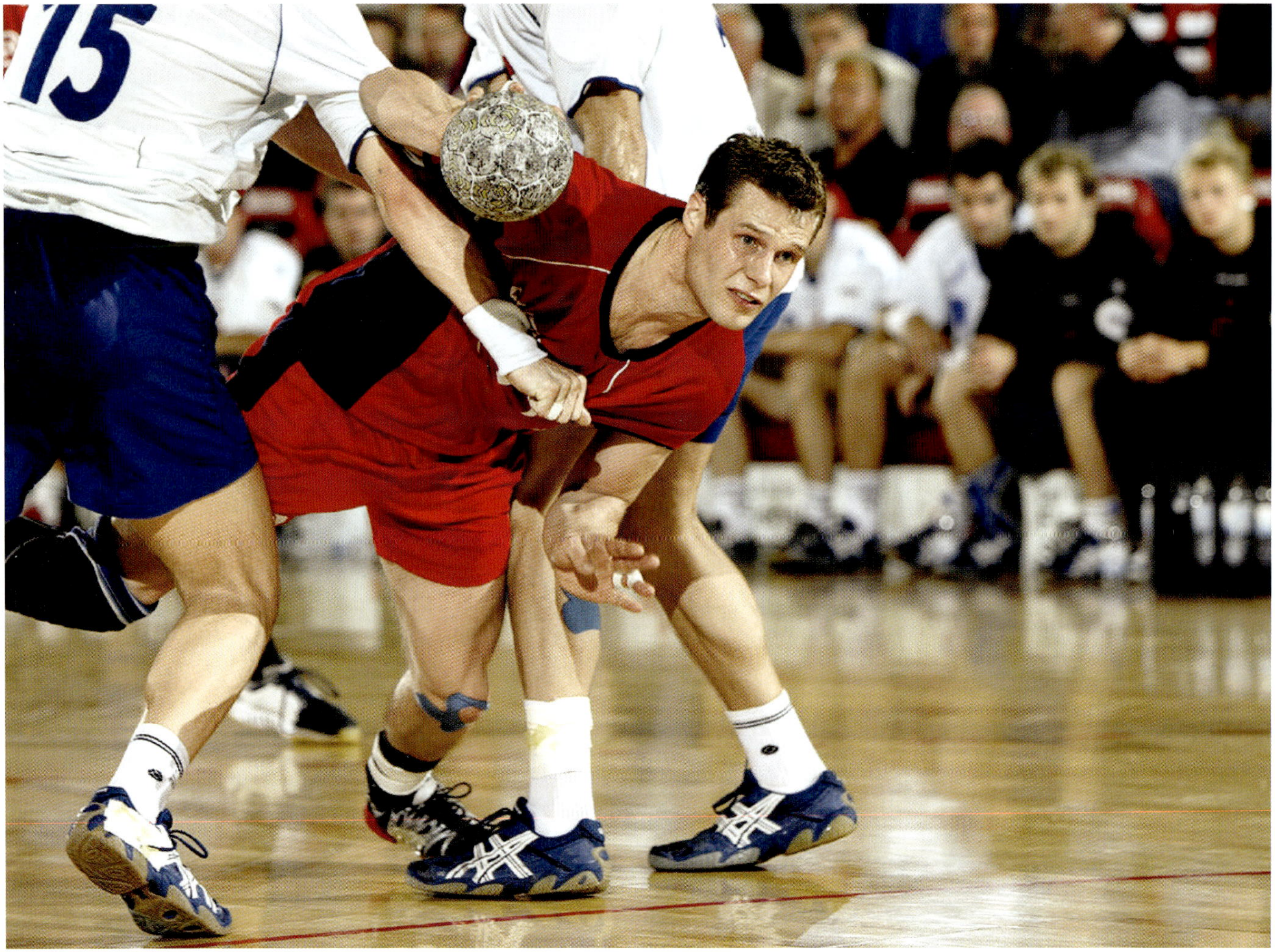

Praktischer Teil

Verbandtechnik in spezifischen Anwendungsbereichen

Teil 1: Obere Extremitäten

Teil 2: Untere Extremitäten

Körperliche Aspekte des Tapings

Materialien für Tapeverbände

Obere Extremitäten

Verbandart: Akromioklavikulargelenk (ACG) zur Ruhigstellung

Kompletter Schulterverband

Funktion des Verbandes:
Stabilisierung des Schulter- und Schultereckgelenkes, des Schulterblattes sowie des Sternoklavikulargelenkes.
Schränkt alle Funktionen des Schultergelenkes ein, v.a. die Abduktion.

Indikationen:
- Zerrungen und kleine Einrisse
  - der Gelenkkapsel
  - des AC-Gelenkes
- Supraspinatus- und Infraspinatussyndrom
- Reizzustände der Bizepssehne und der Rotatorenmanschette
- Fissuren des Tuberculum majus humeri

Kontraindikationen:
- Frakturen
  - des Oberarmes
  - des Humeruskopfes
  - des Tuberculum majus humeri
- frische Luxationen
- Schultergelenksprengungen

Material:
- *Elastoplast* oder *Acrylastic* 10 cm: 1–1,5 m
- *Leukotape* 3,75 cm: ca. 5 m
- *Fixomull stretch* 10 cm: 1–2 m
- *Leukospray*

Sonstige Hinweise:
- keine Zirkulärtouren mit *Leukotape* am Oberarm
- keine Kompression am Oberarm
- auf schmerzfreie Gelenkstellung und Hautreaktion achten

Liegedauer/Kontrolle:
6–8 Tage

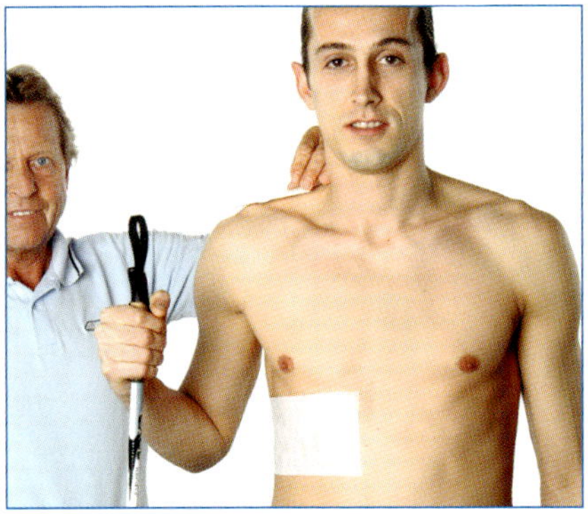

Abb. 1: Ausgangsstellung: Stand. Anlegen eines semizirkulären *Fixomull stretch* (10–20 cm breit) am unteren Rippenbogen. Darauf semizirkulären Anker anlegen.

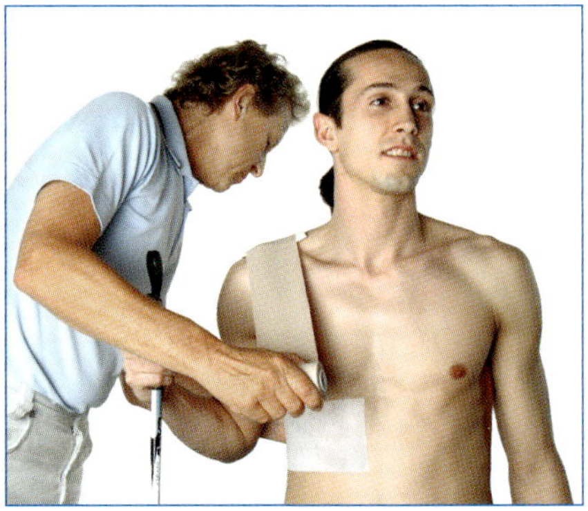

Abb. 2: Längenbestimmung (Abmessen) mit einer 8–10 cm breiten *Elastoplast*-Binde, welche unter maximalem Zug dorsal und ventral zum Anker abgemessen wird.

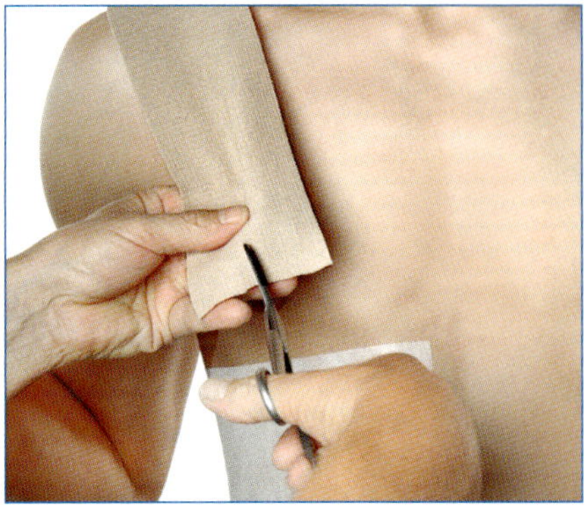

Abb. 3: Einschneiden des ventralen Zügels (Halbieren) bis oberhalb der Brustwarze, um Scheuern zu vermeiden.

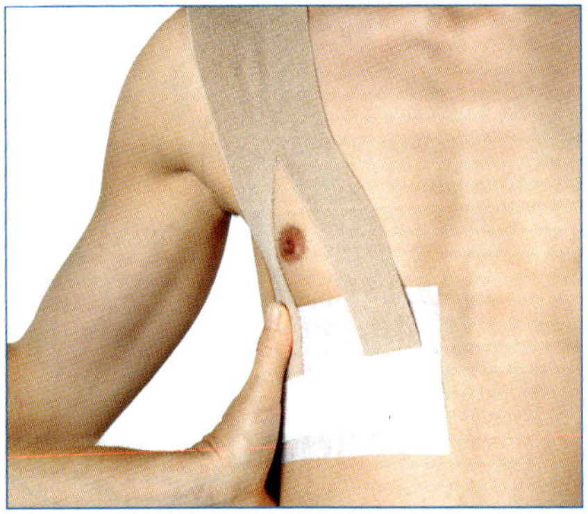

Abb. 4: Anlegen der geschlitzten Zügel und Fixieren mit einem Sicherungszügel am Anker.

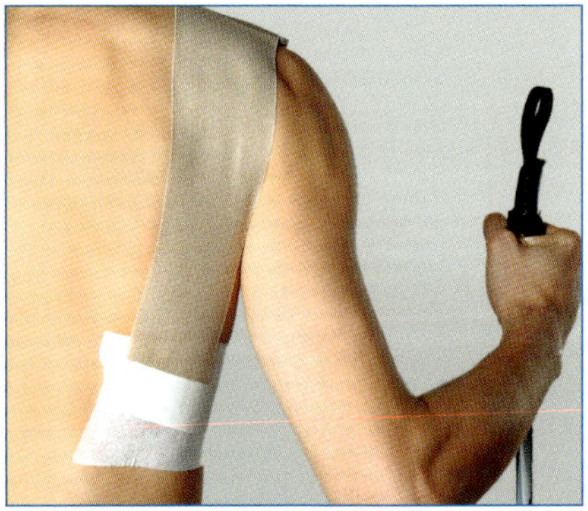

Abb. 5: Ansicht von dorsal. Anlage und Fixierung wie ventral, nur ungeschlitzt.

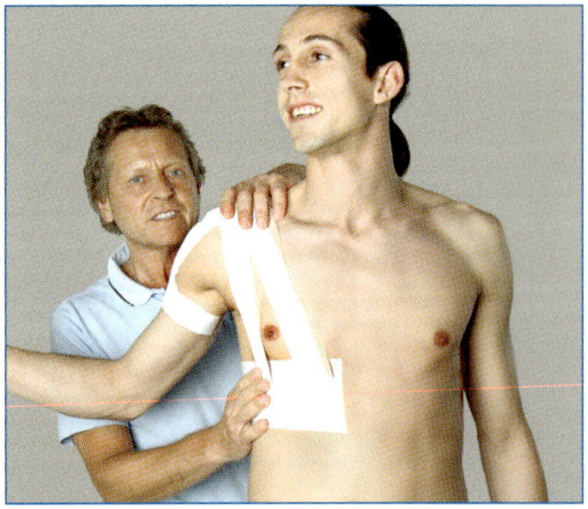

Abb. 6: Zusätzliches Anlegen eines semizirkulären Ankers am proximalen Oberarm (in Höhe der Tuberositas deltoidea) zur Verstärkung der *Elastoplast*-Zügel mit Tape sowie zum proximalen Anker am Oberarm.

Verbandart: Ellenbogen-Extensionseinschränkung

Verband zur Extensionseinschränkung des Armes

Funktion des Verbandes:

Einschränkungen der Extensionsstellung im Ellenbogengelenk ohne Behinderung der Flexion.
Leichte Behinderung von Supination und Pronation des Unterarmes.

Indikationen:

- Kontusionen
- Distorsionen
- Extensionstraumen
- Überlastungsbeschwerden des
  - M. biceps brachii
  - M. brachialis
  - M. brachioradialis

Kontraindikationen:

- alle Frakturen und Luxationen
- massive Schwellungen
- ausgedehnte Hämatome

Material:

- *Leukotape* 3,75 cm: 10 m
- *Elastoplast* oder *Acrylastic* 8 cm: 2,5 m
- *Leukospray*

Sonstige Hinweise:

- am Oberarm keine Kompression ausüben
- Verband in Supinationsstellung anlegen

Liegedauer/Kontrolle:

ca. 4 Tage, mit *Acrylastic* bis 8 Tage

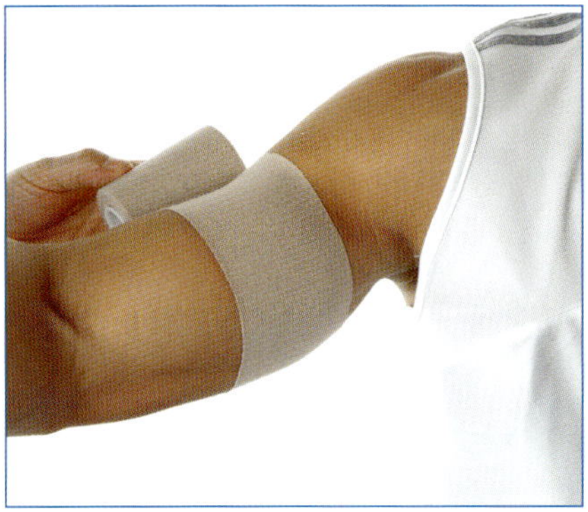

Abb. 1: Ausgangsstellung: Stand oder Sitz. Proximaler Anker: Zirkulär am proximalen Oberarm mit *Acrylastic* ablegen.

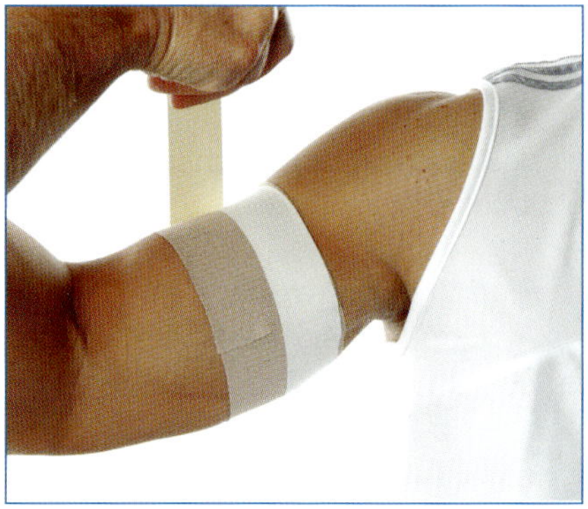

Abb. 2: Verstärkung des Ankers mit semizirkulärem Tape.

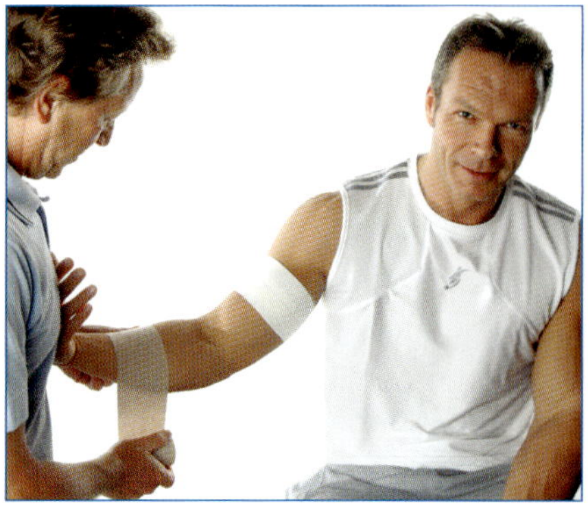

Abb. 3: Distaler Anker: Zirkulär in der Mitte des Unterarmes mit *Acrylastic* anlegen.

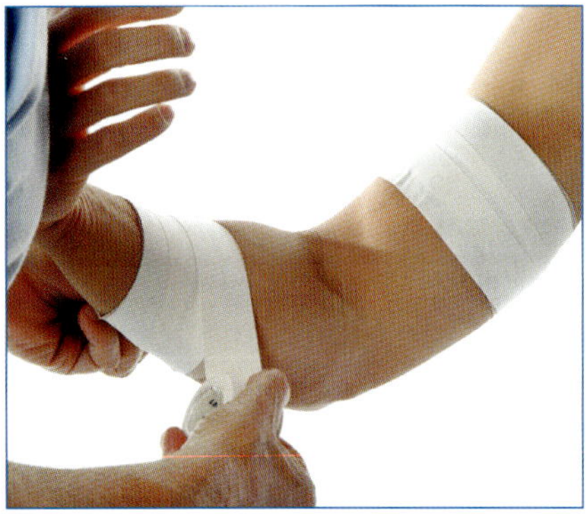

Abb. 4: Verstärkung des Ankers mit semizirkulärem Tape.

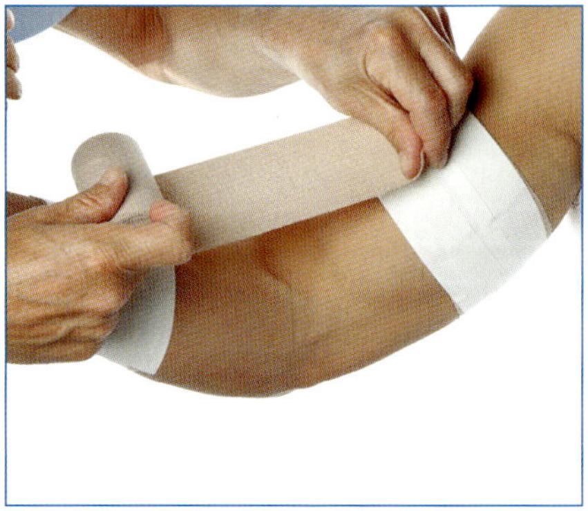

Abb. 5: Abmessen: *Elastoplast*-Zügel unter Zug vom proximalen zum distalen Anker anlegen.

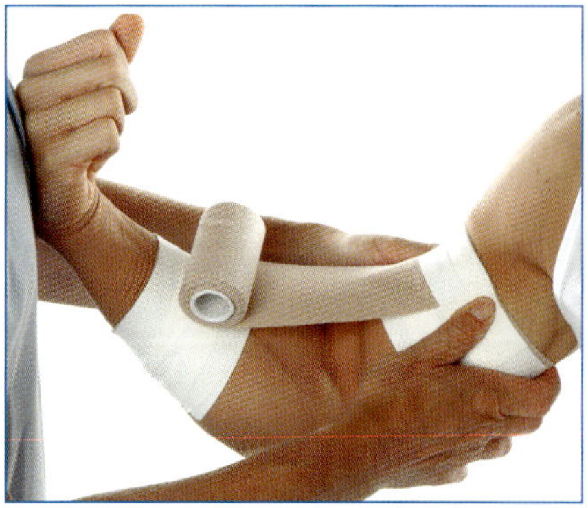

Abb. 6: Sicherung des Korrekturzügels semizirkulär mit Tape.

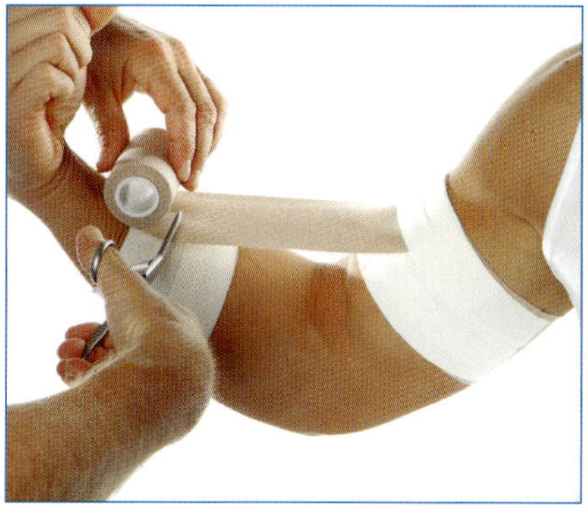

Abb. 7: 1. Korrekturzügel mit *Elastoplast*: Abmessung in der erforderlichen Funktionsstellung.

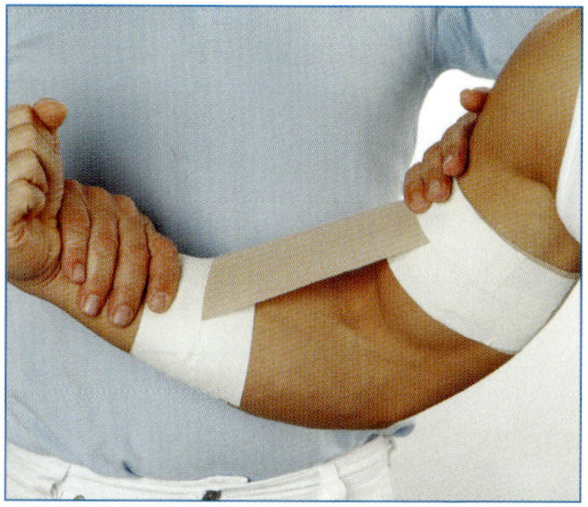

Abb. 8: Fertige Fixation.

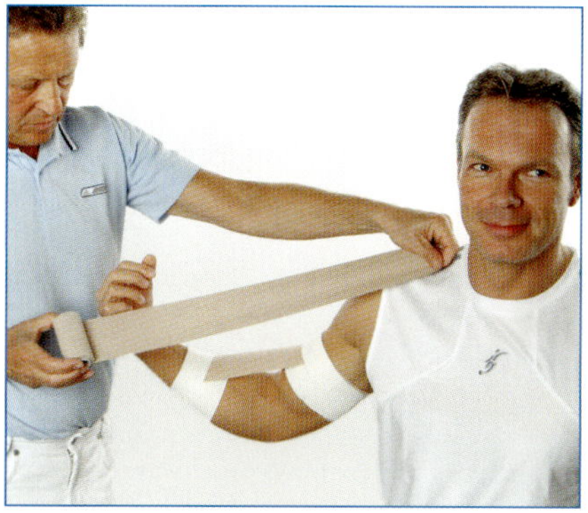

Abb. 9: 2. Korrekturzügel mit *Elastoplast*: Ungedehnt von der Schulter bis zum Handgelenk abmessen (Arm in Funktionstellung).

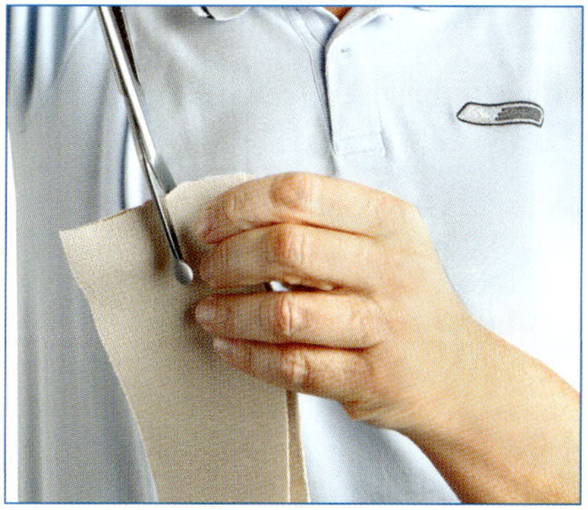

Abb. 10: Korrekturzügel zusammenlegen und mittig einschneiden.

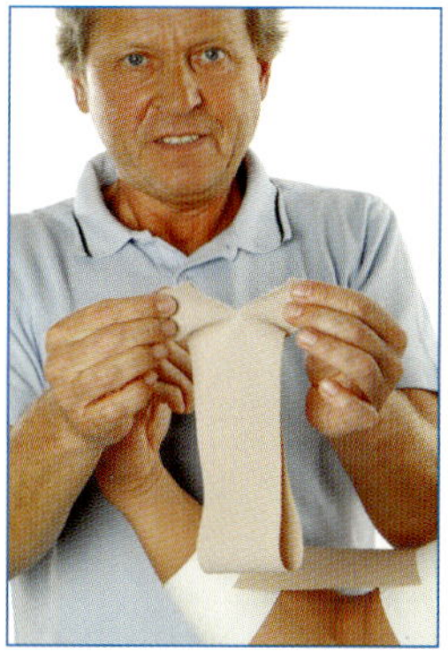

Abb. 11: Durchreißen ...

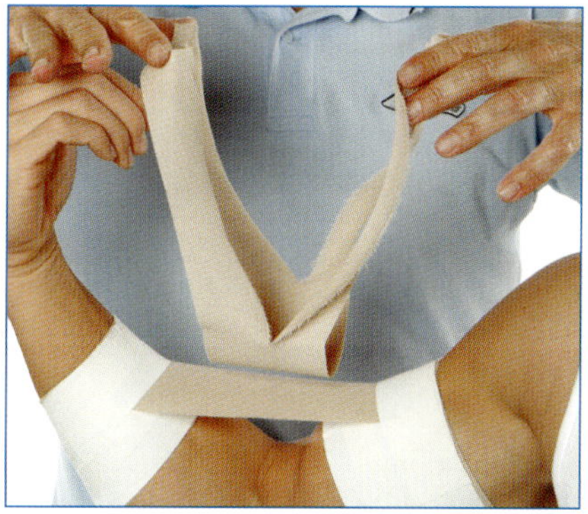

Abb. 12: ... bis auf ca. 5 cm in der Mitte stehen lassen.

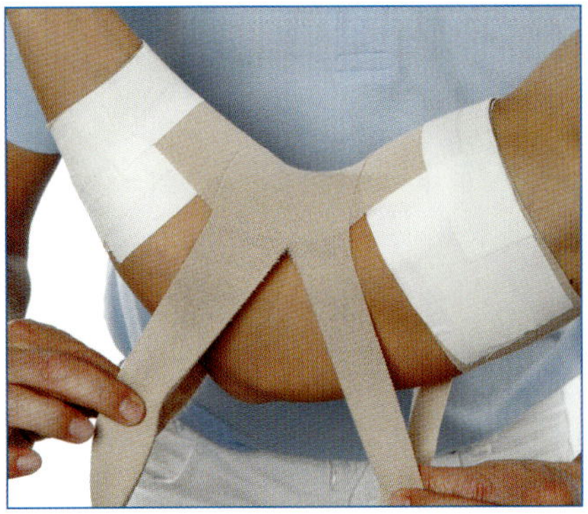

Abb. 13: Anmodellieren des Korrekturzügels in die Ellenbeuge. Die proximalen Zügel zum proximalen und die distalen Zügel zum distalen Anker spiralförmig auslaufen lassen.

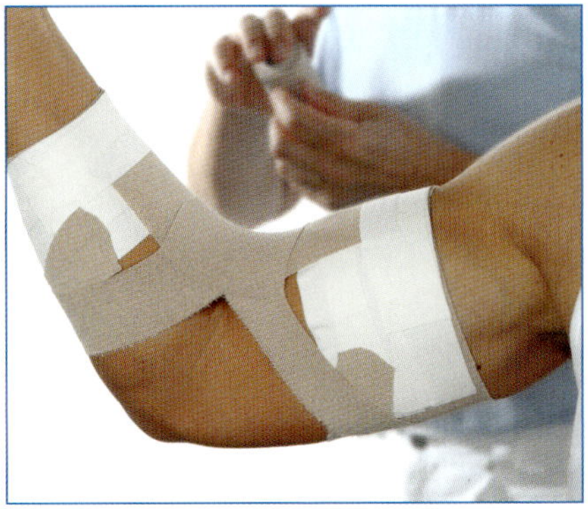

Abb. 14: Fixation der Korrekturzügel semizirkulär.

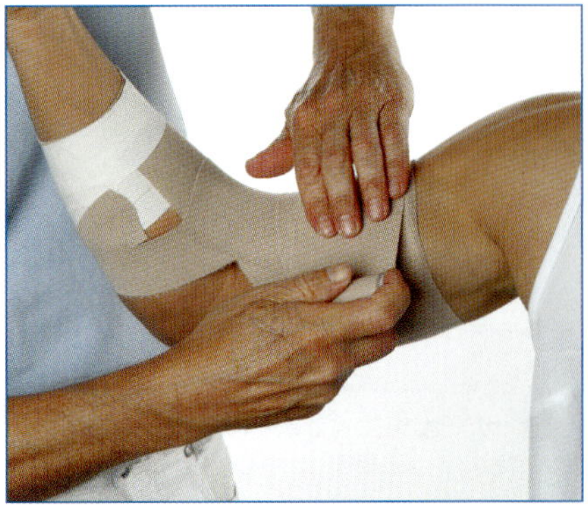

Abb. 15: Zirkuläre Verschalung proximal und distal der Ellbeuge mit *Elastoplast*.

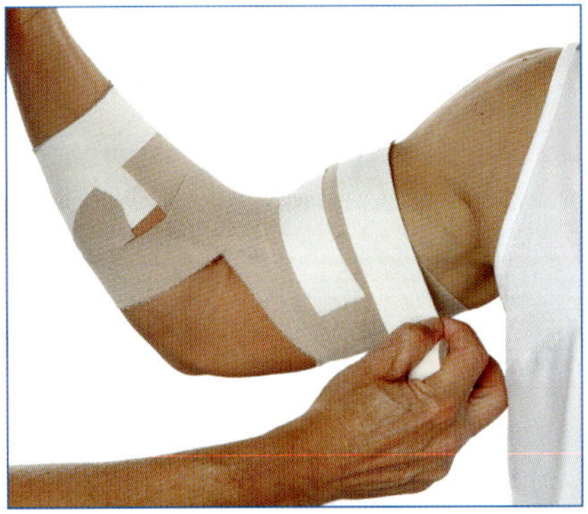

Abb. 16: Fixation der Verschalung semizirkulär mit Tape.

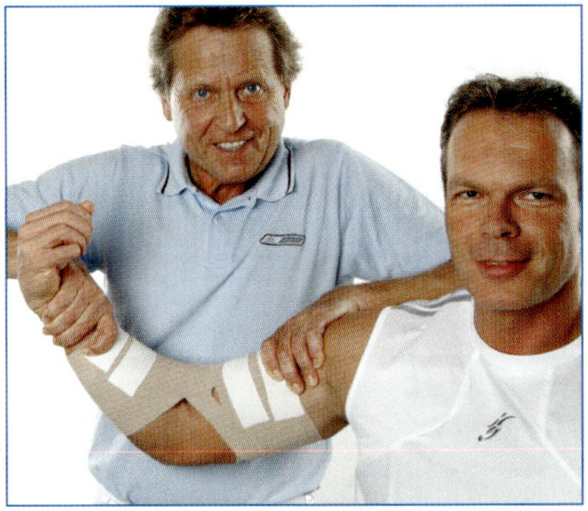

Abb. 17: Fertiger Verband.

Verbandart: Epikondylitisverband

Epikondylitisverband: Entlastungsverband für das Hand- und Ellenbogengelenk

Funktion des Verbandes:

Entlastet die Unterarmstreckmuskulatur in Richtung Insertion.
Fixiert das Handgelenk und den Daumen.
Schränkt die Extension des Ellenbogengelenkes ein.
Verschiebt die Unterarmstreckmuskulatur nach lateral.

Indikationen:

- Epicondylitis radialis
- Überlastung der Handstreckmuskeln (z.B. M. extensor digitorum, M. extensor carpi radialis)
- Tendovaginitis der Innenstrecksehnen
- Insertionstendopathie, Tendinose oder Myotendinose

Kontraindikationen:

- alle Frakturen, Luxationen, Schwellungen und Entzündungen des Ellenbogengelenkes
- neurologische Störungen der Hand
- Schwellungen oder Hämatome des Unterarms und der Hand

Material:

- *Elastoplast* oder *Acrylastic* 8 cm: 2,5 m
- *Leukotape* 3,75 cm: 1 m
- *Leukospray*
- *Leukotape Foam*, evtl. *Fixomull stretch*

Sonstige Hinweise:

- keine Kompression am Oberarm
- auf schmerzfreie Gelenkstellung achten
- evtl. zusätzlich externe medikamentöse Therapie
- ausgedehnte physikalische Therapie,
  z.B. Muskeldehnung, manuelle Therapie, Cyriax-Friktion, Muskelaufbautraining, Elektrotherapie (TENS), Hochvolt- oder Ultraschallbehandlung

Liegedauer/Kontrolle:

6–8 Tage

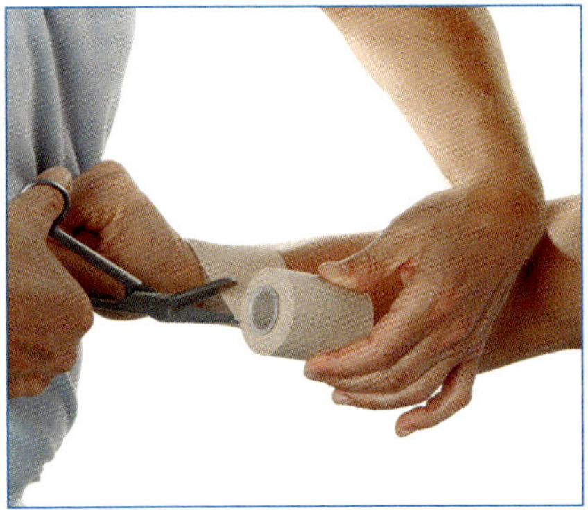

Abb. 1: Ausgangsstellung: Sitz oder Stand. Distalen Anker mit *Acrylastic* zirkulär proximal vom Handgelenk anlegen.

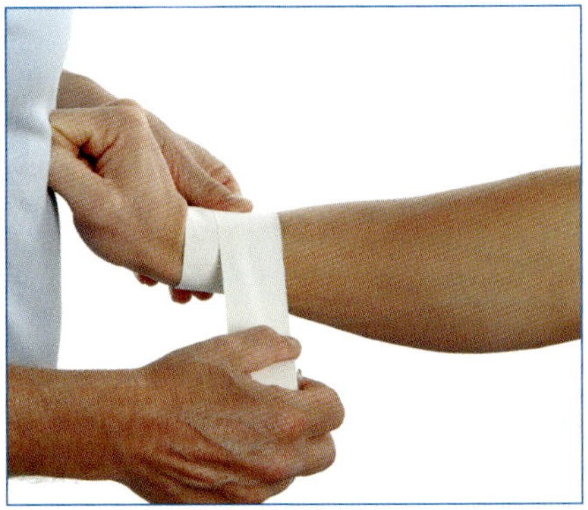

Abb. 2: Verstärkung semizirkulär mit Tape.

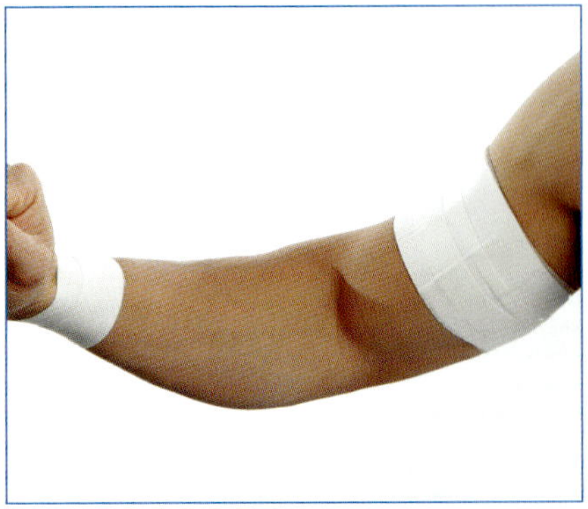

Abb. 3: Proximalen semizirkulären Anker am proximalen Oberarm unter Anspannung des Bizeps anlegen. Darunter wieder *Acrylastic* als Hautschutz verwenden.

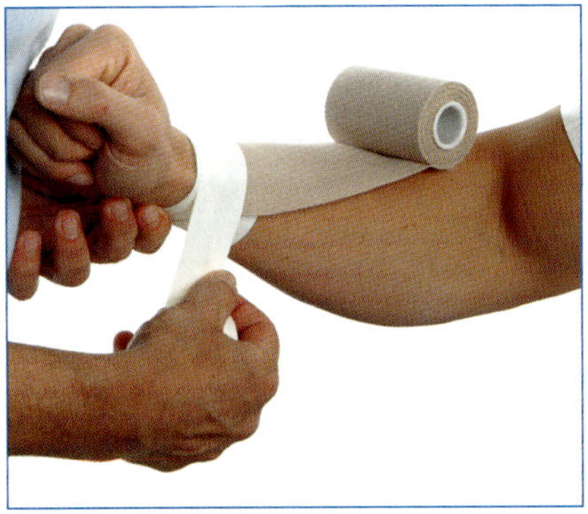

Abb. 4: Therapiezügel aus *Acrylastic* oder *Elastoplast* am distalen Anker fixieren.

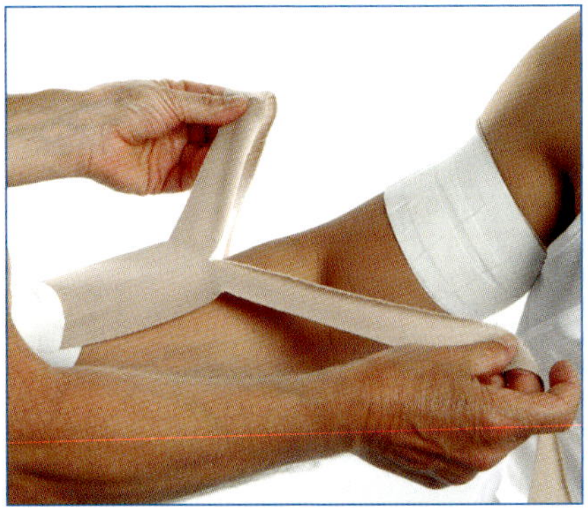

Abb. 5: Einschlitzen des Therapiezügels bis ca 10 cm distal des lateralen Epicondylus. Vorher Abmessung: ungestretcht bis in Höhe der Schulter.

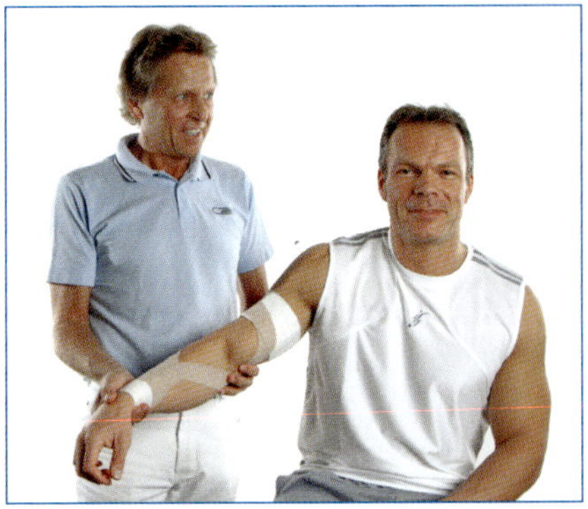

Abb. 6: Der mediale Zügel wird aufsteigend um das Olecranon und unter mäßigem Zug absteigend zum distalen Anker geführt. Der laterale Zügel wird unter Zug aufsteigend knapp unterhalb des lateralen Epicondylus spiralförmig zum proximalen Anker geführt.
Die Therapiezügel werden mit Tape semizirkulär fixiert.

Verbandart: Fingertape mit Schienung

Fingertape mit Schienung: Kombination aus den Verbandarten „Flexible Fingerschiene" und Entlastungsverband für das Fingermittelgelenk"

Funktion des Verbandes:

Verbandart „Flexible Fingerschiene"

Fixierung des verletzten Fingers am benachbarten unverletzten Finger. Extensions- und Flexionseinschränkung.

Verbandart „Entlastungsverband für das Fingermittelgelenk"

Stabilisierung der Kollateralbänder (lateral und medial).
Starke Extensionseinschränkung bei geringer Flexionseinschränkung.

Indikationen:

- Distorsionen der Fingermittelgelenke
- Kontusionen der Fingermittelgelenke
- Überlastungsreize der Fingermittelgelenke
- insuffizienter Kapsel-Band-Apparat der Fingermittelgelenke
- Zerrungen der Seitenbänder der Fingermittelgelenke

(für beide Verbandarten)

Kontraindikationen:

- komplette Bandrupturen
- Frakturen
- massive Schwellungen, ausgedehnte Hämatome
- offene Verletzungen
- schlecht primär versorgte Verletzungen

(für beide Verbandarten)

Material:

- *Leukotape* 2 cm: ca. 20 cm
- *Leukotape Foam*

(für Verbandart „Flexible Fingerschiene")

- *Leukotape* 2 cm: ca. 20–30 cm

(für Verbandart „Entlastungsverband für das Fingermittelgelenk")

Sonstige Hinweise:

- Das Schaumgummipolster (*Leukotape Foam*) polstert und verhindert Mazerationen zwischen den Fingern

(für Verbandart „Flexible Fingerschiene")

- nur semizirkuläre Touren anlegen
- Streckseite nicht verschalen

(für Verbandart „Entlastungsverband für das Fingermittelgelenk")

Liegedauer/Kontrolle:

- 2–4 Tage (bei Verbandart „Flexible Fingerschiene")
- max. 4 Tage (bei Verbandart „Entlastungsverband für das Fingermittelgelenk")

Verbandtechnik obere Extremitäten

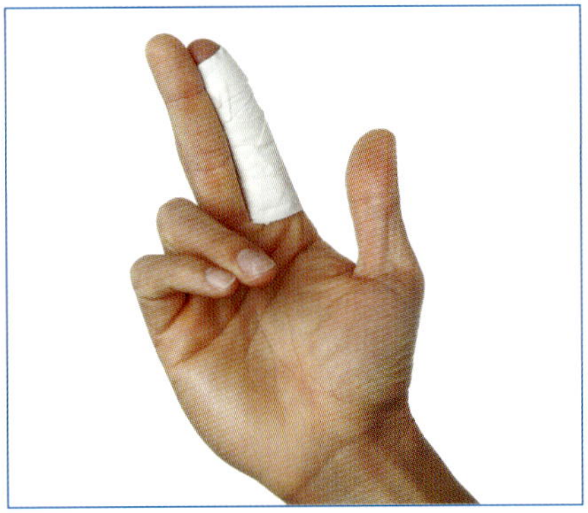

Abb. 1: Zusätzliche Stabilisierung durch Schienen an den benachbarten Finger.

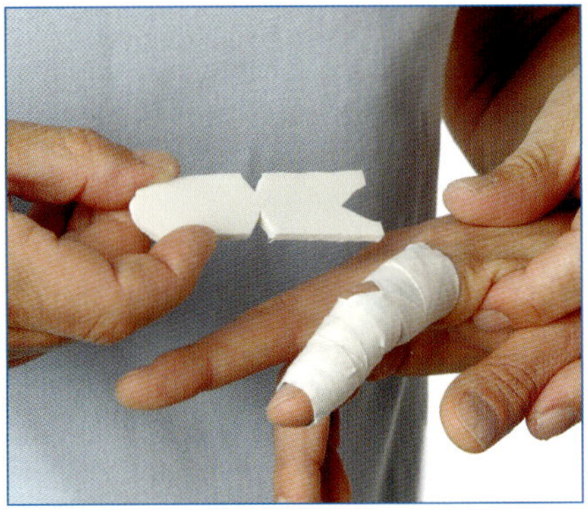

Abb. 2: Um ein Wundscheuern zu verhindern, wird ein *Leukotape Foam* individuell zurechtgeschnitten und zwischen die beiden Finger gelegt.

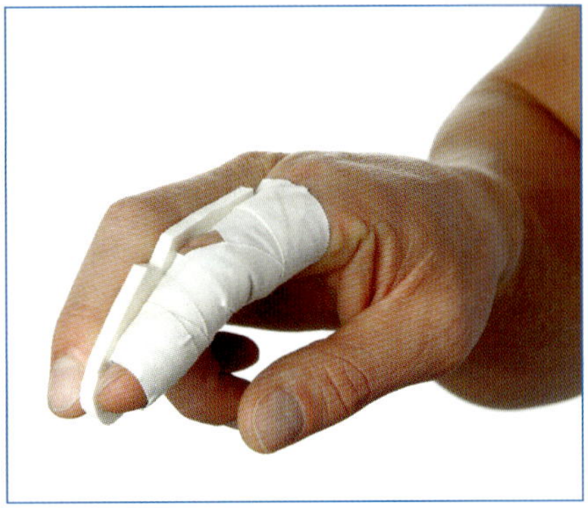

Abb. 3: Das *Leukotape Foam*-Teil den Gelenken angepasst zurechtschneiden, um Mobilität zu gewährleisten.

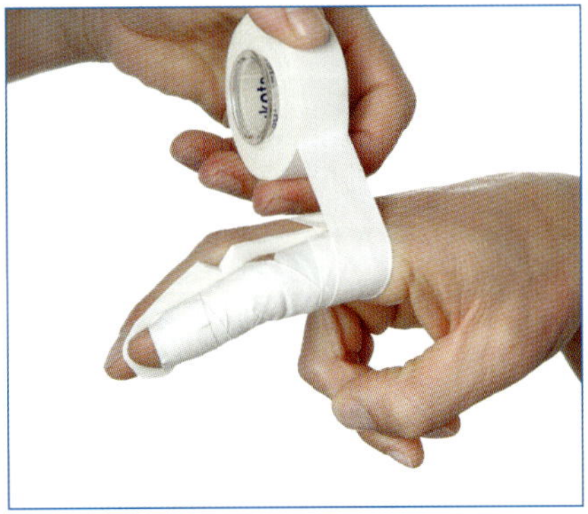

Abb. 4: Stabilisierung der beiden Finger mit einem proximalen Sicherungszügel ...

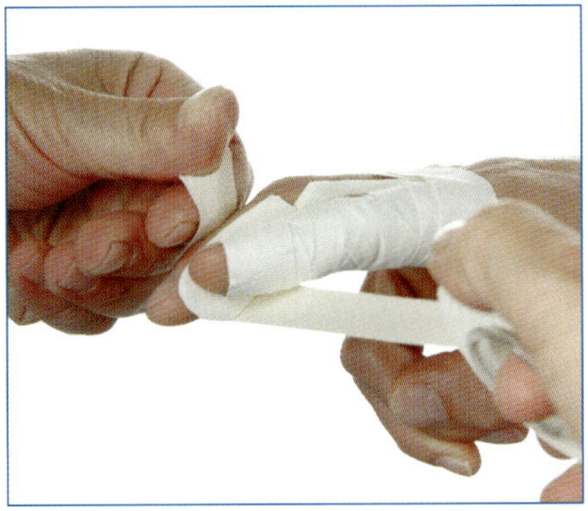

Abb. 5: ... und distalem Sicherungszügel.

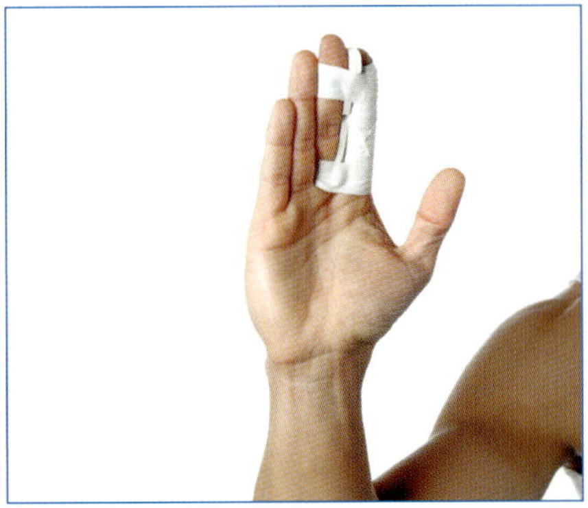

Abb. 6: Fertiger Verband, Ansicht von volar.

Verbandart: Entlastungsverband für das Fingermittelgelenk

Entlastungsverband für das Fingermittelgelenk

Funktion des Verbandes:
Stabilisierung der Kollateralbänder (lateral und medial).
Starke Extensionseinschränkung bei geringer Flexionseinschränkung.

Indikationen:
- Distorsionen der Fingermittelgelenke
- Kontusionen der Fingermittelgelenke
- Überlastungsreize der Fingermittelgelenke
- insuffizienter Kapsel-Band-Apparat der Fingermittelgelenke
- Zerrungen der Seitenbänder der Fingermittelgelenke

Kontraindikationen:
- komplette Bandrupturen
- Frakturen
- massive Schwellungen, ausgedehnte Hämatome
- offene Verletzungen
- schlecht primär versorgte Verletzungen

Material:
- *Leukotape* 2 cm: ca. 20–30 cm

Sonstige Hinweise:
- nur semizirkuläre Touren anlegen
- Streckseite nicht verschalen

Liegedauer/Kontrolle:
max. 4 Tage

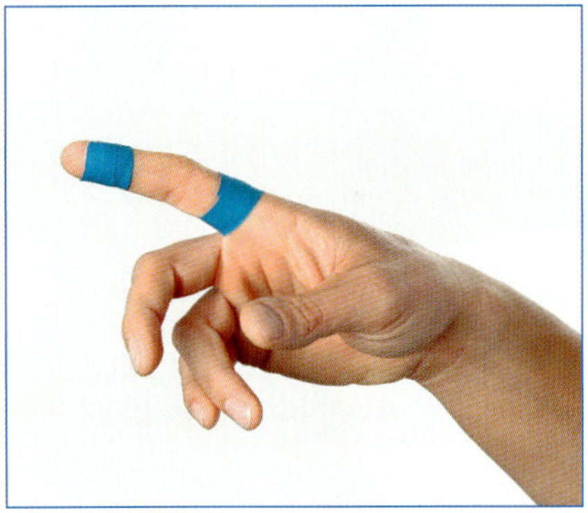

Abb. 1: Ausgangsstellung: Sitz oder Stand. Anlegen eines proximalen und distalen zirkulären Ankers, wobei beim distalen Anker der Fingernagel frei bleiben sollte.

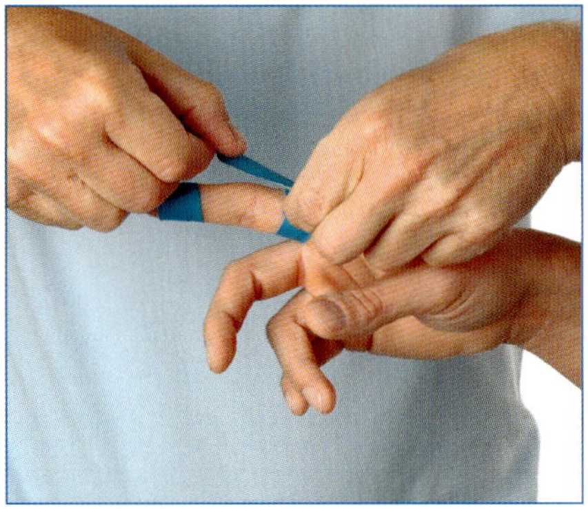

Abb. 2: Die beiden zirkulären Anker werden radial und ulnarseits mit 2 longitudinal verlaufenden Ankern verbunden.

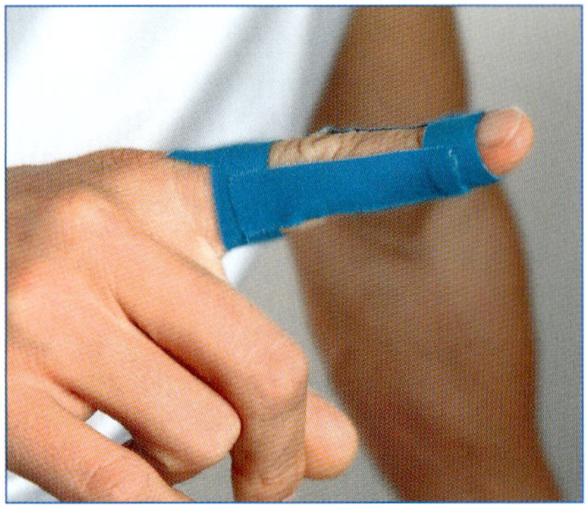

Abb. 3: Fertige Anker. Die longitudinalen Anker werden mit einem Sicherungszügel fixiert.

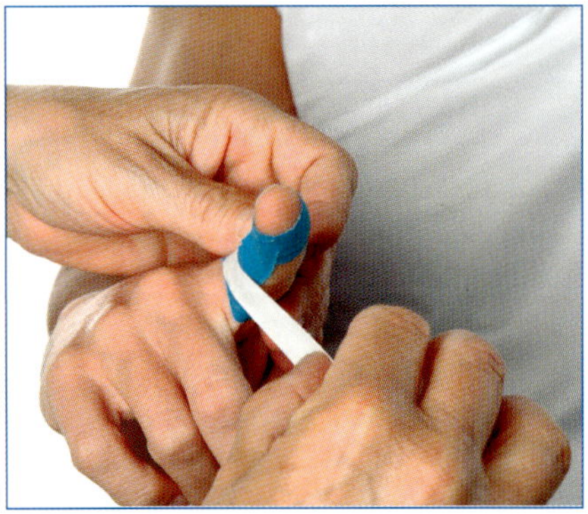

Abb. 4: Stabilisierung des Mittelgelenkes von ulnarseits. Der 1. Therapiezügel verläuft von der Radialseite des proximalen Ankers spiralförmig zum distalen Anker, das Mittelgelenk ulnarseits umgreifend zur Radialseite des distalen Ankers.

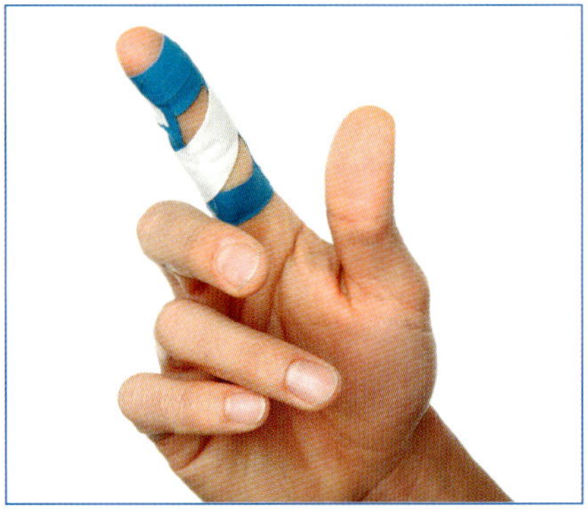

Abb. 5: Ansicht von volar.

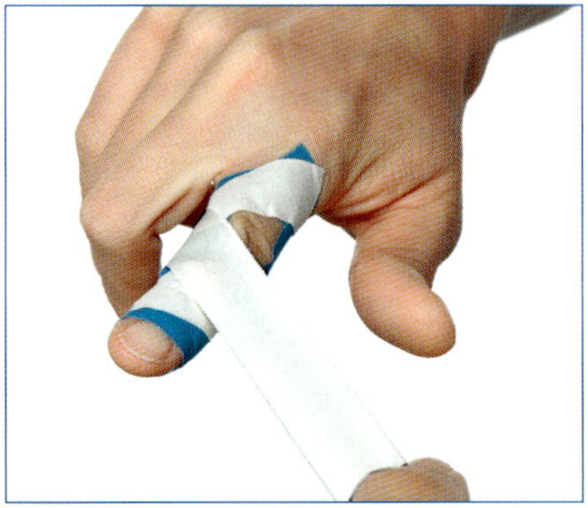

Abb. 6: Analog zum 1. Therapiezügel verläuft der 2. Therapiezügel genau gegensinnig von proximal radial nach distal, wobei das Mittelgelenk ulnarseits umgriffen wird.

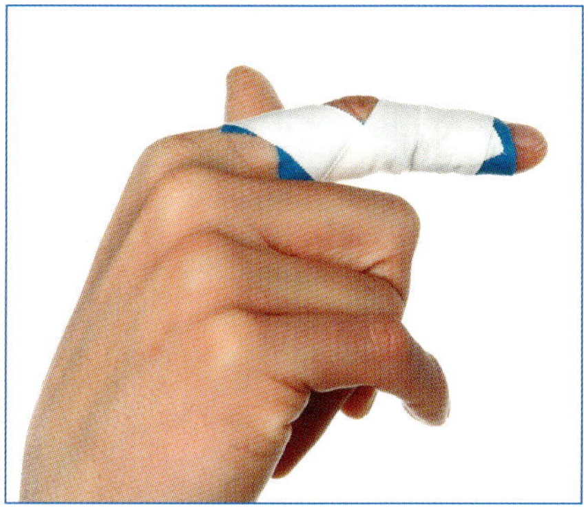

Abb. 7: Ansicht von ulnarseits.

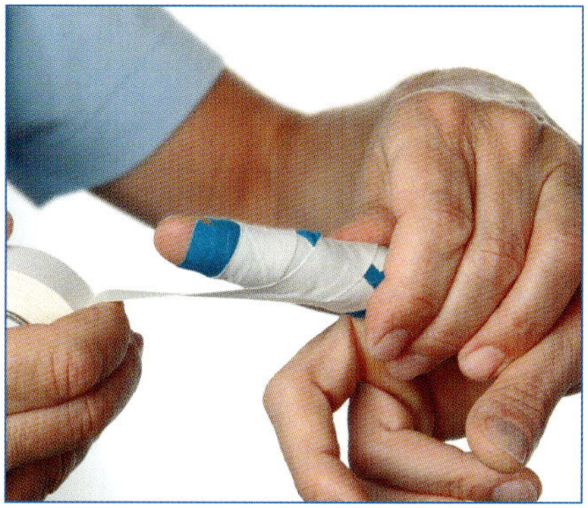

Abb. 8: Stabilisierung des Mittelgelenkes von radialseits analog zur Stabilisierung von ulnarseits. Der 3. Therapiezügel verläuft vom proximalen Anker ulnarseits beginnend spiralförmig zum distalen Anker, wobei das Mittelgelenk radialseits umgriffen wird.

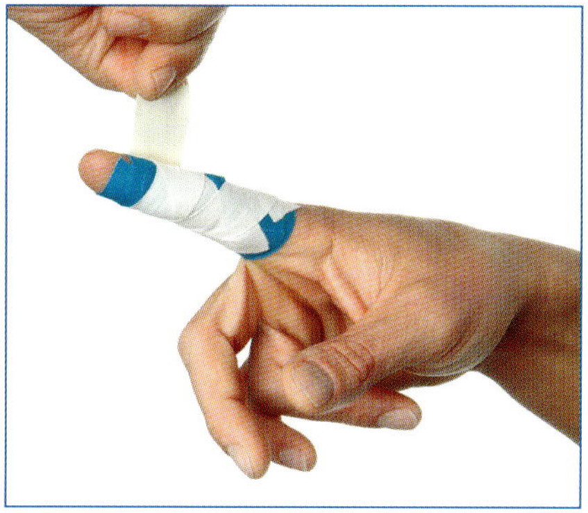

Abb. 9: Ansicht von radial. Der 4. Therapiezügel führt gegengleich von proximal nach distal.

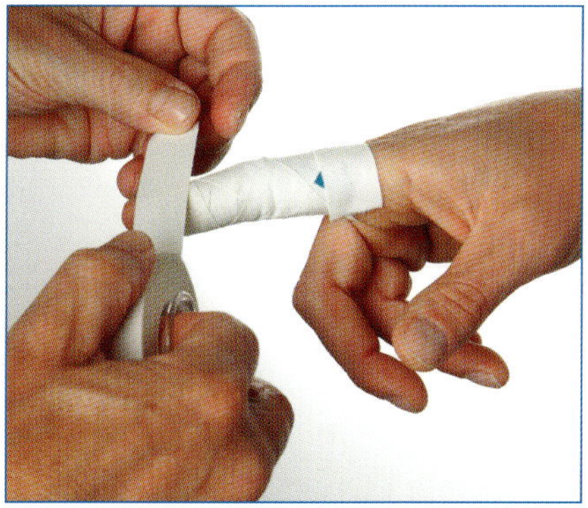

Abb. 10: Zirkuläre Sicherungszügel für die Therapiezügel.

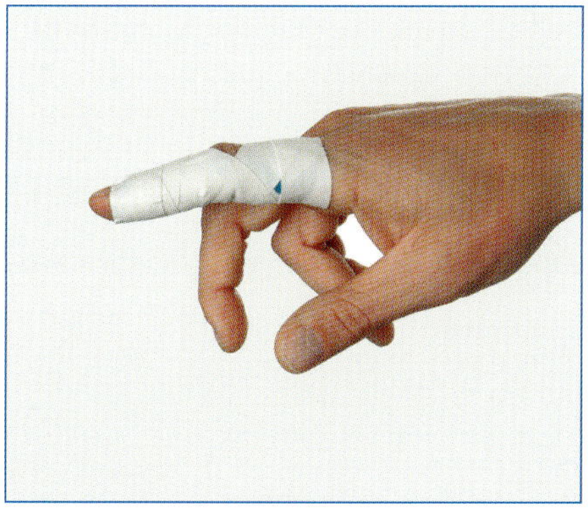

Abb. 11: Fertiger Verband.

Verbandart: Skidaumen

Daumenverband/ kurzer Daumenverband

Funktion des Verbandes:

Einschränkung der Bewegung in allen Ebenen, beim Daumengrundgelenk stark, beim Daumensattelgelenk gering.
Stabilisierung der Seitenbänder.
Leichte Behinderung der Dorsalextension sowie der Ulnar- und Radialabduktion des Handgelenkes.

Indikationen:

- Distorsionen der Daumengelenke
- Kontusionen der Daumengelenke
- Überlastungsreize der Daumengelenke
- insuffizienter Kapsel-Band-Apparat der Daumengelenke
- Überdehnungen, Zerrungen der Seitenbänder der Daumengelenke; Kapseleinrisse

Kontraindikationen:

- komplette Bandrupturen
- Frakturen
- massive Kapselrisse
- massive Schwellungen, ausgedehnte Hämatome
- offene Verletzungen

Material:

- *Leukotape* 2 cm: ca. 2 m
- *Leukospray*

Sonstiger Hinweis:

- auf schmerzfreie Gelenkstellung achten

Liegedauer/Kontrolle:

2–6 Tage

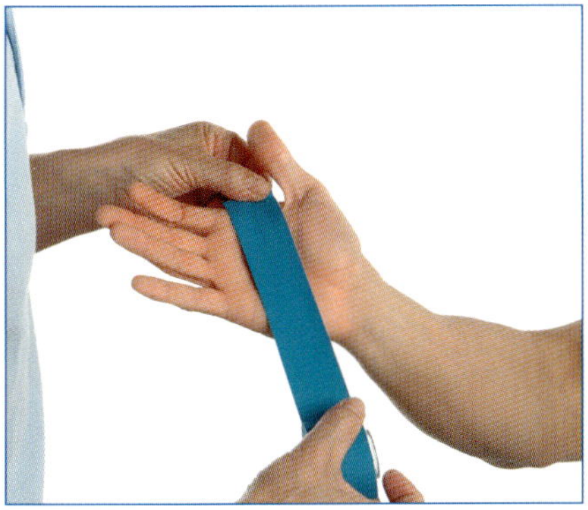

Abb. 1: Ausgangsstellung: Sitz oder Stand. Anlegen des 1. Therapiezügels (wird auch als Anker genutzt). An der radialen Seite der Handinnenfläche beginnen, über die Volarseite der Hand zur ulnaren Handkante über den Handrücken das Daumensattelgelenk umgreifend zurück zur Handinnenfläche.
Hinweis: Die Handinnenfläche kann wegen starker Schweißbildung mit Sprühkleber vorbehandelt werden.

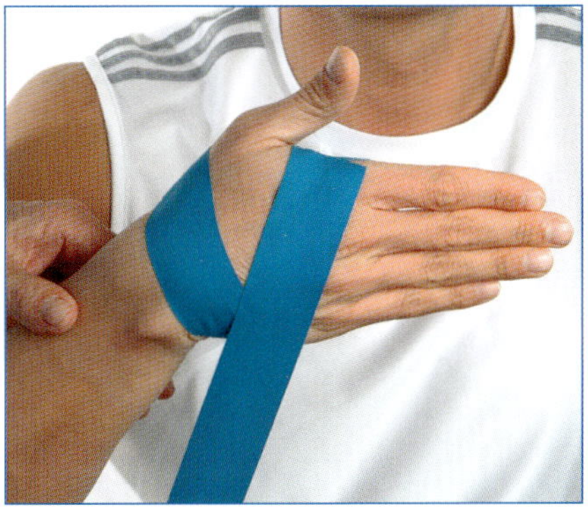

Abb. 2: Analog zum 1. Therapiezügel verläuft der 2. Therapiezügel von der radialen Handkante über den Handrücken zur ulnaren Handkante über die Handinnenfläche das Daumensattelgelenk umgreifend zurück zum Handrücken.

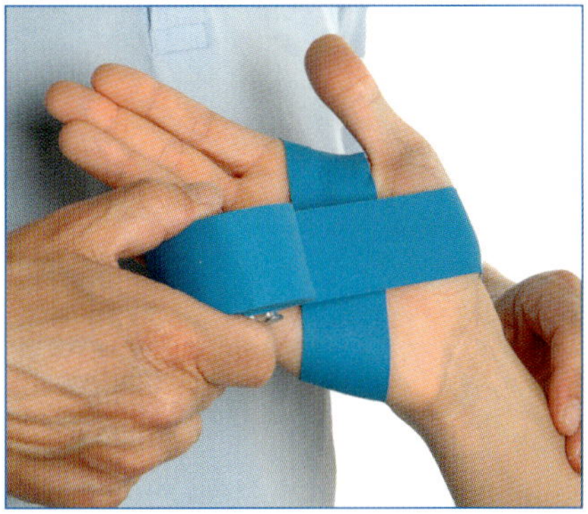

Abb. 3: Fertiger 1. Therapiezügel (= Anker).

Verbandtechnik obere Extremitäten

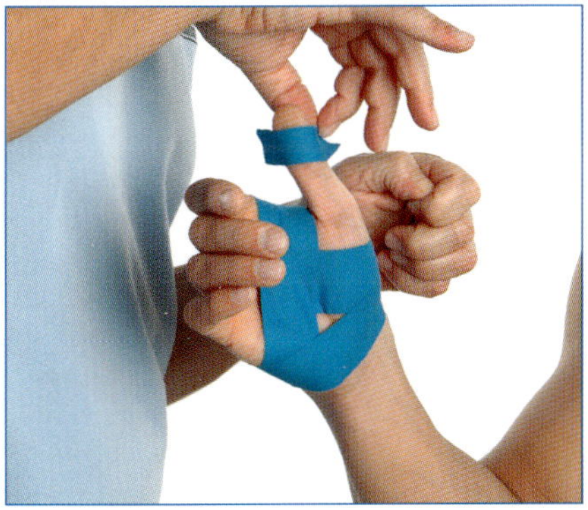

Abb. 4: Den distalen Anker mit 2 cm breitem Tape zirkulär um die Endphalanx des Daumens legen (Daumennagel bleibt frei).

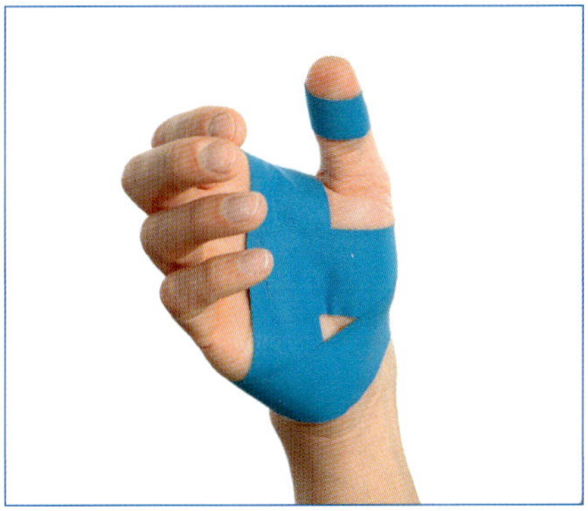

Abb. 5: 1. und 2. Therapiezügel (dienen auch als Anker) und distaler Anker.

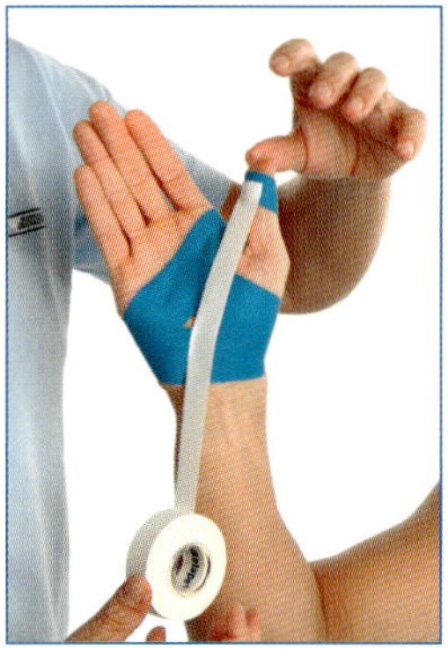

Abb. 6: Der 3. Therapiezügel verläuft vom distalen Anker volarseits ...

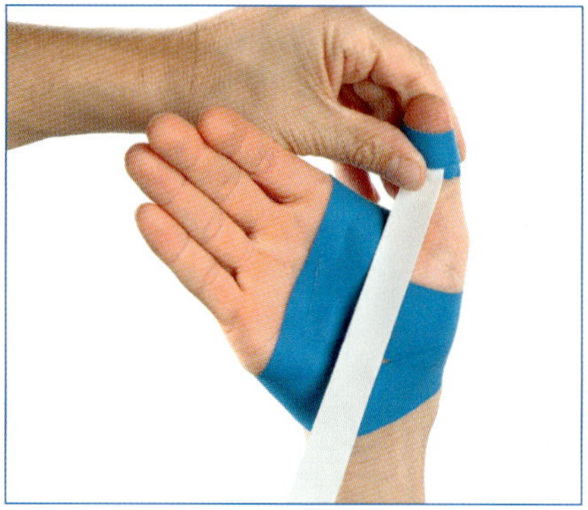

Abb. 7: ... zum Hypothenar ...

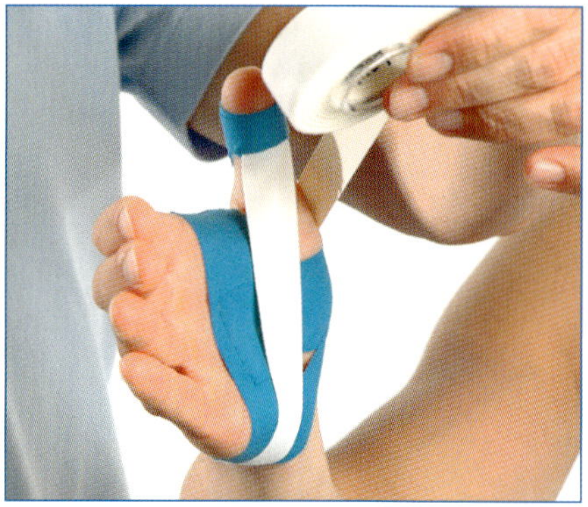

Abb. 8: ... über den Handrücken, das Daumengrundgelenk umgreifend zurück zum distalen Anker. Zirkulär sichern mit einem Streifen Tape.

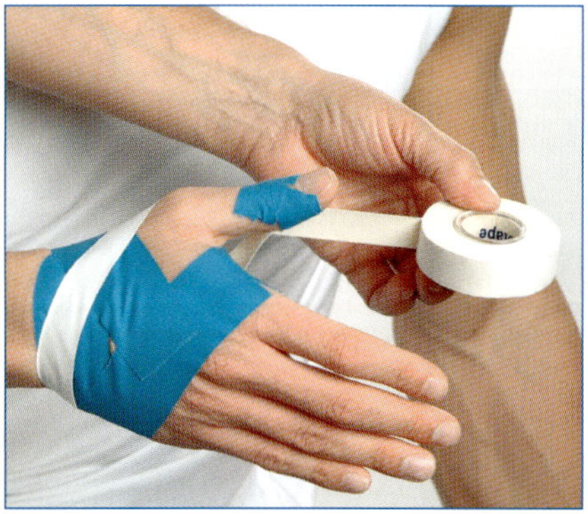

Abb. 9: Ansicht von dorsal.

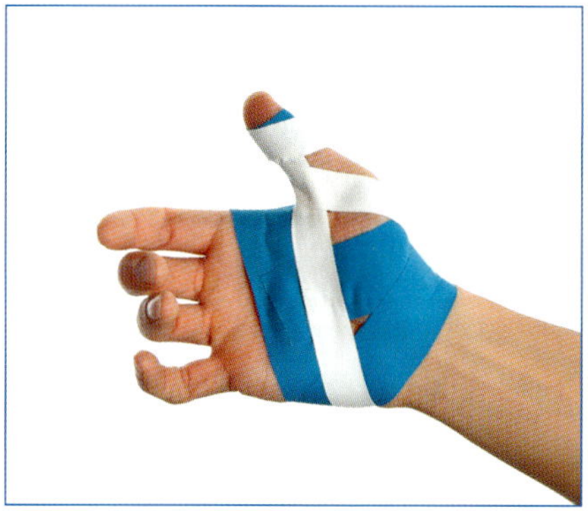

Abb. 10: Ansicht von volar.

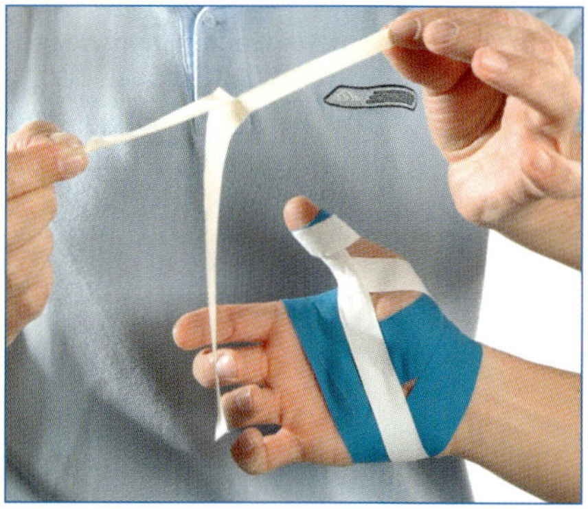

Abb. 11: Das 2 cm breite Tape wird halbiert über eine Länge von ca. 10–20 cm ...

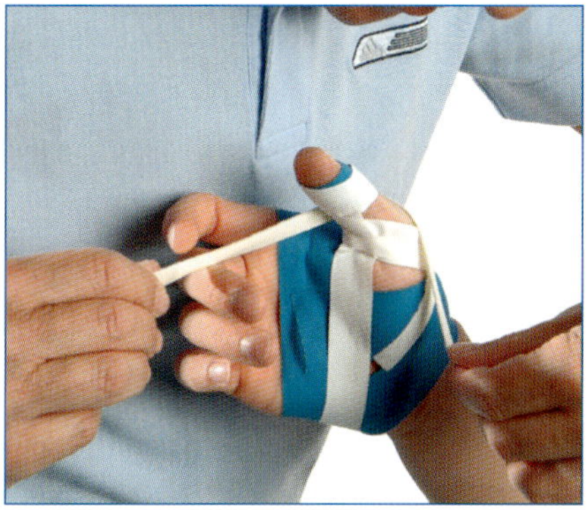

Abb. 12: ... und kornährenförmig um das Daumengrundgelenk angelegt.

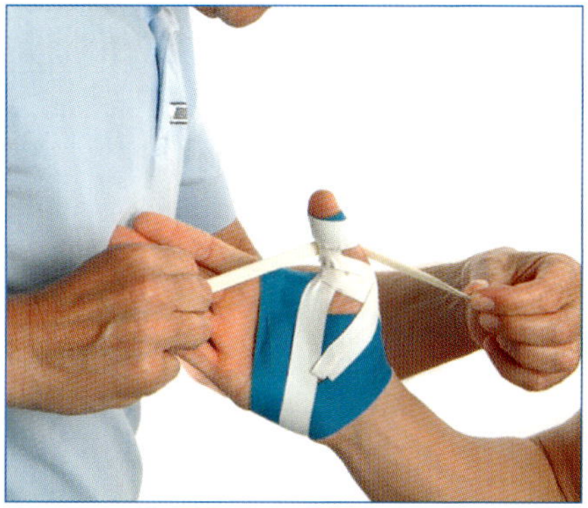

Abb. 13: Anlegen weiterer Kornähren von proximal nach distal ...

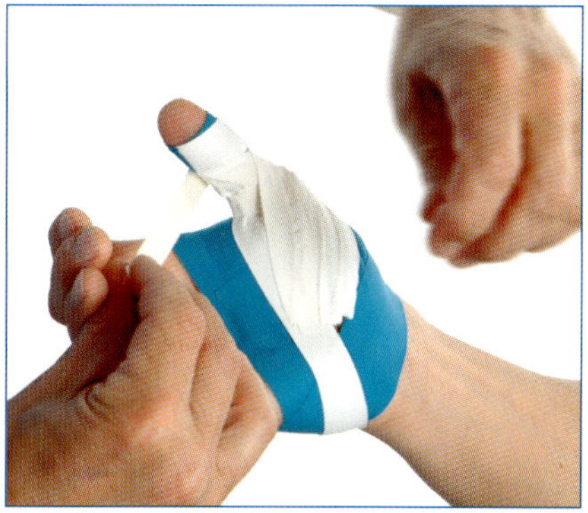

Abb. 14: ... bis das Daumengrundgelenk gut stabilisiert ist.

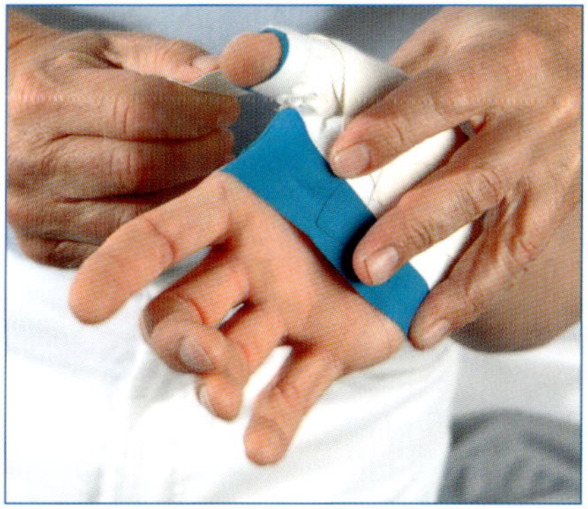

Abb. 15: Zusätzliche Stabilisierung durch Anbringen zweier 3,75 cm breiter Tapestreifen über dem Daumensattelgelenk. Streifen etwa 1 cm versetzt mit Druck anlegen.

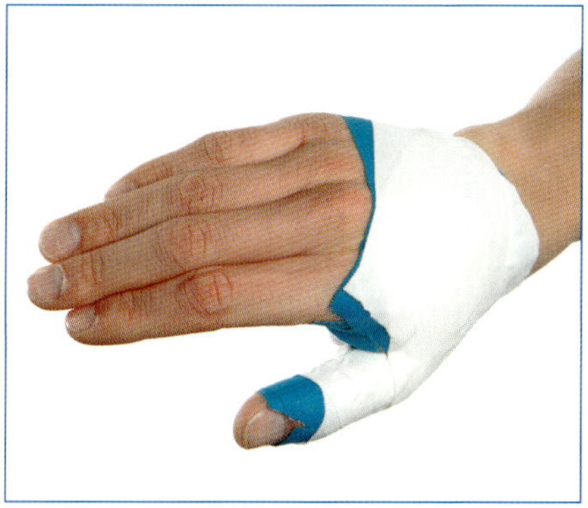

Abb. 16: Verschalung der freien Enden der Kornähren. Fertiger Verband.

Handinnenfläche Blase

Handinnenfläche Blase

Verbandtechnik obere Extremitäten

Funktion des Verbandes:

Fördert schnelle Blasenheilung.
Lindert den Druckschmerz.
Hautschutz der Handinnenfläche.

Indikationen:

- Blasen
- Druck- und Scheuerstellen
- offene Wunden

Kontraindikationen: –

Material:

- *Fixomull stretch* (selbstklebendes Vlies)
- *Hansaplast* (Blasenpflaster) klein/groß

Liegedauer/Kontrolle:

mehrere Tage anwendbar

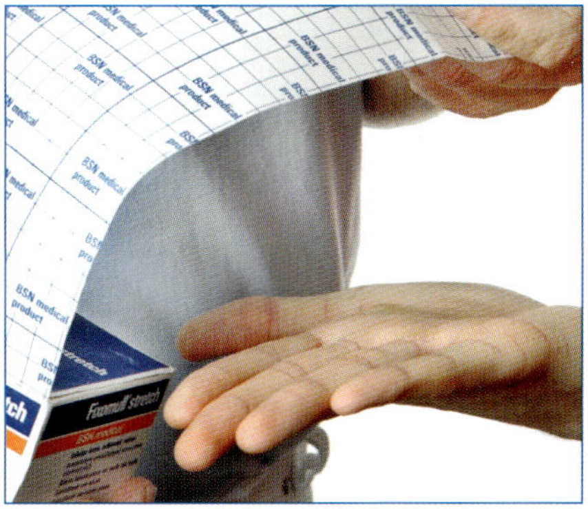

Abb. 1: Ausgangsstellung: Sitz oder Stand. Abmessen und Abschneiden eines *Fixomull stretch*, 10 cm breit und ca. 20 cm lang (je nach Handgröße).

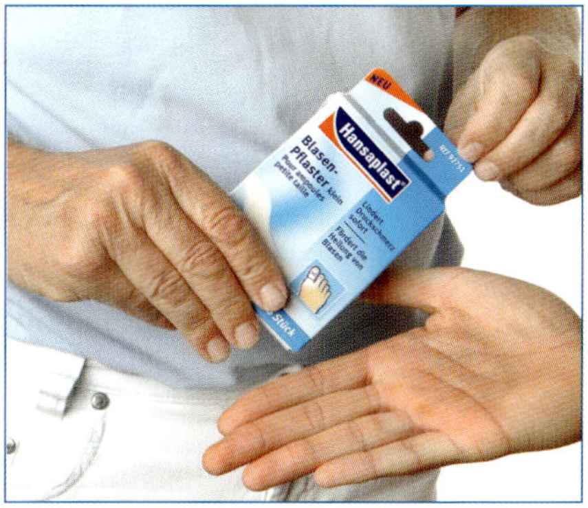

Abb. 2: Geschlossene Blase oder wund gescheuertes Hautareal mit Blasenpflaster abdecken.

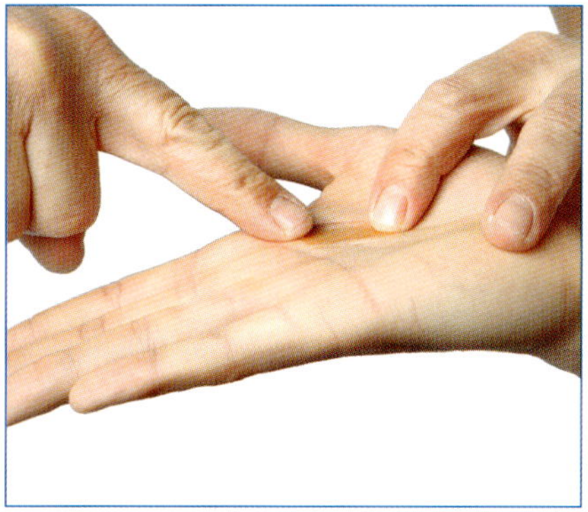

Abb. 3: Anmodellieren des Blasenpflasters (wichtig für bessere Haftung). Bei Bedarf zusätzlich Sprühkleber verwenden.

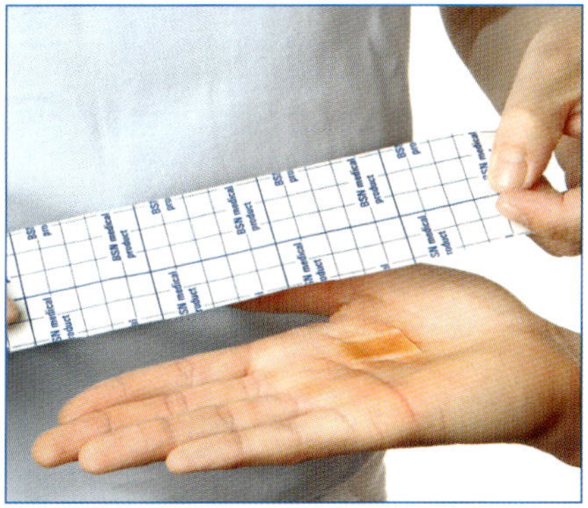

Abb. 4: *Fixomull stretch* entsprechend der Handgröße abschneiden.

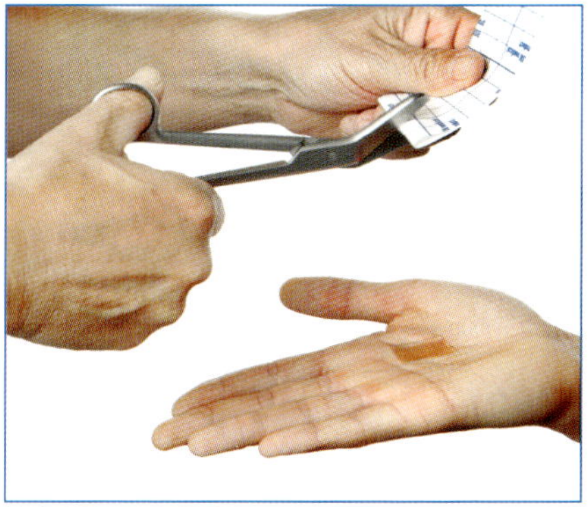

Abb. 5: *Fixomull stretch* in der Mitte falten und eine ringförmige Öffnung entsprechend der Fingerdicke ausschneiden.

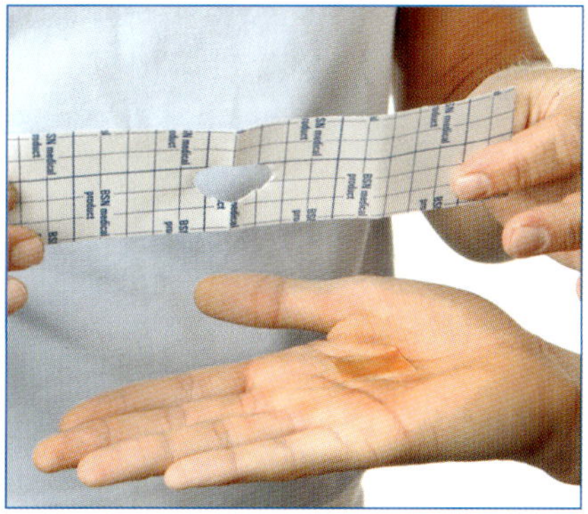

Abb. 6: Fertig grob vorbereitetes *Fixomull stretch*.

Verbandtechnik
obere Extremitäten

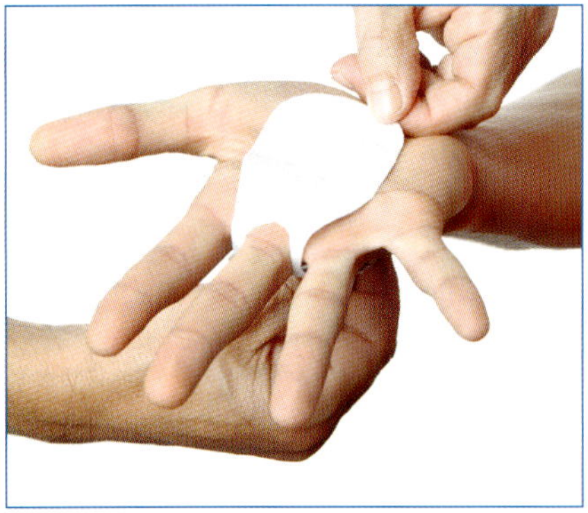

Abb. 7: Individuell zurechtgeschnittenes und angepasstes *Fixomull stretch*.

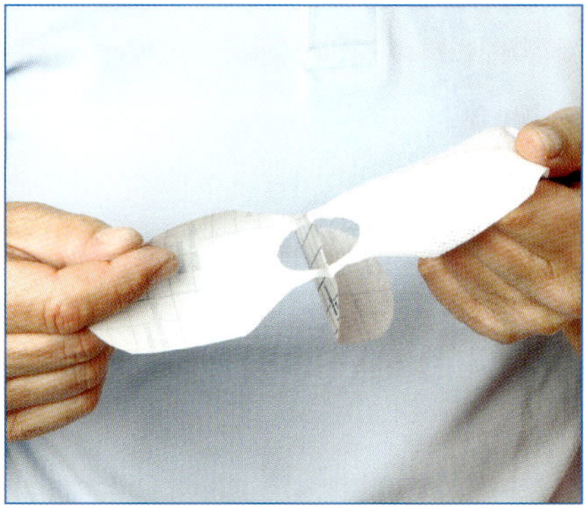

Abb. 8: Fertig individuell angepasster *Fixomull-stretch*-Zügel.

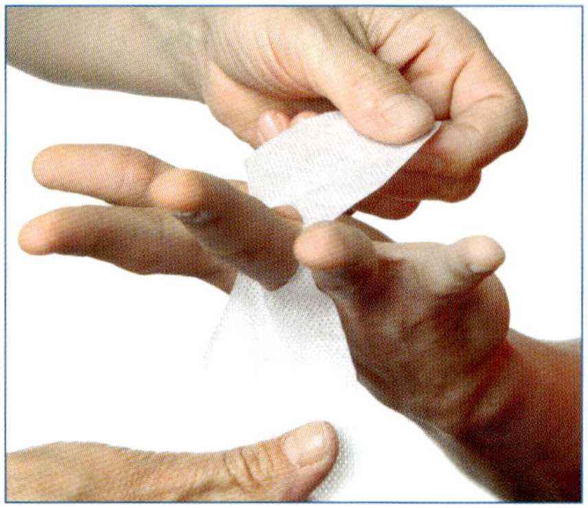

Abb. 9: Anlegen des *Fixomull-stretch*-Zügels um den Mittelfinger sowie an der Volarseite und Dorsalseite der Hand. Anmodellieren des *Fixomull stretch* an der Handinnenseite über die verletzte Stelle und am Handrücken.

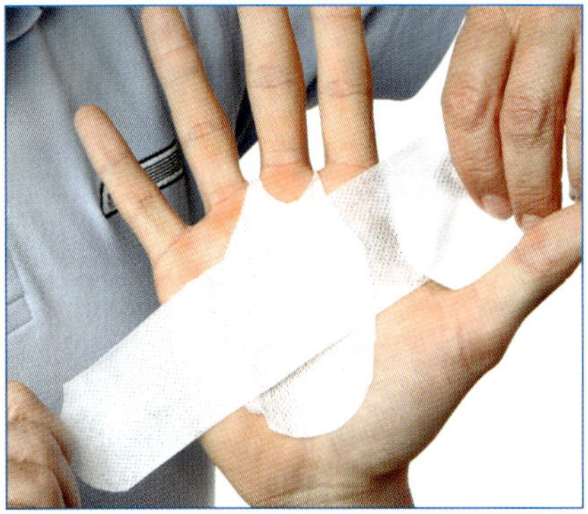

Abb. 10: Anlegen eines Sicherungszügels mit *Fixomull stretch* volarseitig semizirkulär.

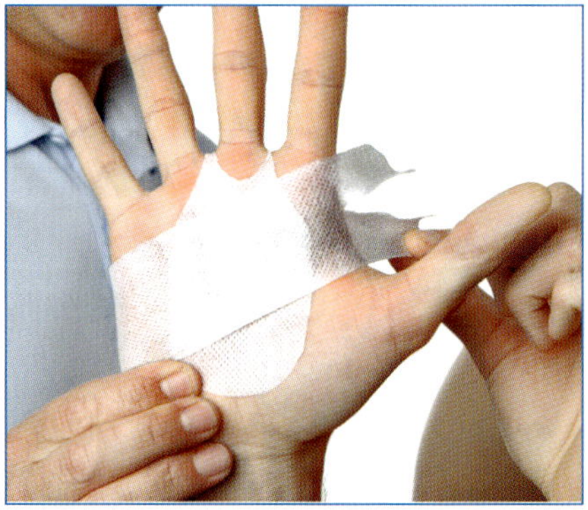

Abb. 11: Um Faltenbildung zu vermeiden, den Sicherungszügel radialseitig einschneiden (halbieren) ...

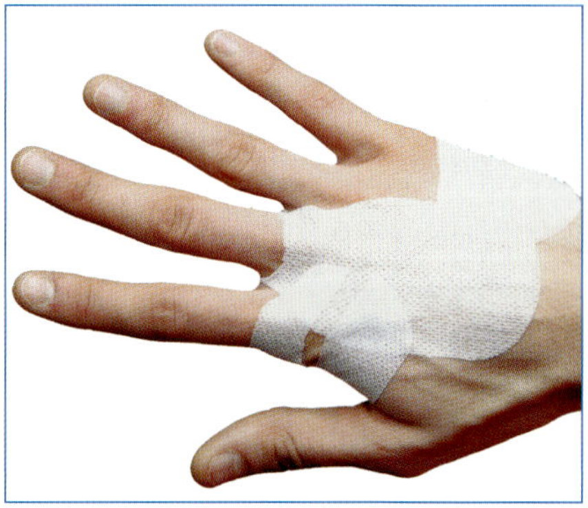

Abb. 12: ... und an der dorsalen Seite anmodellieren. Fertiger Verband.

Verbandart: Handgelenksverband

Handgelenksverband

Funktion des Verbandes:
Einschränkung aller Bewegungsebenen des Handgelenks, speziell Supination und Pronation.

Indikationen:
- Distorsionen
- Kontusionen
- Zerrungen der ulnaren und radialen Bänder
- Reizzustände der Metakarpalgelenke

Kontraindikationen:
- komplette Bandrupturen
- Frakturen
- starke Hämatombildung
- großflächige Hautverletzungen
- Schwellungsneigung

Material:
- *Leukotape* 3,75 cm: ca. 2,5–3 m
- *Leukospray*
- ggf. als Unterzug *Gazofix* oder *Tricoplast* 6 cm

Sonstige Hinweise:
- auf schmerzfreie Gelenkstellung achten
- nicht bei Schwellungsneigung anlegen

Liegedauer/Kontrolle:
bis 8 Tage

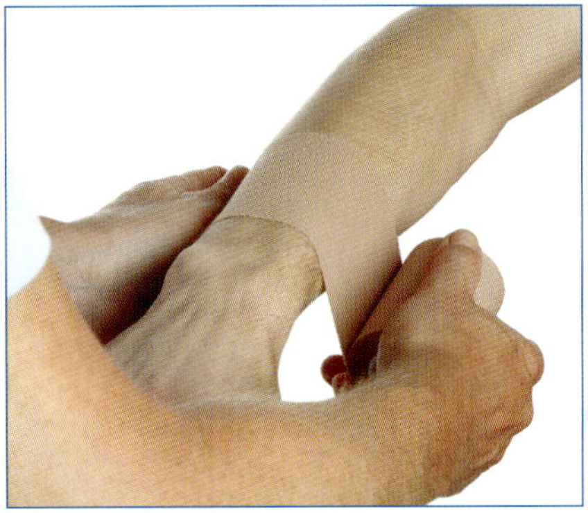

Abb. 1: Ausgangsstellung: Stand oder Sitz. Unterzug mit *Tricoplast*, beginnend am unteren ulnaren Drittel des Unterarms spiralförmig absteigend in Richtung Daumen das Handgelenk umwickeln.

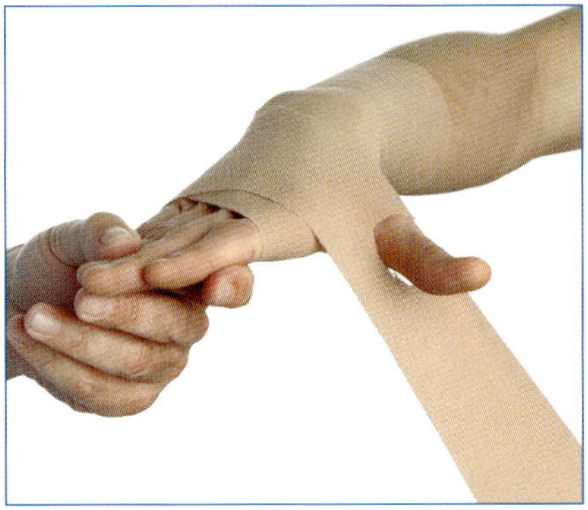

Abb. 2: Ausschneiden einer ringförmigen Öffnung für den Daumen.

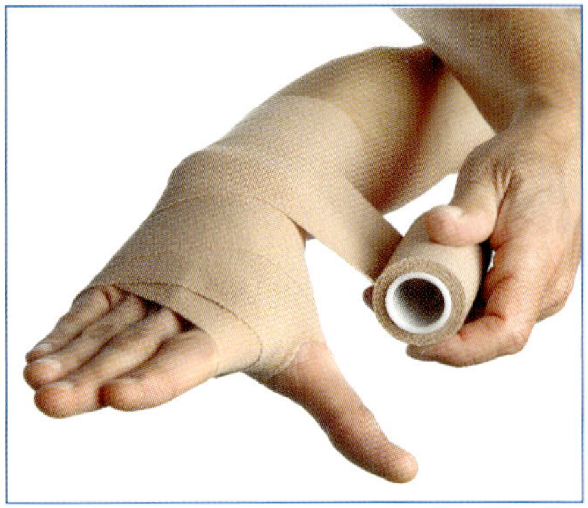

Abb. 3: Den Unterzug mit *Tricoplast* nach proximal hin auslaufen lassen zum Beginn des Unterzuges.

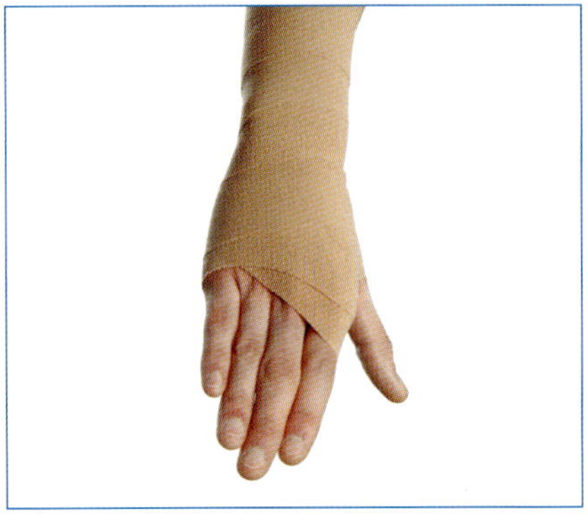

Abb. 4: Fertiger Unterzug mit *Tricoplast*.

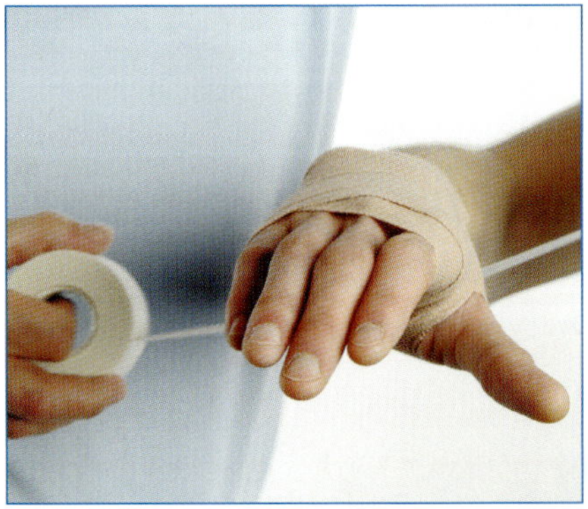

Abb. 5: Anlegen eines proximalen Ankers zirkulär mit Tape (für Ungeübte semizirkulär, um eine Stauung zu vermeiden).

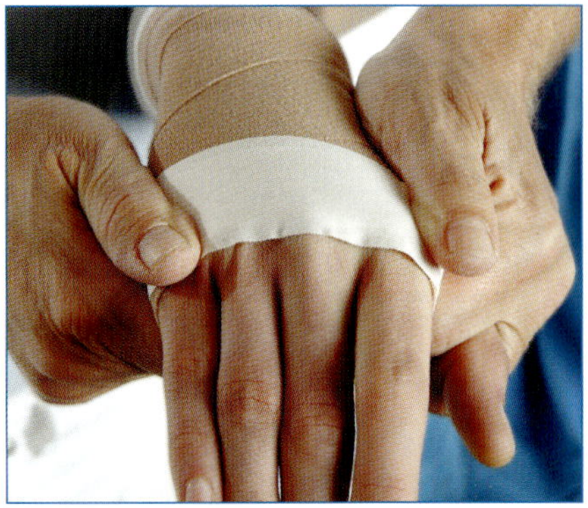

Abb. 6: Anlegen eines distalen Ankers semizirkulär in Höhe der Fingergrundgelenke. Dieser wird volarseits mit einem weiteren semizirkulären Anker geschlossen.

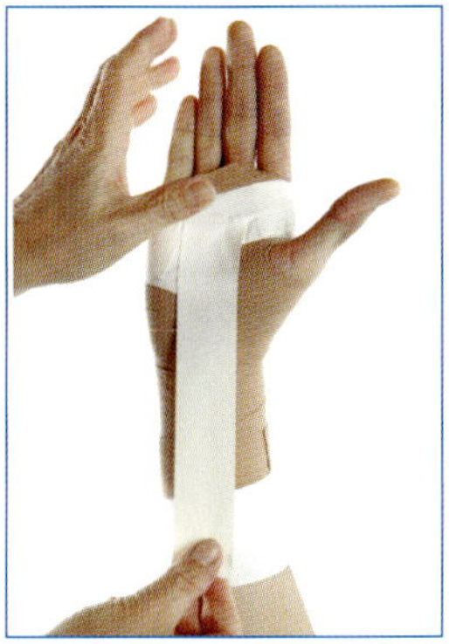

Abb. 7: Der 1. Therapiezügel verläuft in der Handinnenfläche vom distalen zum proximalen Anker.

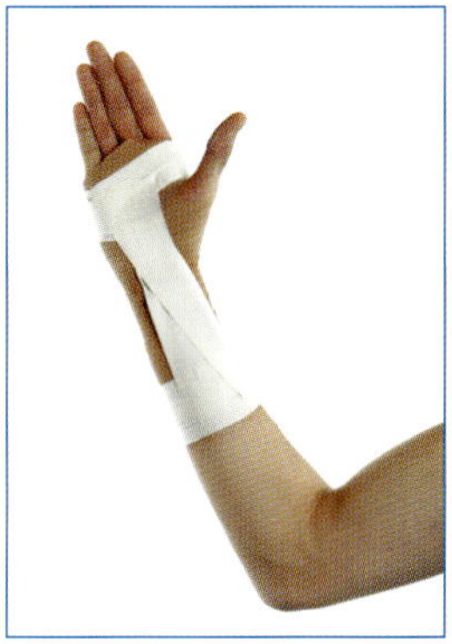

Abb. 8: Der 2.Therapiezügel verläuft volar von der Ulnarseite der Handinnenfläche zum proximalen Anker radialseits.

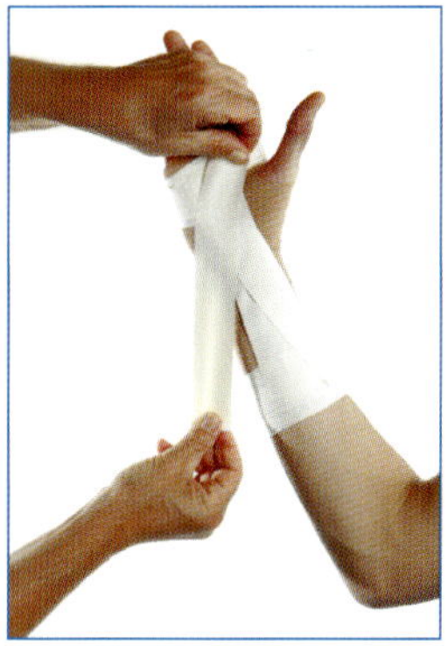

Abb. 9: Der 3.Therapiezügel verläuft volar von der Radialseite der Handinnenfläche zum proximalen Anker ulnarseits.

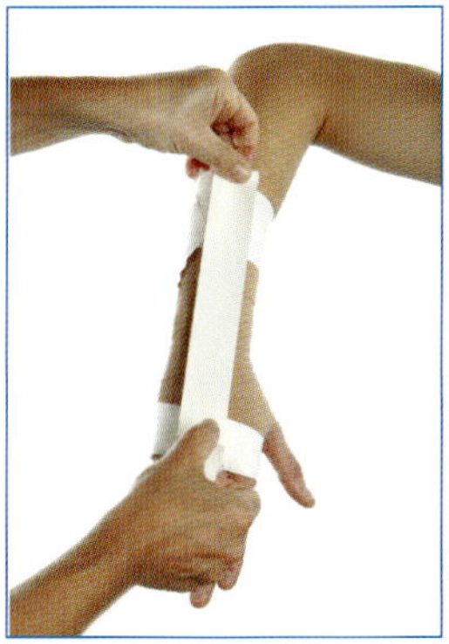

Abb. 10: Der 4. Therapiezügel verläuft mittig am Handrücken vom distalen zum proximalen Anker.

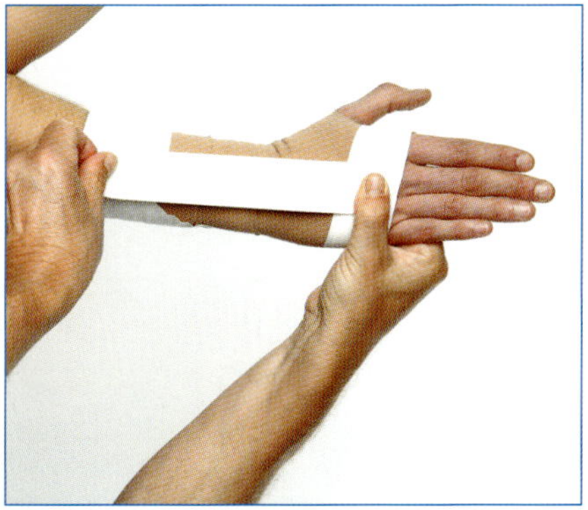

Abb. 11: Andere Ansicht.

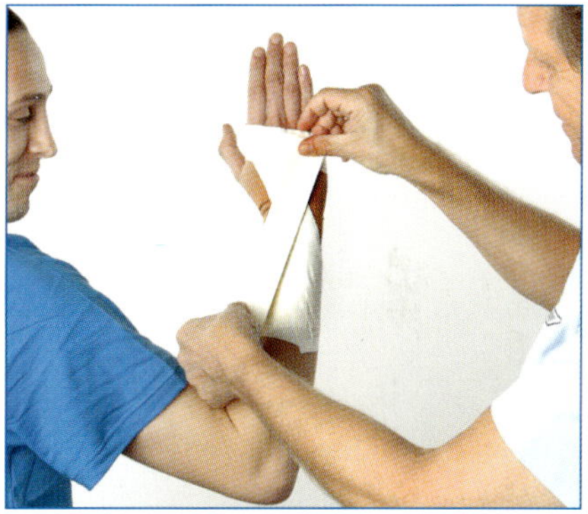

Abb. 12: Der 5. Therapiezügel verläuft dorsal von der radialen Seite des Handrückens vom distalen Anker zur ulnaren Seite des proximalen Ankers.
Der 6. Therapiezügel verläuft dorsal von der ulnaren Seite des Handrückens vom distalen Anker zur radialen Seite des proximalen Ankers.

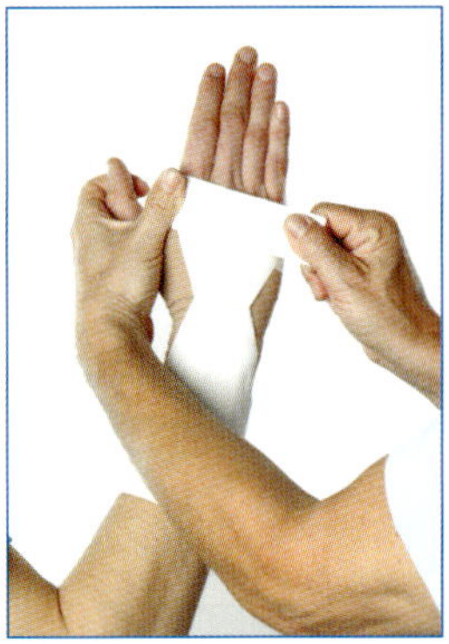

Abb. 13: Sicherung der Therapiezügel semizirkulär mit Tape am distalen und proximalen Anker.

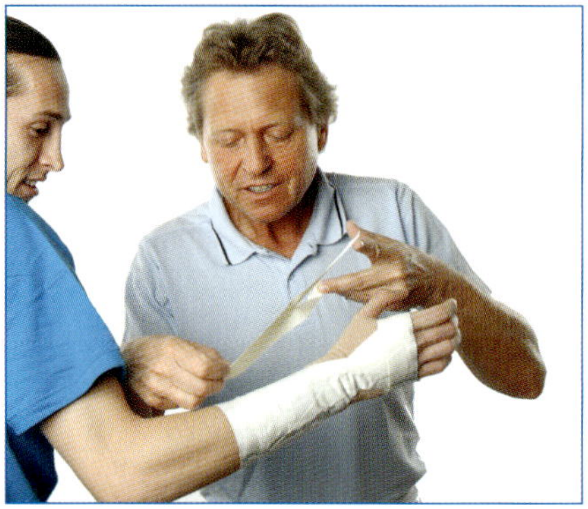

Abb. 14: Der 7. Therapiezügel beginnt am proximalen Anker an der radialen Seite und wird distal ca. 10 cm der Länge nach eingerissen (geschlitzt) bis zur Höhe des Daumensattelgelenkes.

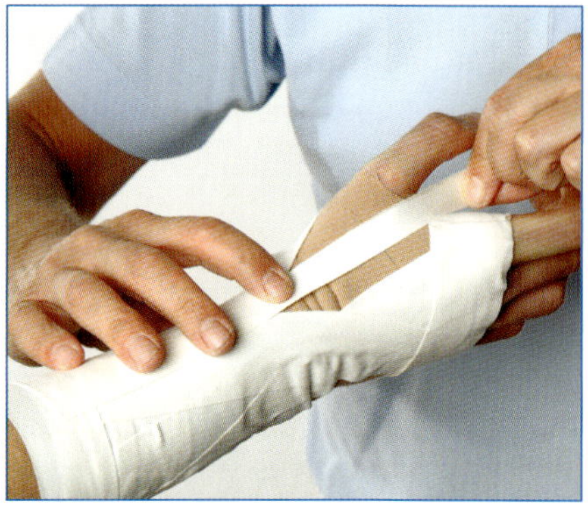

Abb. 15: Anlegen der geschlitzten Therapiezügel um das Daumensattelgelenk zur zusätzlichen Stabilisierung des Handgelenkes.

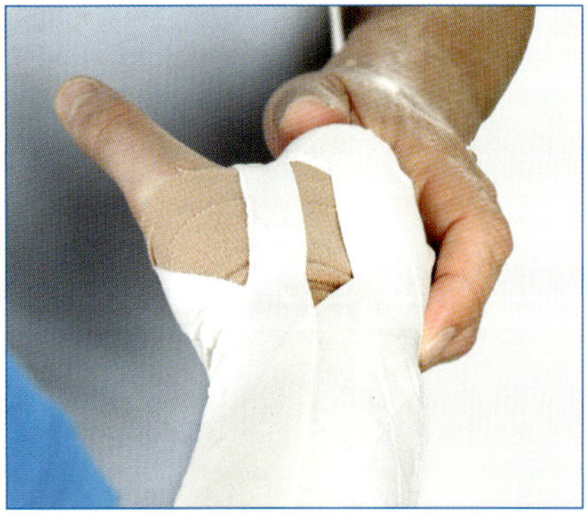

Abb. 16: Andere Ansicht.

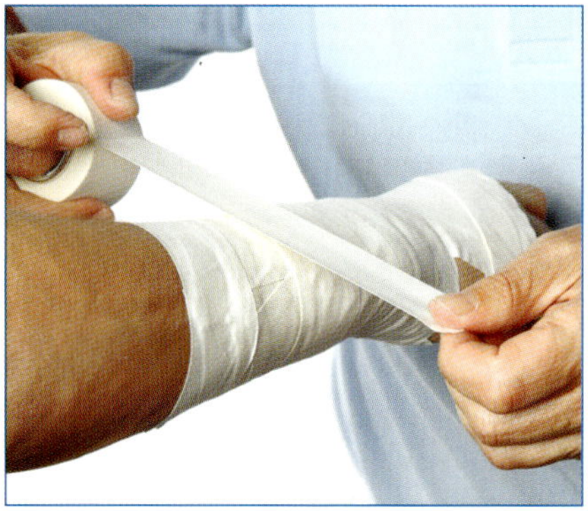

Abb. 17: Verschalung semizirkulär von proximal nach distal auf der dorsalen Seite.

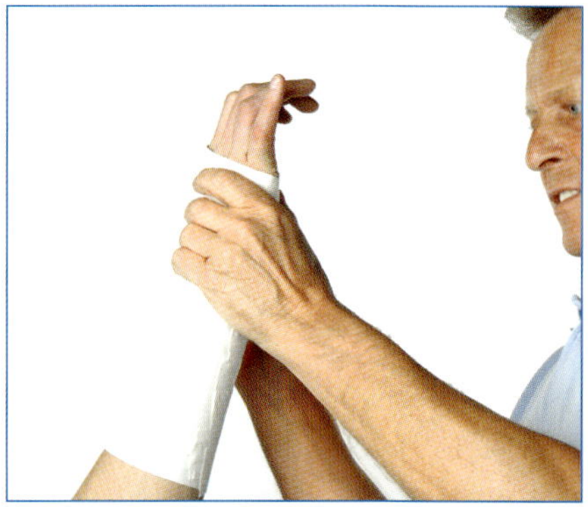

Abb. 18: Semizirkuläre Verschalung der volaren Seite. Fertiger Verband.

Untere Extremitäten

Verbandart: Entlastung Längsgewölbe

Stütz- und Entlastungsverband für das Längs- und Quergewölbe

Funktion des Verbandes:

Entlastung des Längs- und Quergewölbes.
Entlastung der Metatarsalgelenke.
Entlastung der Metatarsalstrahlen bei Ermüdungszuständen.

Indikationen:

- entzündlicher Spreizfuß
- entzündlicher Senkfuß
- plantarer Fersensporn (unterer Kalkaneussporn)
- Korrektur der Fußstatik
- Nachbehandlung der „Marschfraktur"

Kontraindikation:

- Frakturen
- akute rheumatische Schübe
- Fußpilzinfektion

Material:

- *Leukotape* 3,75 cm: 1,0–1,5 m
- *Leukotape Foam*
- *Leukospray*

Sonstige Hinweise:

- auf guten Sitz der Pelotte achten
- Fixierung der Pelotte semizirkulär
- Druck auf die Metatarsalköpfchen vermeiden
- unter Entlastung beginnen, unter Belastung schließen
- bei entzündlichem Senkfuß keine Pelotte anlegen
- bei plantarem Fersensporn die *Leukotape Foam*-Polster mit *Leukospray* fixieren

Liegedauer/Kontrolle:

10–14 Tage

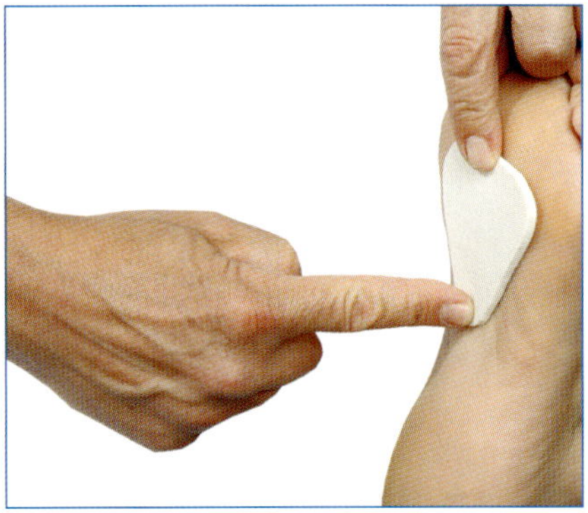

Abb. 1: Ausgangsstellung: Rückenlage, Knie leicht unterlagert.
Vorbereitung einer individuell zugeschnittenen *Leukotape-Foam*-Pelotte zur Untersützung des Fußgewölbes.

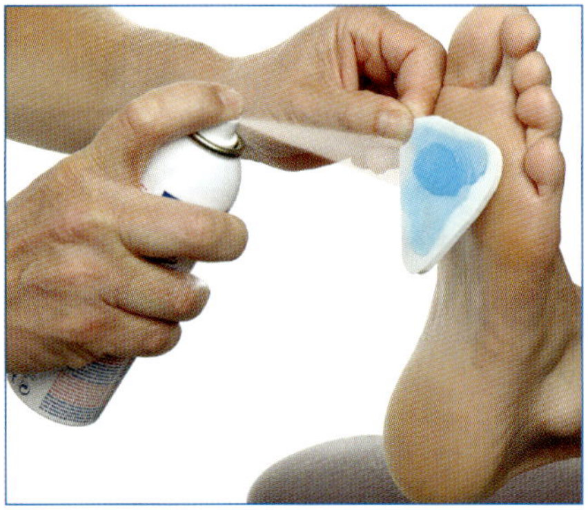

Abb. 2: Pelotte mit *Leukospray* vorbereiten und ...

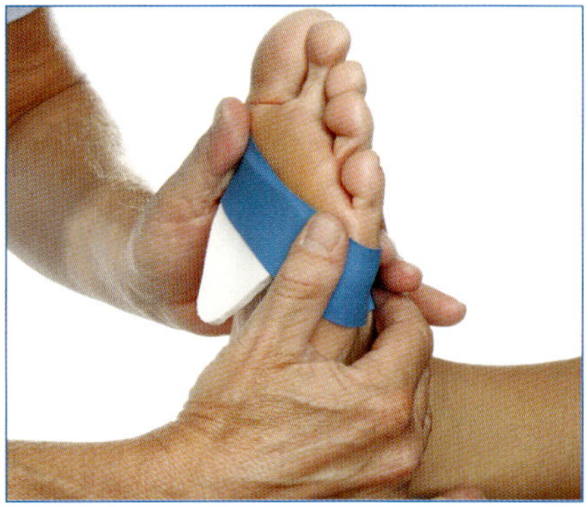

Abb. 3: ... mit einem Streifen Tape semizirkulär fixieren, der zugleich als Anker dient und unter Belastung (im Stand) am Fußrücken verschlossen wird.

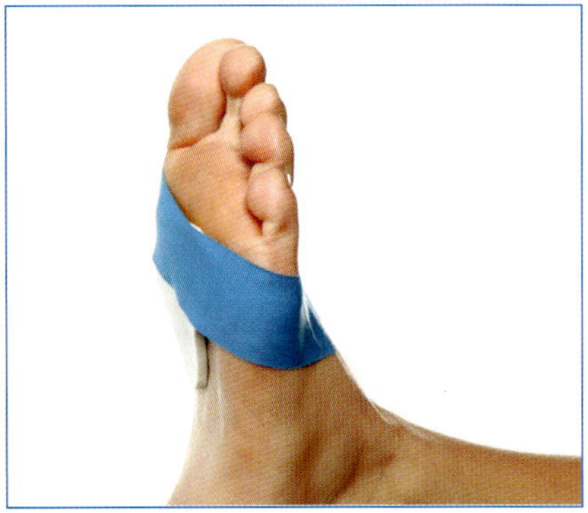

Abb. 4: Fertige applizierte Pelotte semizirkulär unter Belastung am Fußrücken verschließen.

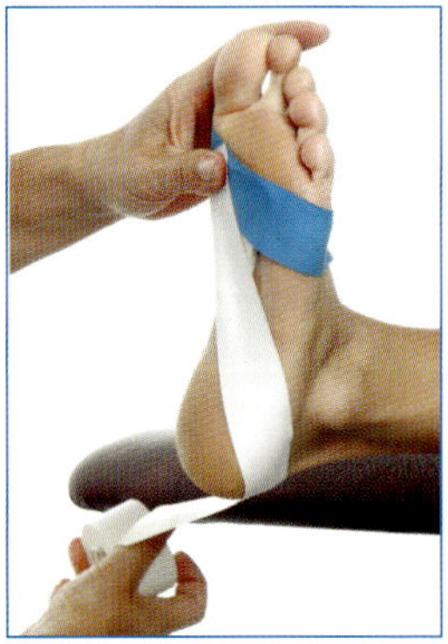

Abb. 5: Der 1. Korrekturzügel verläuft mit Zug vom distalen Anker plantarmedial quer über die Fußsohle um den Calcaneus ...

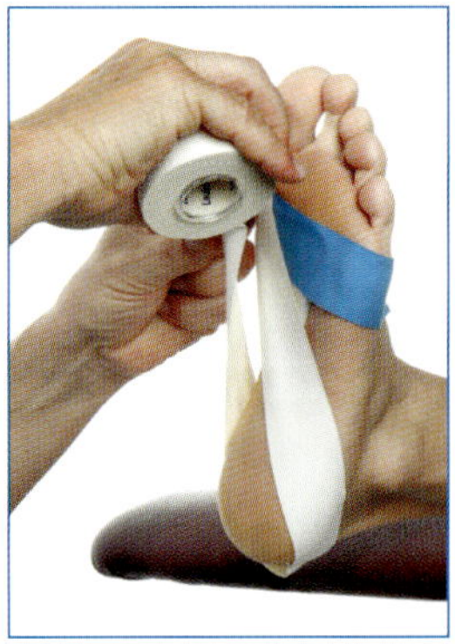

Abb. 6: ... zurück zur Ausgangsstellung.

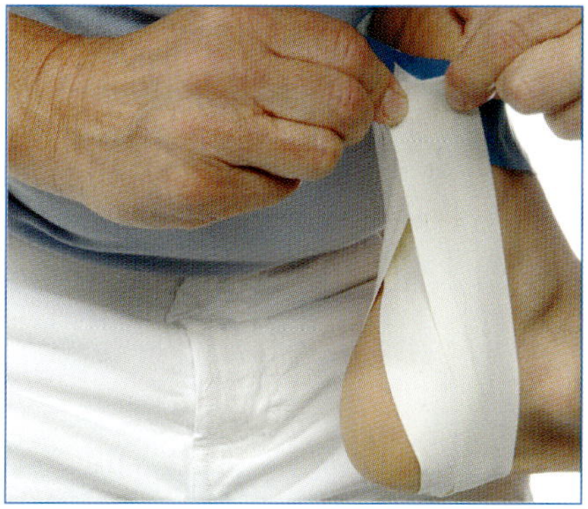

Abb. 7: Der 2. Korrekturzügel verläuft analog zum ersten Korrekturzügel vom distalen Anker plantarlateral mit Zug quer über die Fußsohle um den Calcaneus zum Ausgangspunkt.

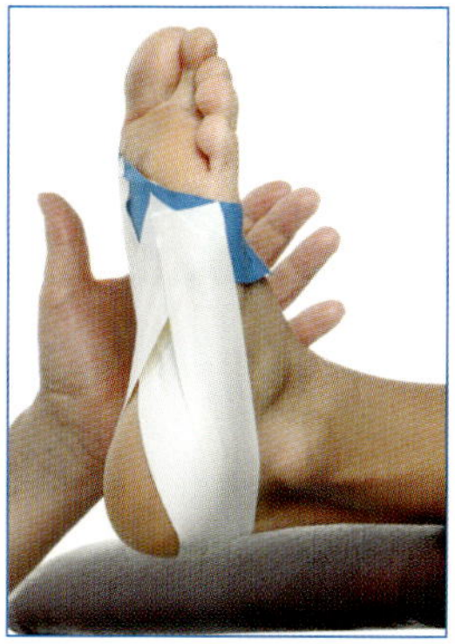

Abb. 8: Fertige Korrekturzügel.

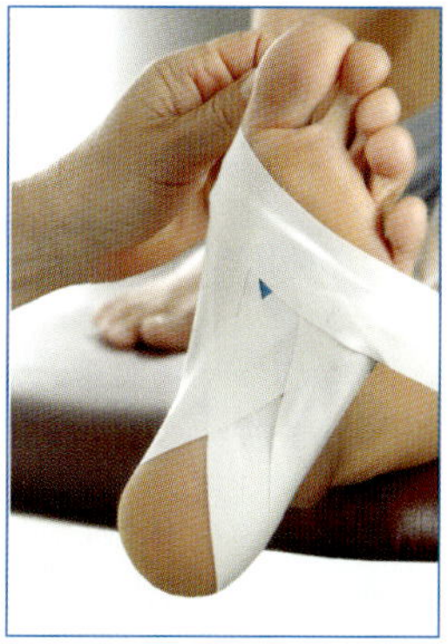

Abb. 9: Verschalen der plantaren Fußsohle semizirkulär.

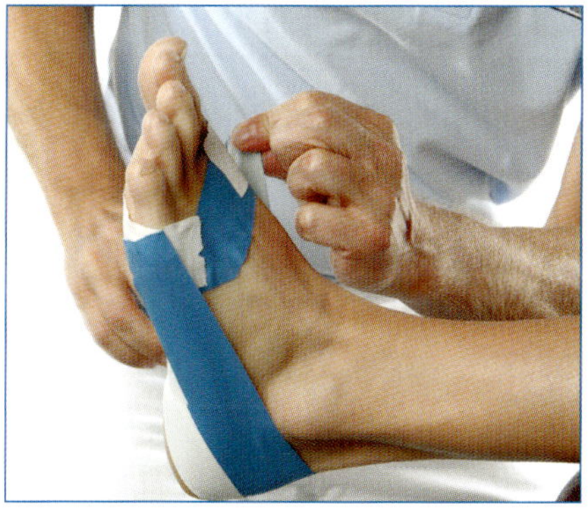

Abb. 10: Sicherungsstreifen, um die Verschalungstouren zu sichern.

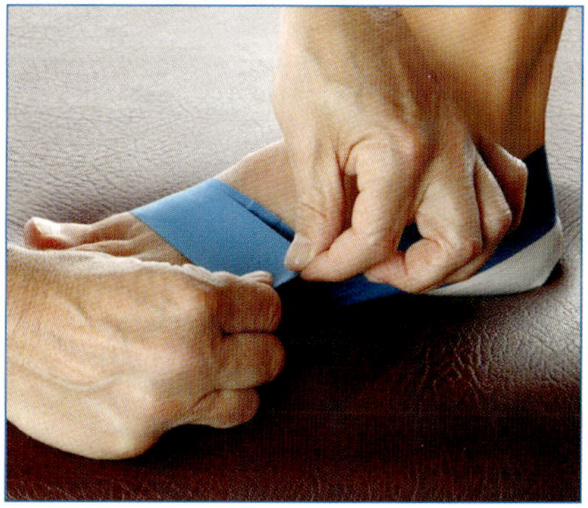

Abb. 11: Dorsale Verschalung unter Belastung.

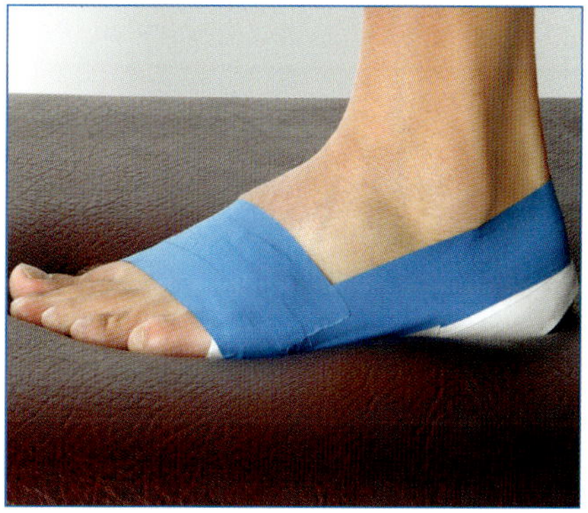

Abb. 12: Fertiger Verband.

Verbandart: Entlastungsverband Wadenmuskulatur

Entlastungsverband für die Wadenmuskulatur

Funktion des Verbandes:
Verschiebt die Wadenmuskulatur in Richtung der verletzten Stelle.
Entlastet die verletzte Muskulatur.

Indikationen:
- Muskelzerrungen
- Muskelüberdehnungen
- Muskelfaserriss
- Muskelbündelriss

Kontraindikationen:
- komplette Muskelrupturen
- Frakturen
- massive Hämatome
- Varizen

Material:
- Unterzug: *Tricoplast* 8 cm: 2,5 m oder *Gazofix* 10 cm: 4 m
- *Leukotape* 3,75 cm: ca. 10 m
- *Leukospray*

Sonstige Hinweise:
- Verankerung semizirkulär
- auf symmetrische Zügelanlage achten
- unter Entlastung (Liegen) anlegen, unter Belastung (Stehen) verschalen
- bei tief liegenden Hämatomen an Kompartment-Syndrome denken!

Liegedauer/Kontrolle:
- max. 8 Tage
- Kontrolle nach 2 Tagen

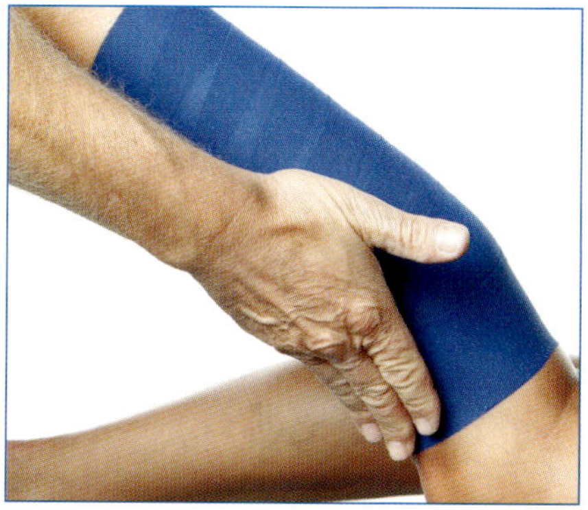

Abb. 1: Ausgangsstellung: Bauchlage, Knie in 45 Grad Flexion.
Anlegen eines Unterzugs am gesamten Unterschenkel.

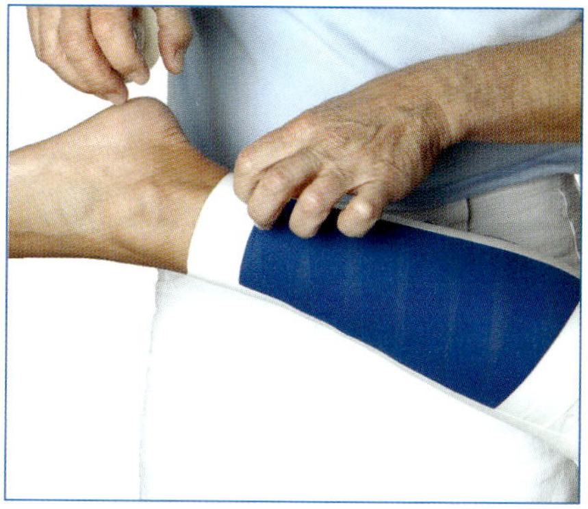

Abb. 2: Distalen Anker oberhalb der Malleolen anlegen, proximalen Anker am Schienbeinkopf. Beide Anker sind an der Schienbeinkante offen.

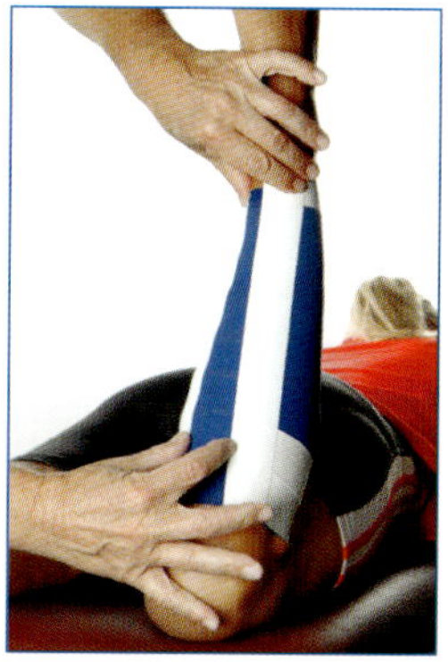

Abb. 3: Longitudinale Anker verbinden den proximalen und den distalen Anker, wobei die Schienbeinkante frei bleibt.

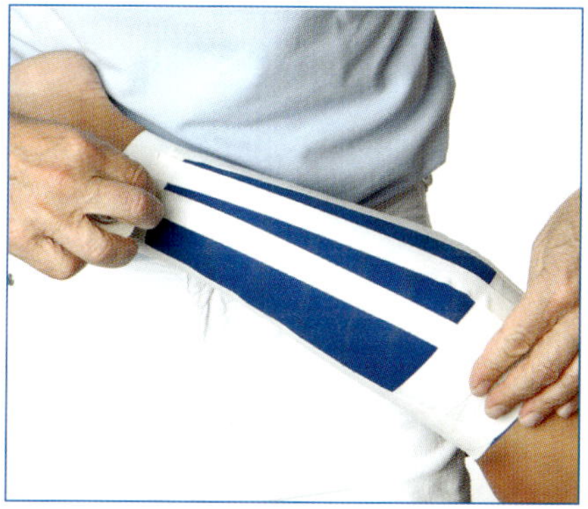

Abb. 4: Abmessen der 2 cm breiten Therapiezügel vom proximalen zum distalen Anker.

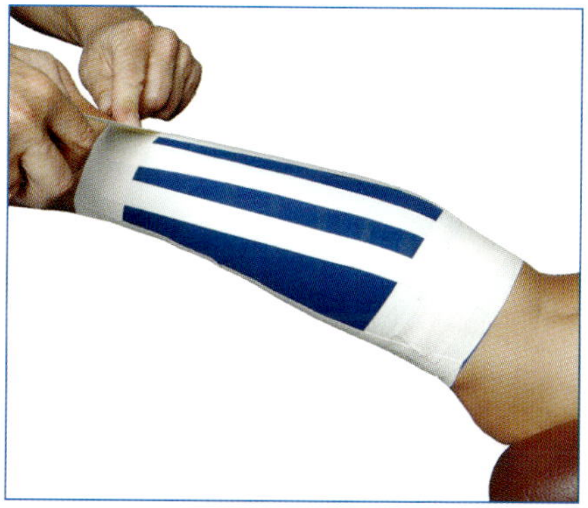

Abb. 5: Fixation der Therapiezügel am proximalen Anker semizirkulär mit 3,75 cm Tape.

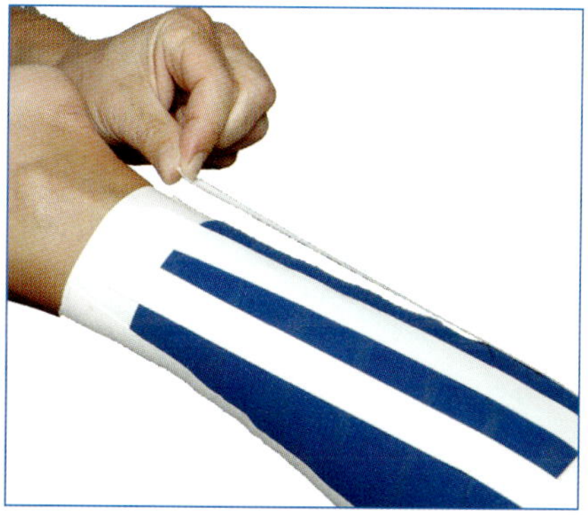

Abb. 6: Unter Zug werden jetzt die Therapiezügel am distalen Anker fixiert. Jeweils gleichzeitig mit den lateralen und medialen Therapiezügeln beginnen.
Mit einem Tapestreifen semizirkulär fixieren.

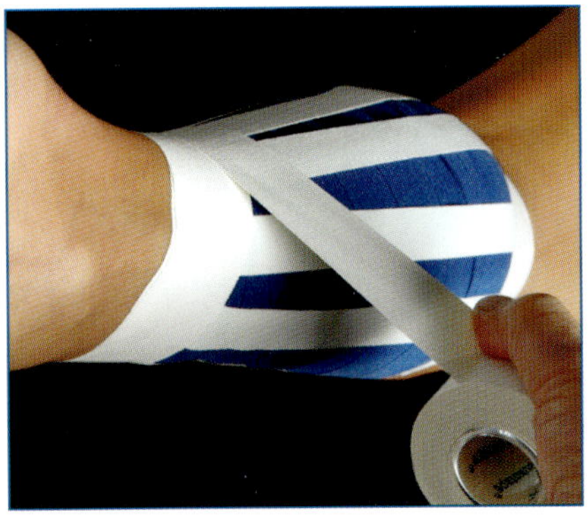

Abb. 7: Anlegen der kornährenförmigen aufsteigenden Therapiezügel von dem einen zum anderen longitudinalen Anker. Distal beginnen. Aufsteigend in einem Winkel von ca. 45 Grad, im Wechsel einmal von medial und einmal von lateral beginnend.

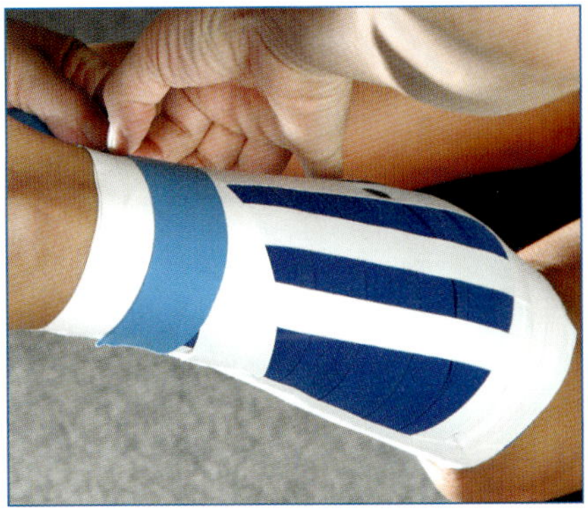

Abb. 8: Kreuzungspunkt des 2. aufsteigenden Therapiezügels genau unterhalb der verletzten Stelle.

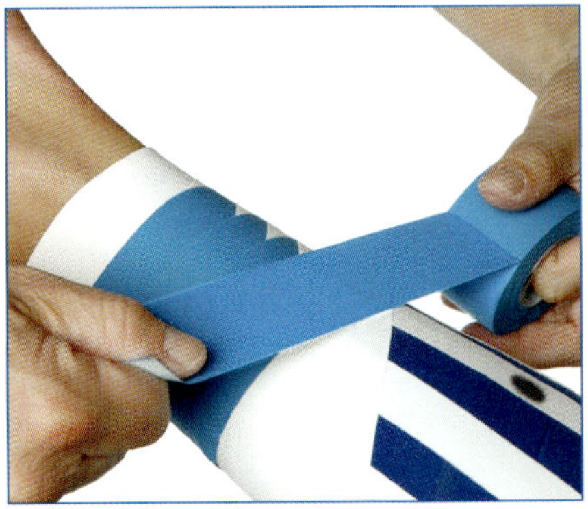

Abb. 9: Weitere Therapiezügel folgen in einem Abstand von ca. 2 cm nach proximal versetzt. Der Kreuzungspunkt wird immer durch die geraden Therapiezügel (2., 4., 6. ...) bestimmt.

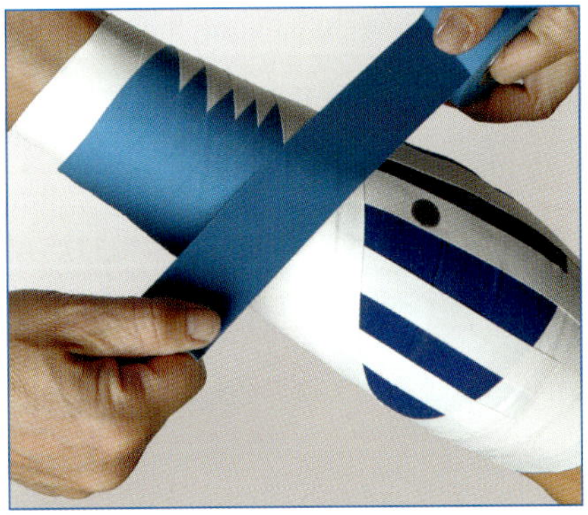

Abb. 10: Hinweis: Diese aufsteigenden Therapiezügel werden mittig auf die Wade mit mäßigem Druck appliziert und die freien Enden an den longitudinalen Ankern fixiert. Hierbei wird das aufsteigende Ende etwas mit mäßigem Zug akzentuiert.

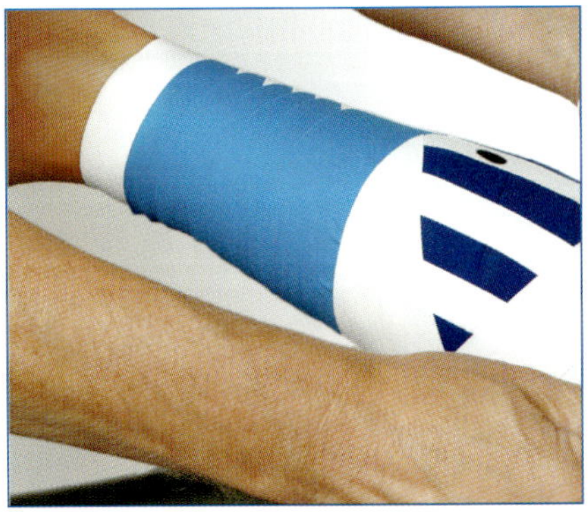

Abb. 11: Die Taperolle befindet sich dabei immer am aufsteigenden freien Ende und muss ständig bei jedem Therapiezügel von einer in die andere Hand gewechselt werden um einen gleichmäßigen Zug nach proximal zu gewährleisten. Der letzte aufsteigende Therapiezügel endet ca. 2–3 cm distal der verletzten Stelle.

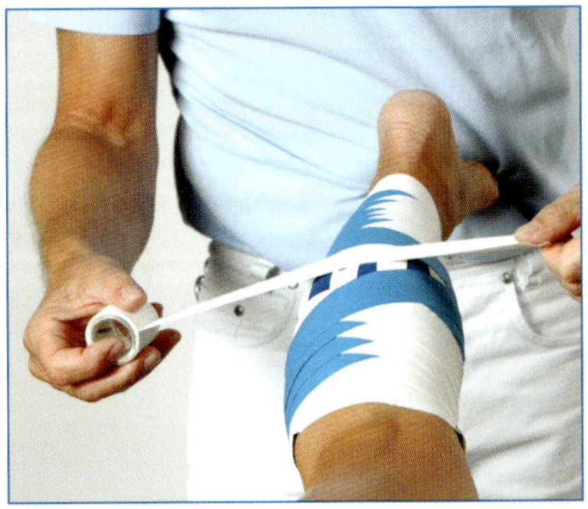

Abb. 12: Jetzt folgen die Therapiezügel von proximal nach distal in gleicher Weise. Die verletzte Stelle semizirkulär mit Tape verschließen.

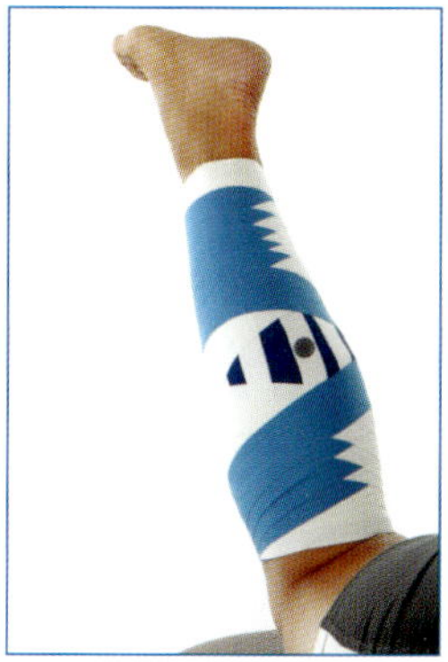

Abb. 13: Therapiezügel fertig, das verletzte Gebiet bleibt frei.

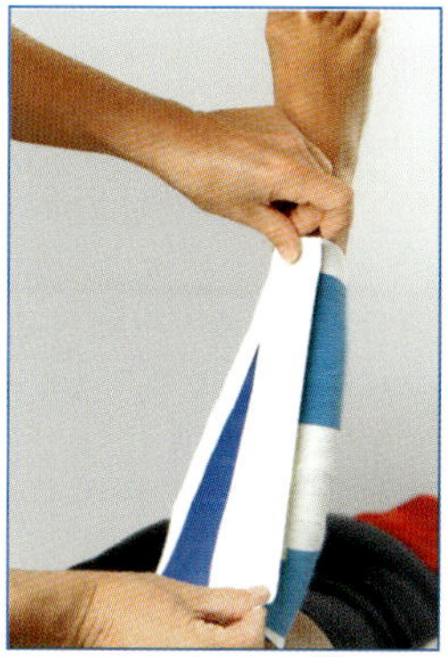

Abb. 14: Sicherung der freien Enden an der Schienbeinkante.

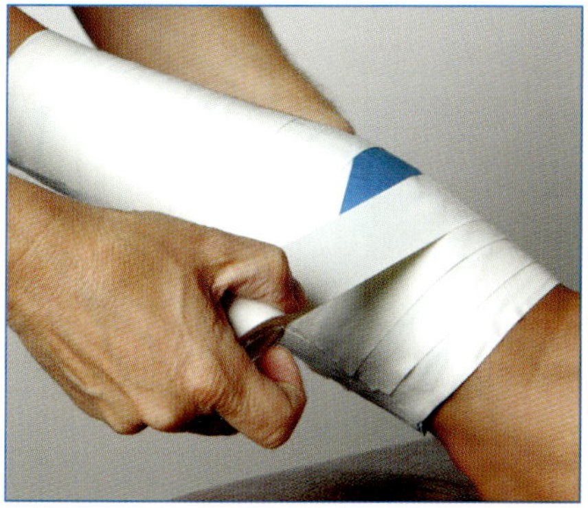

Abb. 15: Semizirkuläre Verschalung dorsal im Liegen mit Tape.

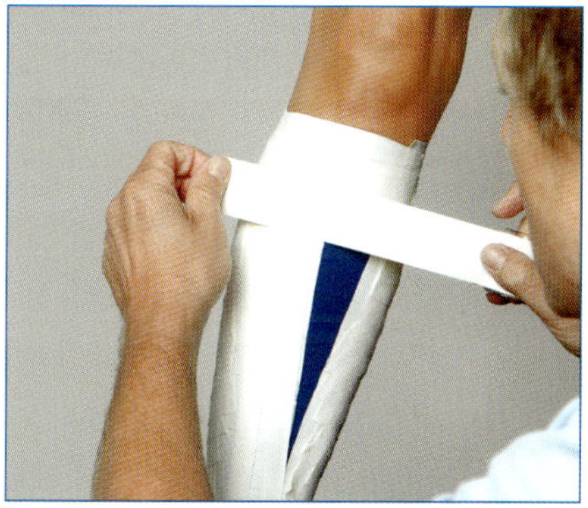

Abb. 16: Ventrale semizirkuläre Verschalung unter Belastung im Stehen.

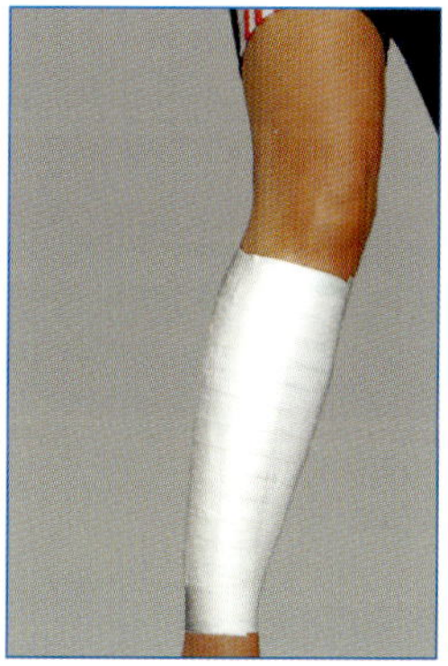

Abb. 17: Fertiger Verband.

Verbandart: Entlastung der Achillessehne

Entlastungsverband für die Achillessehne

Funktion des Verbandes:

Entlastung der Achillessehne durch Verschiebung der Muskulatur in Richtung der Insertion des Muskels/der Sehne.

Indikationen:

- Achillodynie (Achillessehnenreizung)
- Überlastungserscheinungen am Muskel-Sehnen-Übergang
- Sehnenansatzschmerz am Fersenbein
- postoperative Entlastung nach Gipsabnahme

Kontraindikationen:

- Sehnenteilruptur
- Sehnenruptur
- Sehnenquetschung
- ausgedehnte Hämatome
- ausgeprägte Varizen

Material:

- *Elastoplast* 8 cm: 2,5 m
- *Leukotape* 3,75 cm: ca: 4–5 m
- *Leukospray*
- evtl. *Leukotape Foam* für Fersenpolster

Sonstige Hinweise:

- im Liegen (Bauchlage) beginnen
- Knie gebeugt mit ca. 30–40°
- Fuß in extremer Spitzfußstellung (Plantarflexion)
- Verschalung unter Belastung im Stehen anlegen
- Schnürfurchen vermeiden
- vor der Verschalung aktive und passive Funktionsprüfung (Beugung, Streckung)
- geschlitzte Zügel ohne Zug anlegen

Liegedauer/Kontrolle:

- Liegezeit 4–6 Tage
- alle 2 Tage kontrollieren

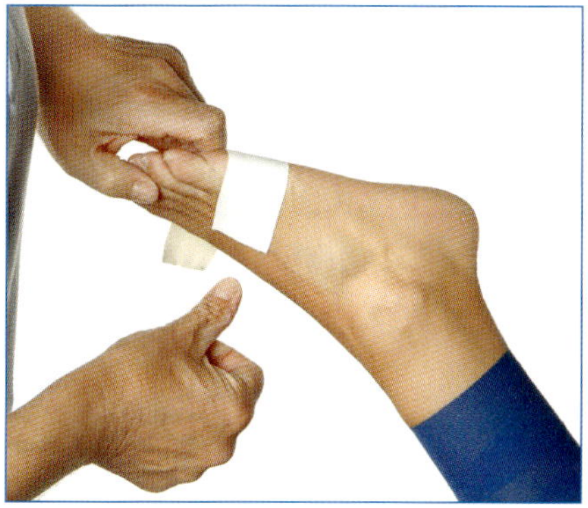

Abb. 1: Ausgangsstellung: Bauchlage, Knie in ca. 45 Grad Flexion, Fuß in Plantarflexion. Anlegen eines semizirkulären distalen Ankers in Höhe der Zehengrundgelenke.

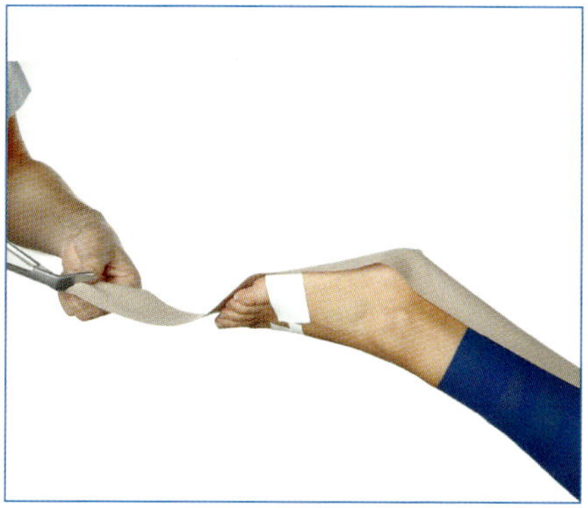

Abb. 2: Abmessen eines *Acrylastic*- oder *Elastoplast*-Zügels (8–10 cm breit).
Zu Beginn den Zügel 15 cm distal des distalen Ankers einschneiden: ein Drittel der Breite lateral, zwei Drittel medial.

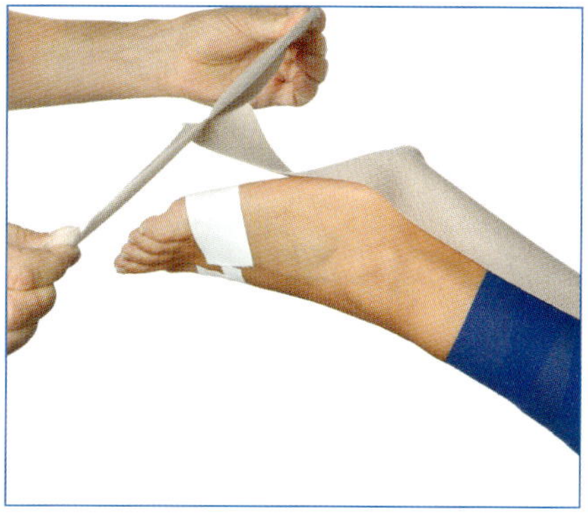

Abb. 3: Einreißen bis zum distalen Anker. Mediale zwei Drittel wegschneiden, das laterale Drittel bleibt am Zügel.

Verbandtechnik untere Extremitäten

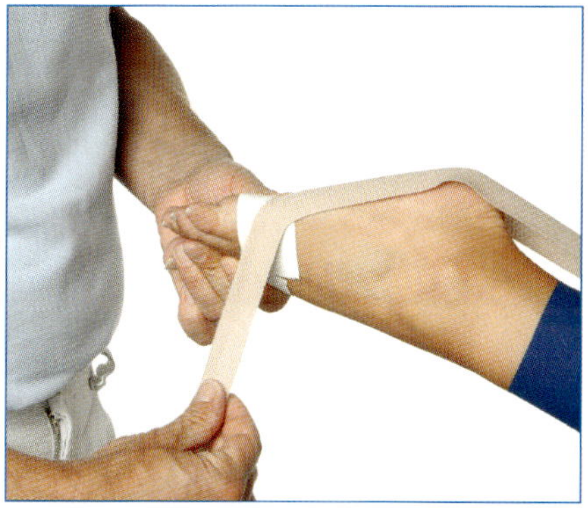

Abb. 4: Der laterale Zügel wird unter Zug zirkulär um den distalen Anker geführt und auf sich selbst fixiert.

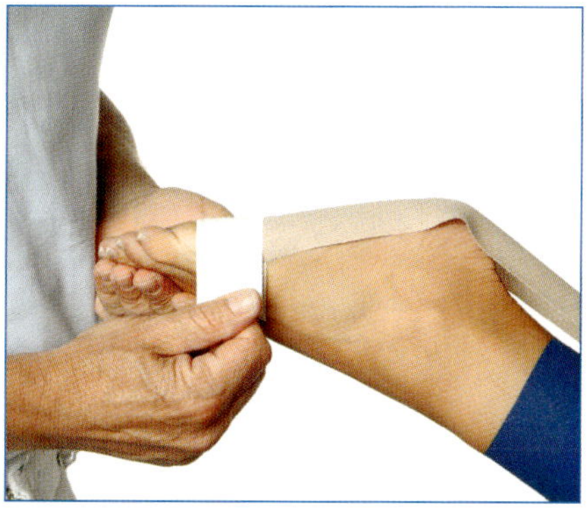

Abb. 5: Semizirkulärer Sicherungszügel mit Tape.

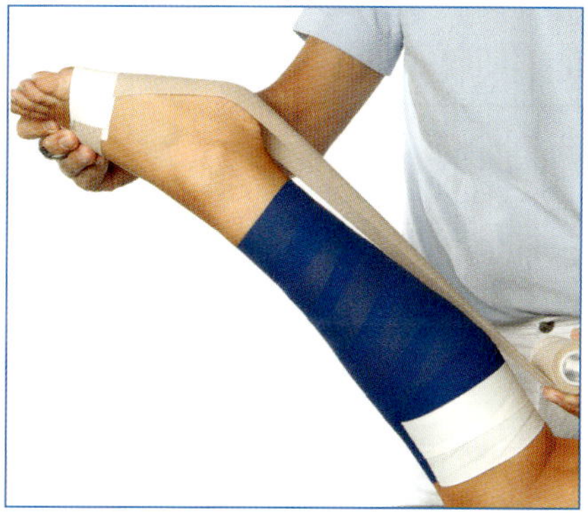

Abb. 6: Abmessung: Unter submaximalem bis maximalem Zug den *Elastoplast*-Zügel zum proximalen Anker abmessen (je nach gewünschtem »Katapulteffekt« = gewünschter Entlastung).
Elastoplast-Zügel semizirkulär am proximalen Anker fixieren, evtl. mit 2 Tapestreifen.

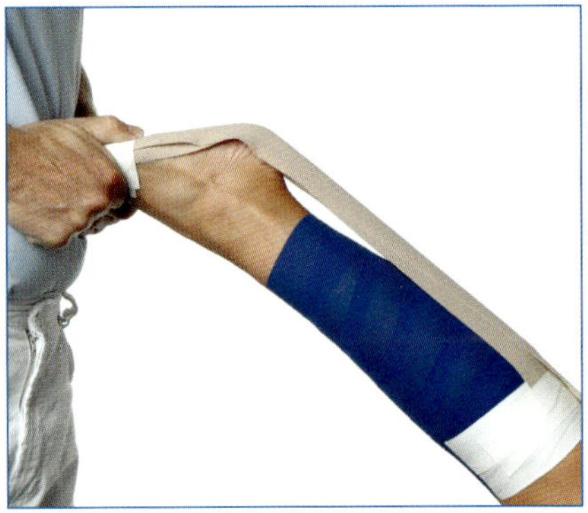

Abb. 7: 2. Korrekturzügel: Abmessen vom distalen Anker bis zur Kniekehle (ungedehnt).

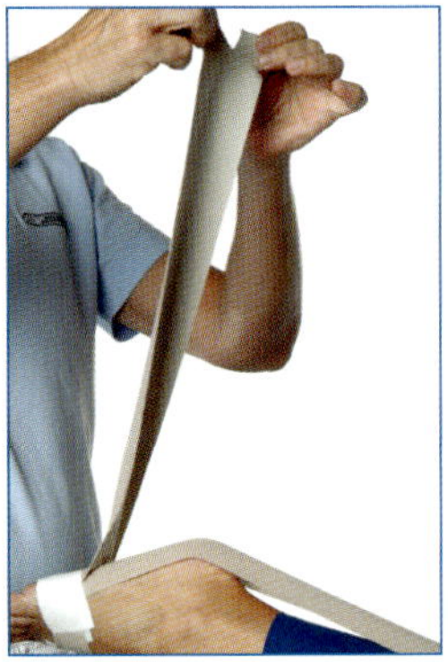

Abb. 8: Am distalen Anker semizirkulär fixieren (etwas proximal vom ersten Zügel, um zuviel Material unter den Zehengrundgelenken zu vermeiden). Korrekturzügel halbieren und einschlitzen bis zum plantaren distalen Ende des Calcaneus.

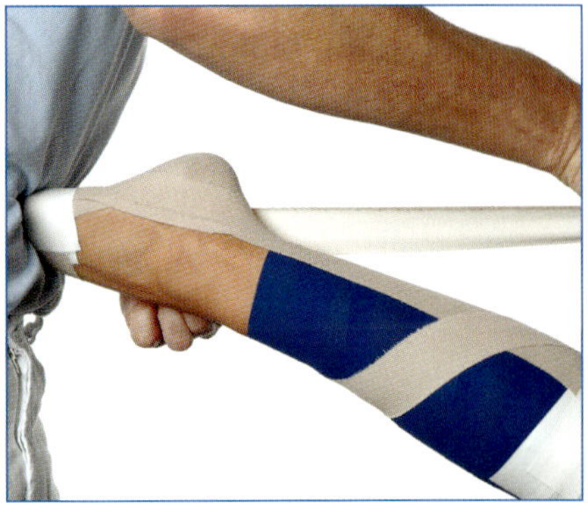

Abb. 9: Die geschlitzten Zügel werden die Ferse umgreifend über der Achillessehne kreuzend spiralförmig zum proximalen Anker geführt. Kreuzungspunkte: Achillessehne und Wadenmitte.

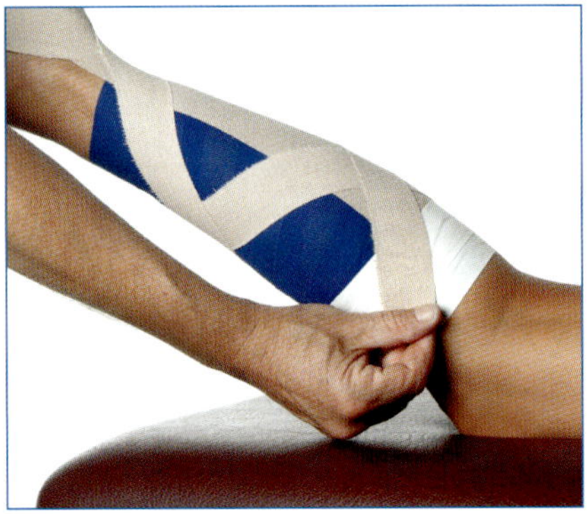

Abb. 10: Fixation am proximalen Anker semizirkulär mit Tape.

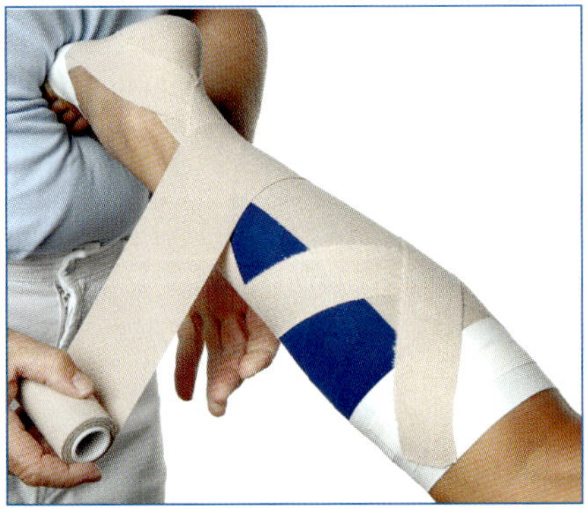

Abb. 11: Verschalung des Unterschenkels zirkulär mit *Elastoplast* von distal nach proximal.

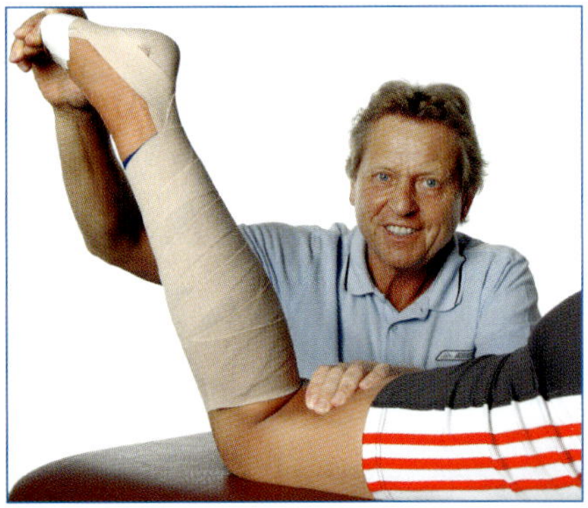

Abb. 12: Fertiger Verband.

Verbandart: Knieinnenband-Entlastung

Entlastungsverband für die ischiokrurale Muskulatur

Funktion des Verbandes:

Verschiebt die verletzte Muskulatur nach distal in Richtung auf die verletzte Stelle.
Bringt die verletzte Muskulatur zusammen.
Bezieht das benachbarte Gelenk mit ein.

Indikationen:

- Muskelzerrungen im distalen Bereich der ischiokruralen Muskulatur
- Muskelüberdehnungen im distalen Bereich der ischiokruralen Muskulatur
- Muskelfaserrisse im distalen Bereich der ischiokruralen Muskulatur
- Muskelbündelrisse im distalen Bereich der ischiokruralen Muskulatur
- Reizzustände am Muskel-Sehnen-Übergang
- Insertionsbeschwerden

Kontraindikationen:

- komplette Muskelrupturen
- Schwellungen am Kniegelenk
- ausgedehnte Hämatome
- Durchblutungsstörungen (arteriell und venös)

Material:

- *Elastoplast* oder *Acrylastic* 10 cm: 2,5 m; 8 cm: 2,5 m
- *Leukotape* 3,75 cm: ca. 4 m
- *Leukospray*

Sonstige Hinweise:

- symmetrische Zügelung beachten
- geschlitzte Zügel nicht unter Zug anlegen
- stehend – Knie ca. 20° gebeugt
- Verschalung unter voller Anspannung der Muskulatur

Liegedauer/Kontrolle:

- max. 8 Tage
- Kontrolle am 2. Tag

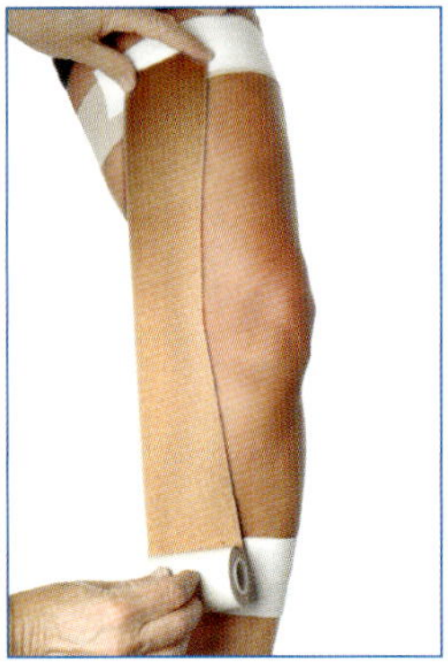

Abb. 1: Ausgangsstellung: Stand, Knie in leichter Flexion, Ferse mit einer Rolle Tape unterlagern. Anlegen eines proximalen Ankers mittels einer zirkulären Tour mit *Acrylastic* 8 cm als Unterzug im oberen Drittel des Oberschenkels.

Darüber einen Anker aus Tape semizirkulär 2 Streifen breit. Anlegen eines distalen Ankers mittels einer zirkulären Tour mit *Acrylastic* 6–8 cm als Unterzug in Höhe Wadenmitte. Verstärkung mit semizirkulären Tapestreifen.
Abmessen eines *Elastoplast*-Zügels (8–10 cm breit) unter Zug vom proximalen zum distalen Anker.
Sicherung des Therapiezügels mit Tape.

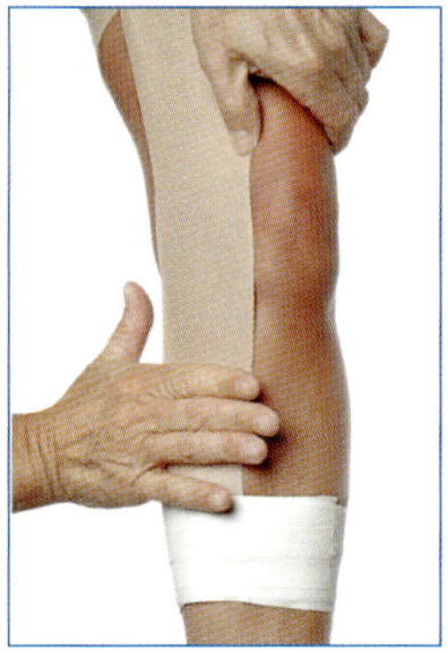

Abb. 2: Anmodellieren des 1. Therapiezügels im Verlauf des Innenbandes.

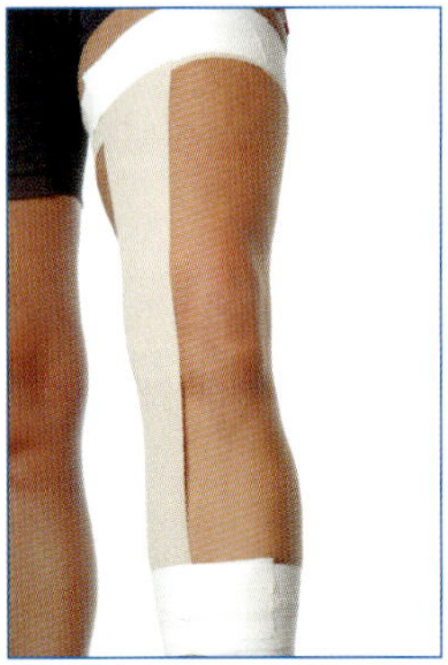

Abb. 3: Andere Ansicht. Fertig angelegter 1. Therapiezügel.

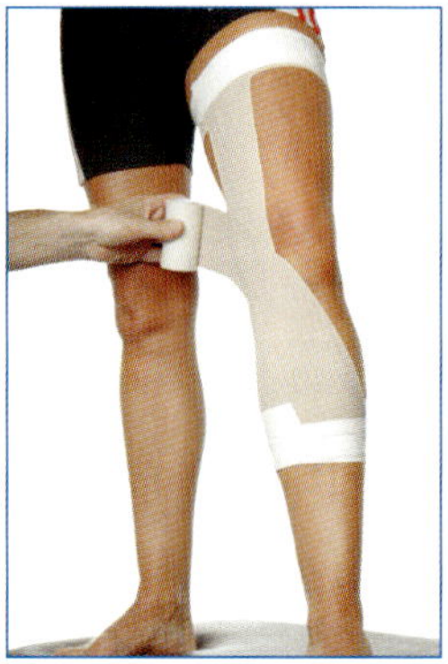

Abb. 4: Der 2. Therapiezügel verläuft vom distalen Anker anterolateral spiralförmig aufsteigend, Knieinnenseite und Oberschenkelrückseite umlaufend zum proximalen Anker.

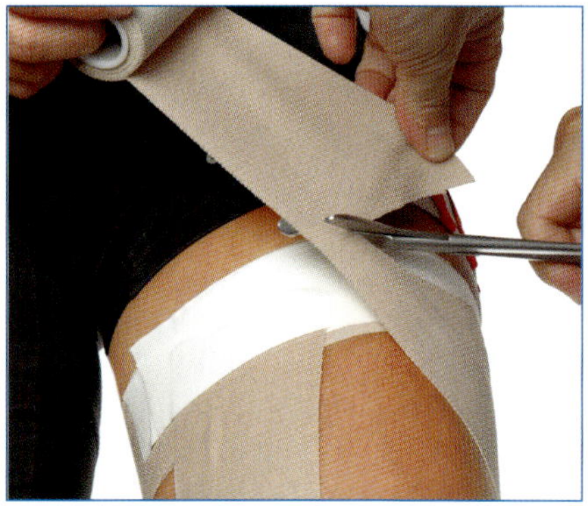

Abb. 5: Abschneiden des 2. Therapiezügels parallel zum proximalen Anker (= schräg). Anschließend mit einem Sicherungsstreifen Tape fixieren.

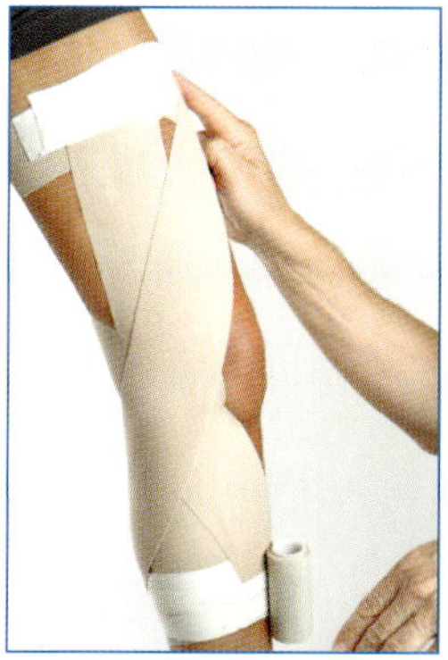

Abb. 6: Der 3. Therapiezügel verläuft vom proximalen Anker anterolateral spiralförmig über die Vorderseite des Oberschenkels, die Knieinnenseite und die Wade umlaufend zum distalen Anker. Parallel abschneiden und sichern.

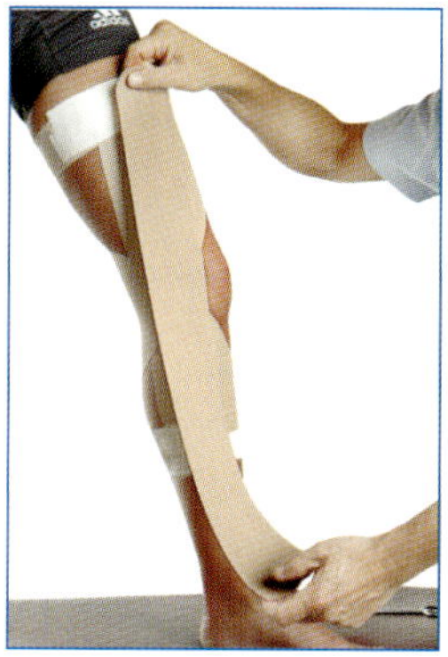

Abb. 7: Abmessen des 4. Therapiezügels vom proximalen Anker bis zum Innenknöchel im ungedehnten Zustand.

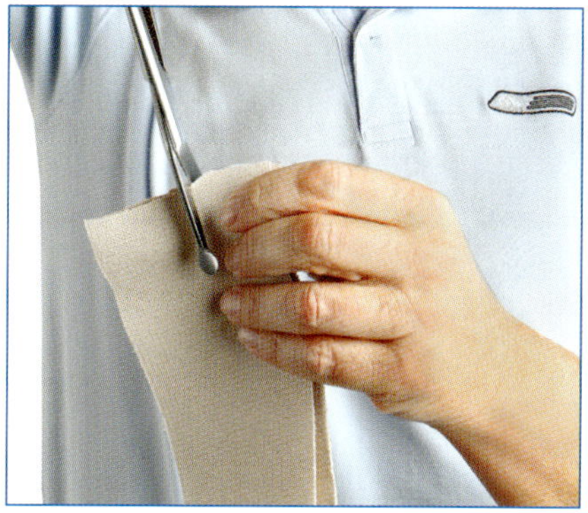

Abb. 8: Den 4. Therapiezügel in der Mitte zusammenlegen (Klebefläche außen) und in der Mitte einschneiden ...

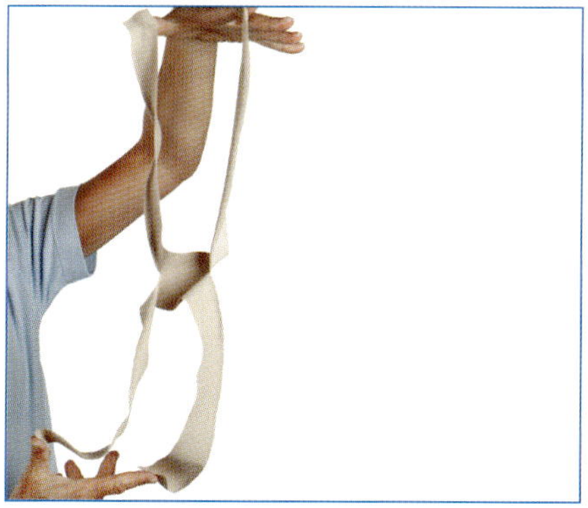

Abb. 9: ... einreißen oder schneiden bis auf ca. 10 cm.

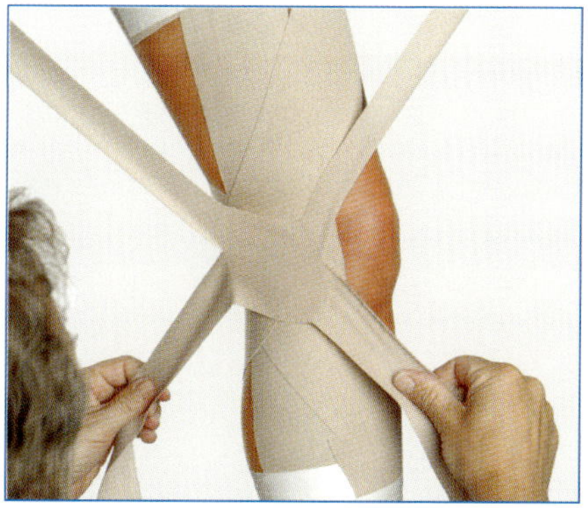

Abb. 10: Anmodellierung des ungeschlitzten 4. Therapiezügels an die Knieinnenseite in Höhe des Gelenkspaltes.

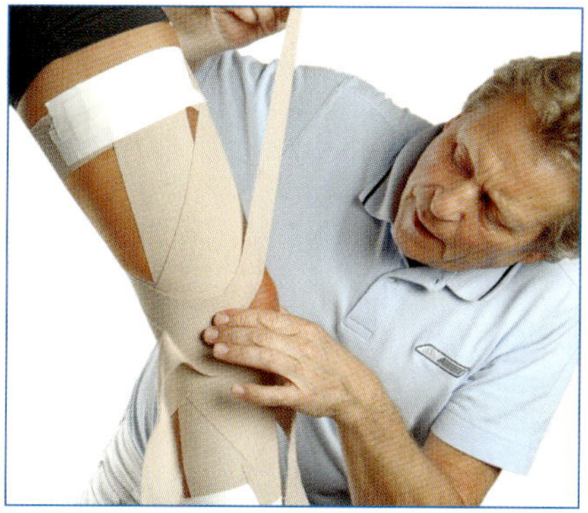

Abb. 11: Anbringen der proximalen geschlitzten Therapiezügel spiralförmig unter Zug zum proximalen Anker. Sicherung der beiden proximalen Therapiezügel mit Tape.

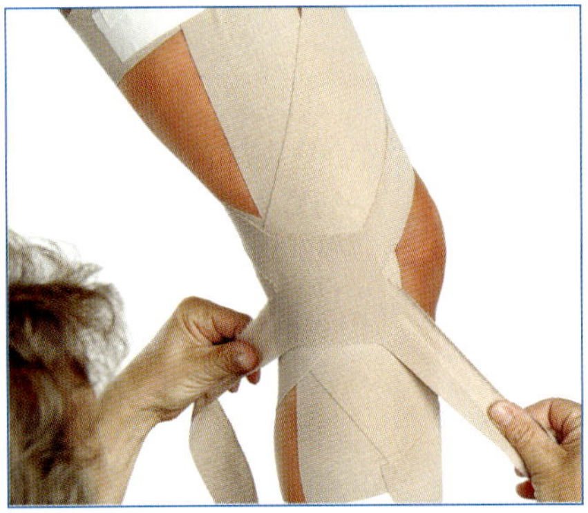

Abb. 12: Anbringen der geschlitzten distalen Therapiezügel unter Zug spiralförmig zum distalen Anker. Sicherung der beiden distalen Therapiezügel mit Tape.

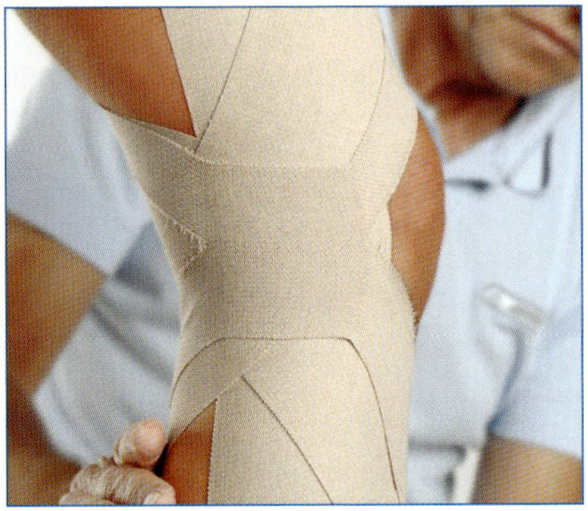

Abb. 13: Fertiger Verband (Detailansicht).

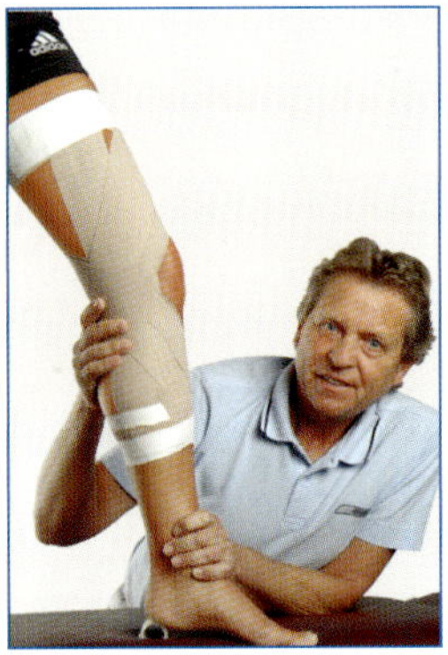

Abb. 14: Fertiger Verband (Gesamtansicht). Hinweis: Zur zusätzlichen Stabilisation kann der Verband mit *Acrylastic* zirkulär unter Aussparung des Kniegelenkes verschalt werden.

Verbandart: Kühlverbände

Entlastungsverband für die ischiokrurale Muskulatur

Funktion des Verbandes:
Stabilisiert,
kühlt.

Indikationen:
- Distorsionen
- Überdehnung
- Kapseleinrisse
- Schwellungen

Kontraindikationen:
- komplette Bandrupturen
- knöcherne Bandausrisse
- Gelenkfrakturen
- massive, ausgedehnte Hämatome

Material:
Comprilan

Sonstige Hinweise:
Eisspray kann zu örtlichen Erfrierungen führen

Liegedauer/Kontrolle:
Wechsel nach 15 Minuten mit
10 Minuten Pause

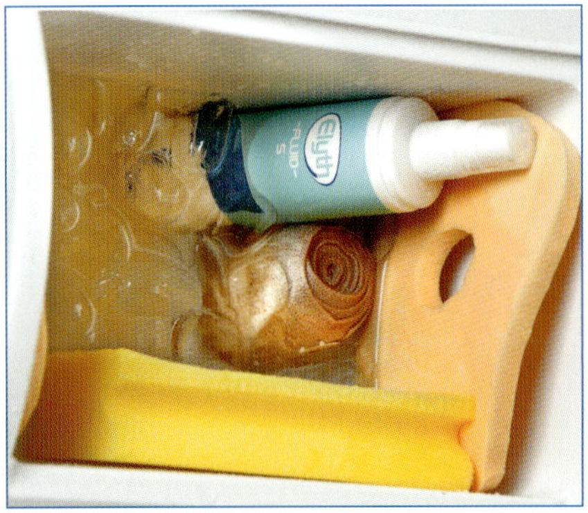

Abb. 1: Inhalt der Eisbox:
- Eiswürfel/Wasser
- vorgefertigte Schaumgummiprotektoren, z.B. *Leukotape Foam*
- elastische Binden
- *Nawafluid*

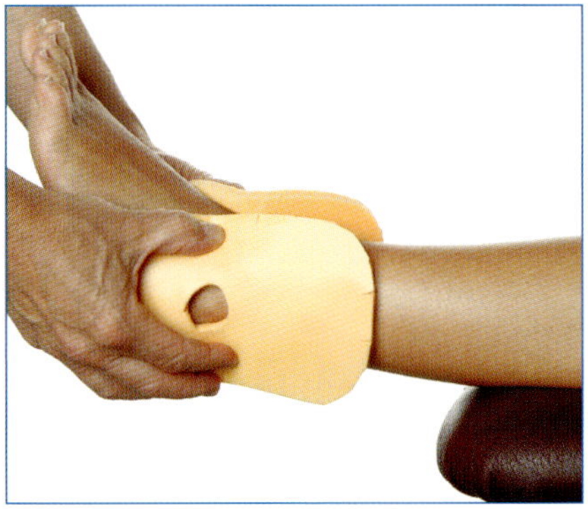

Abb. 2: Beidseitiges Anlegen der Schaumgummiprotektoren.

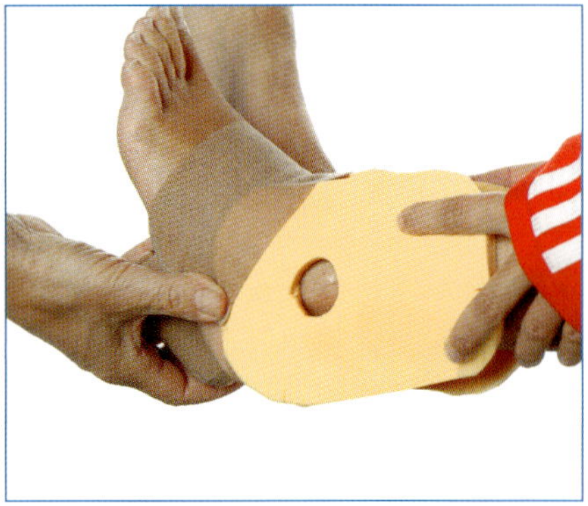

Abb. 3: Fixation der Protektoren ...

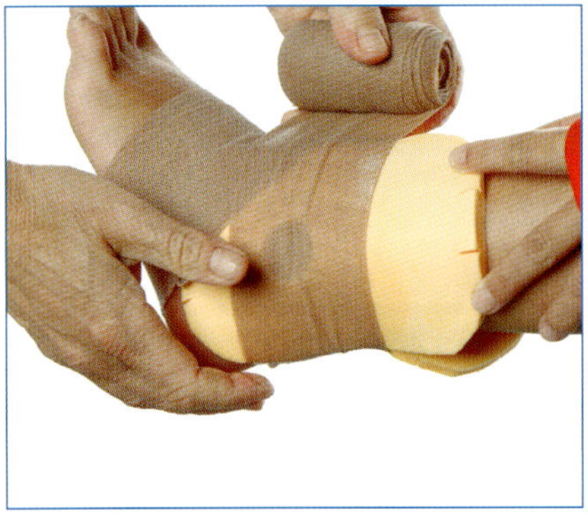

Abb. 4: ... mit einer ebenfalls nasskalten elastischen Binde, welche unter Zug angewickelt wird.

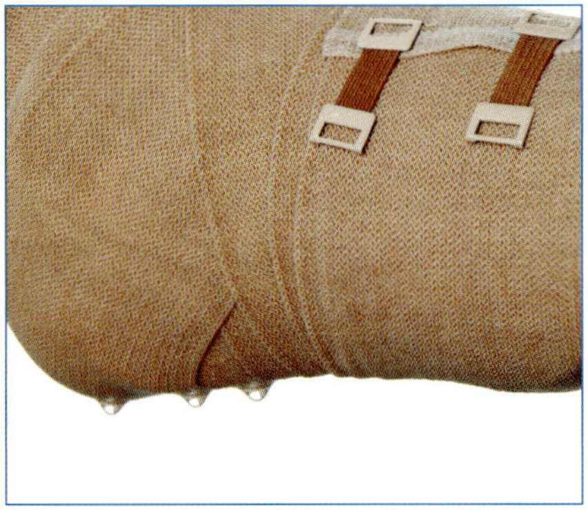

Abb. 5: Elastische Binde mit Fixationsklammern fixieren.

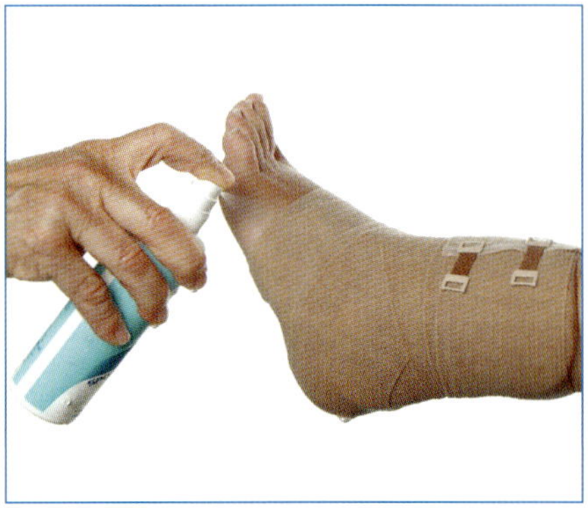

Abb. 6: Evtl. nachkühlen mit Eiswasser, *Nawafluid* oder Kühlspray.

Verbandart: Hallux valgus

Korrektur des Hallux valgus

Funktion des Verbandes:
Einschränkung aller Bewegungsebenen.
Generelle Stabilisierung des Großzehengrundgelenks.
Aufhalten bzw. Verlangsamung der Deformation.
Richten der Fehlstellungen.

Indikationen:
- Distorsionen
- Kontusionen
- Flexions- und Extensionstrauma
- Kapselreizungen
- Kapselrisse

Kontraindikationen:
- komplette Bandrupturen
- Frakturen
- große Hämatome
- akuter rheumatischer Schub (Gicht)

Material:
- *Leukotape* 3,75 cm: 1,0–1,5 m
- *Leukospray*

Sonstige Hinweise:
- zirkuläre Tapestreifen ohne Zug anlegen
- distalen Anker semizirkulär anlegen
- Berührung des Nagelbettes mit dem Anker vorzeichnen
- exakte Neutralstellung einhalten

Liegedauer/Kontrolle:
max. 8 Tage

Verbandtechnik untere Extremitäten

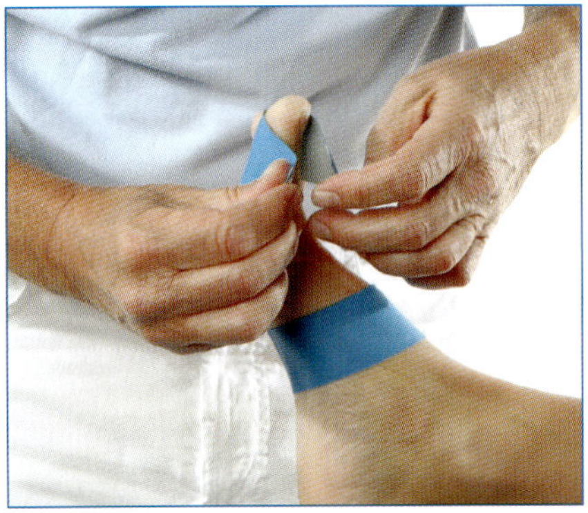

Abb. 1: Den distalen Anker zirkulär um die Großzehe anlegen (Fußnagel frei lassen), den proximalen Anker semizirkulär in Höhe der Tarsometatarsalgelenke.

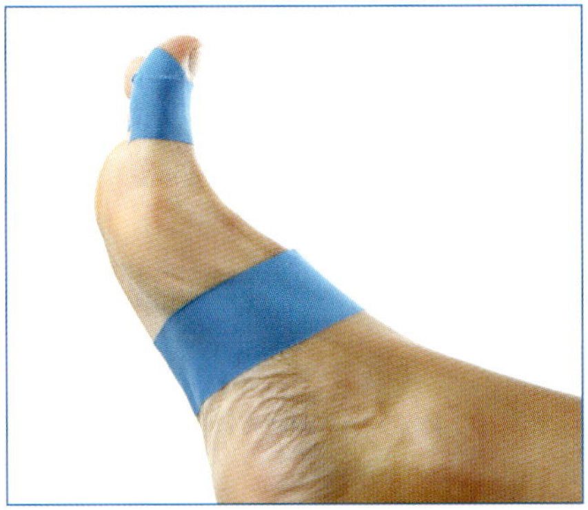

Abb. 2: Fertiger proximaler und distaler Anker.

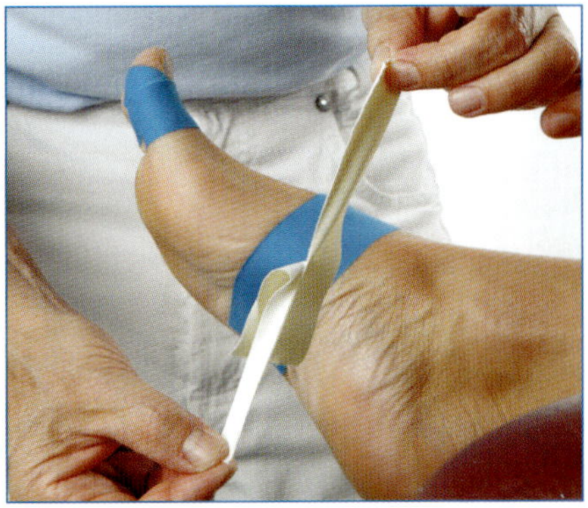

Abb. 3: Korrekturzügel einschlitzen.

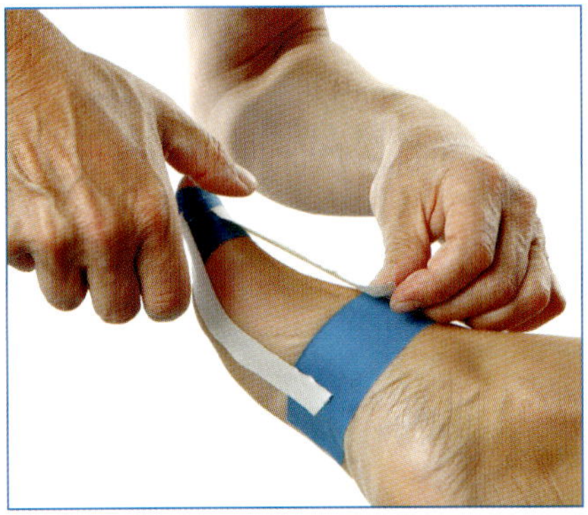

Abb. 4: Korrekturzügel am distalen Anker plantarseits und dorsalseits sichern mit zirkulärem Sicherungszügel. Großzehe in eine schmerzfreie Position (oder korrigierte Position) bringen und am proximalen Anker anheften.

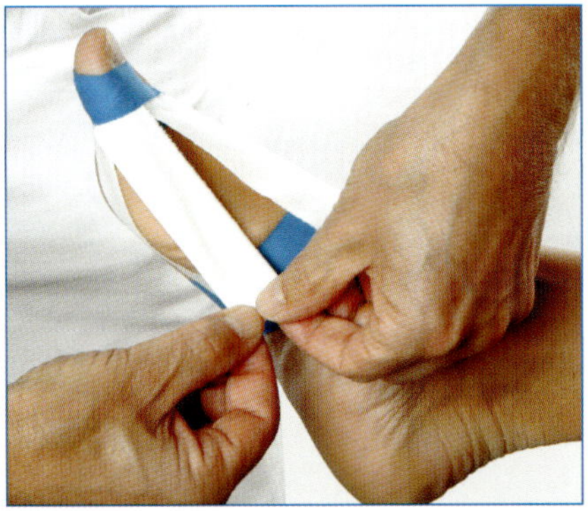

Abb. 5: Ein medialer Korrekturzügel verläuft ebenfalls vom distalen zum proximalen Anker. Distal sichern. Die Abbildung zeigt die Positionierung in die Korrektur- und/oder schmerzfreie Stellung.

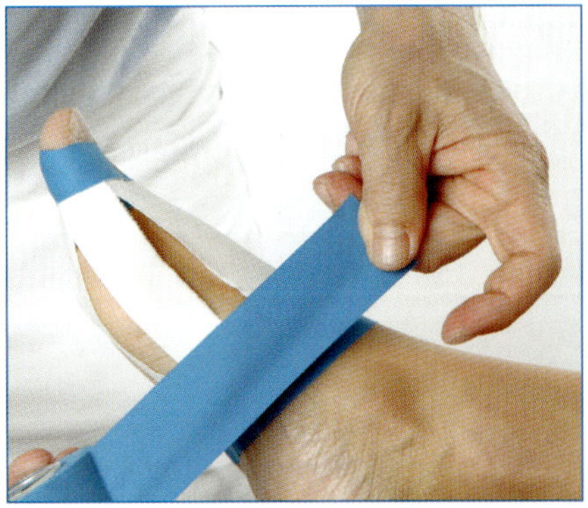

Abb. 6: Sicherung der Korrekturzügel semizirkulär.

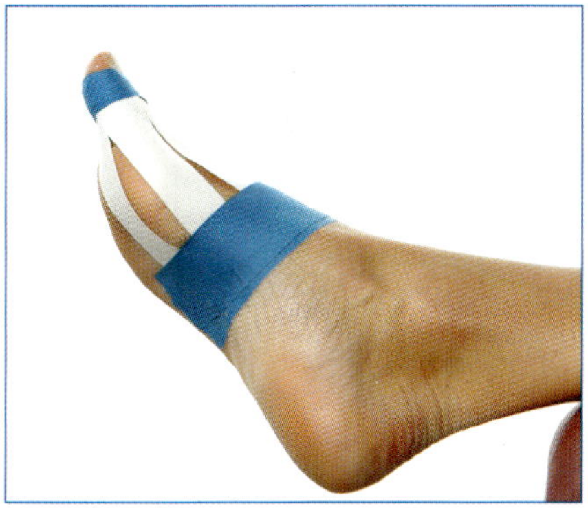

Abb. 7: Ansicht von medial.

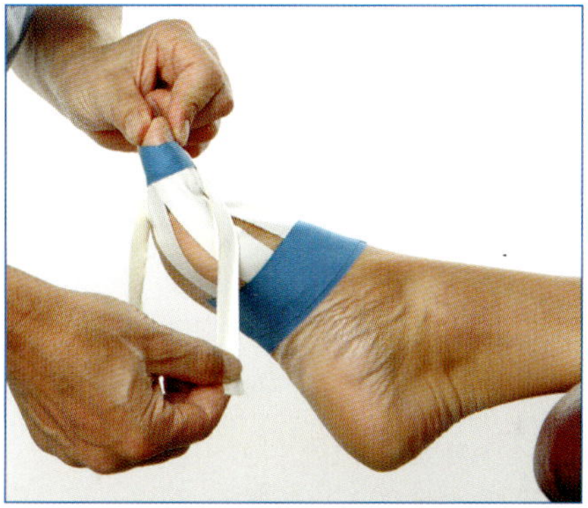

Abb. 8: Geschlitzten Korrekturzügel von medial am distalen Anker anheften. Diese Korrekturzügel in Höhe des Grundgelenkes überkreuzend vom distalen zum proximalen Anker auslaufen lassen ...

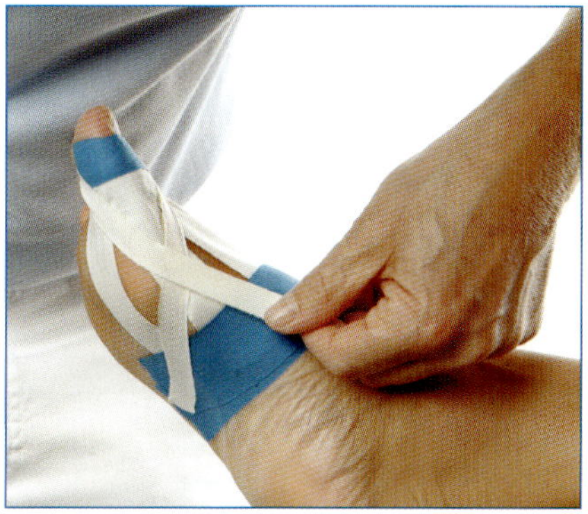

Abb. 9: ... zum proximalen Anker.

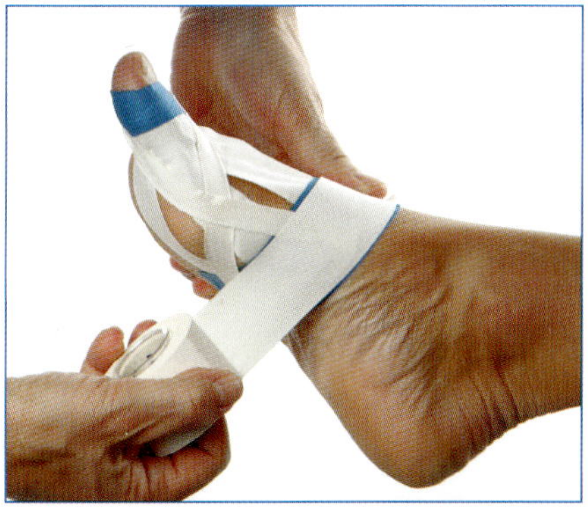

Abb. 10: Korrekturzügel semizirkulär sichern.

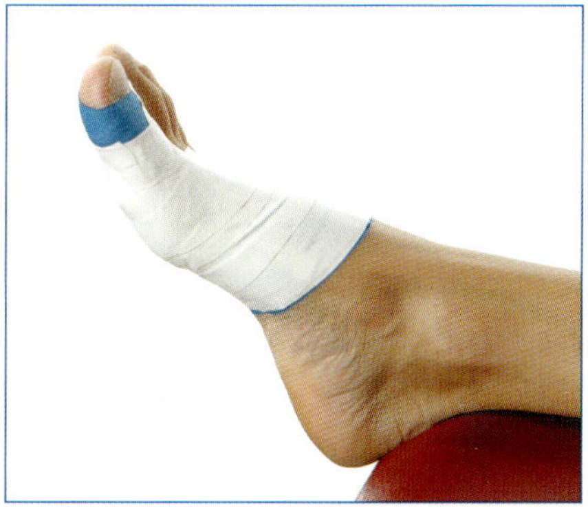

Abb. 11: Verschalen semizirkulär. Fertiger Verband.

Verbandart: »3 Streifen«-Sprunggelenksverband

»3 Streifen«-Sprunggelenksverband

Funktion des Verbandes:

Stabilisierung des Sprunggelenkes. Gute Kompressionswirkung bei der Hämatom- und Ödemtherapie. Leichte Einschränkung der Supination und Pronation.

Indikationen:

- Supinationstrauma (Inversionstrauma)
- Überdehnung und Zerrung der fibularen Bandstrukturen sowie der Kapsel

Kontraindikationen:

- komplette Bandrupturen
- knöcherne Bandausrisse
- Gelenkfrakturen
- massive, ausgedehnte Hämatome

Material:

- *Tricoplast* oder *Acrylastic* 8 cm: 2,5 m
- *Leukotape* 3,75 cm: 1,0–1,5 m
- *Leukospray*

Sonstige Hinweise:

- elastisches Tape nicht zu straff anlegen
- übertriebene Provokation der Pronation vermeiden
- ggf. externe medikamentöse Begleittherapie

Liegedauer/Kontrolle:

max. 4 Tage

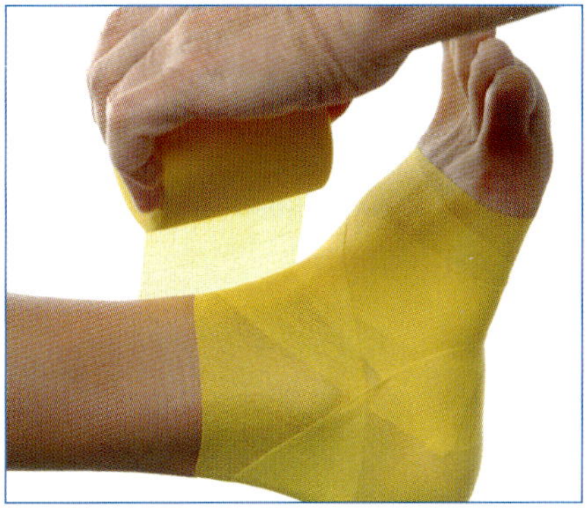

Abb. 1: Ausgangsstellung: Rückenlage, Knie unterlagert in leichter Flexion, Fuß in aktueller Ruhigstellung. Anlegen eines Unterzugs mit *Gazofix* als Hautschutz, beginnend am Fußaußenrand proximal der Zehengrundgelenke. Wickeltechnik in Pronation. Hinweis: Ferse mit einbeziehen. Nach dem Anlegen mit beiden Händen gut anmodellieren.

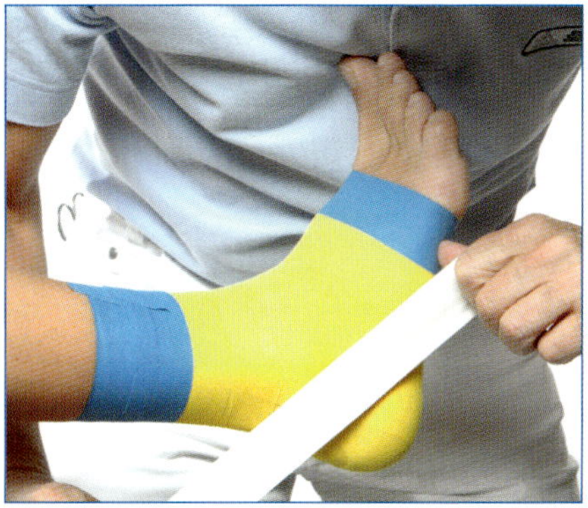

Abb. 2: Den distalen Anker semizirkulär (Fußsohle bleibt ca. 1–2 cm offen) proximal der Zehengrundgelenke anlegen, den proximalen Anker zirkulär handbreit über den Malleolen in 2 Streifen.
Der 1. Therapiezügel verläuft vom distalen Anker lateralplantar, den lateralen Malleolus zu einem Drittel von dorsal bedeckend und die Achillessehne umgreifend spiralförmig zum proximalen Anker. Hinweis: Der Anstiegswinkel beträgt ca. 45°.

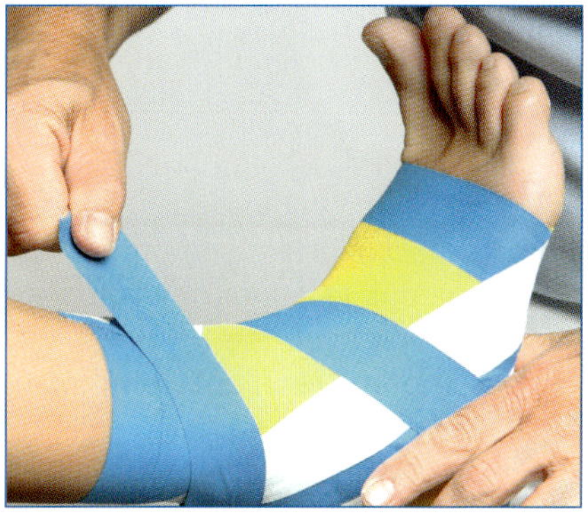

Abb. 3: 2. und 3. Therapiezügel verlaufen analog zum 1. Therapiezügel, jedoch jeweils um ca. 1 cm nach ventral versetzt. Der 4. Therapiezügel beginnt an der plantaren Seite des Calcaneus, aufsteigend zur ventralen Spitze des lateralen Malleolus über den Talushals und spiralförmig die Achillessehne umgreifend zum proximalen Anker.

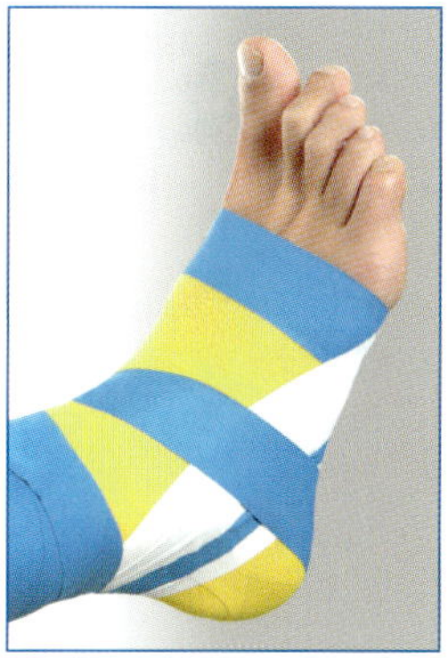

Abb. 4: Fertiger Verband.

Verbandart: Klassischer Sprunggelenksverband

Sprunggelenk klassisch

Funktion des Verbandes:
Stabilisiert das obere und untere Sprunggelenk in seiner physiologischen Funktionsebene.
Wirkt komprimierend auf Hämatome (Entstehungsprophylaxe und Resorptionsverbesserung).

Indikationen:
- mittelschwere Distorsionen der Sprunggelenke
- Überdehnungen des fibularen Bandapparates
- Kapselrisse
- Bandinsuffizienz
- Subluxation des Os naviculare

Kontraindikationen:
- komplette Bandruptur
- knöcherne Bandausrisse
- Gelenkfrakturen
- massive, ausgedehnte Hämatome

Material:
- Unterzug: *Tricoplast* 8 cm: 2,5 m oder *Gazofix* 8 cm: 4 m
- Tape: *Leukotape* 3,75 cm: ca. 10 m

Sonstige Hinweise:
ggf. externe medikamentöse Begleittherapie

Liegedauer/Kontrolle:
max. 4 Tage

Verbandtechnik untere Extremitäten

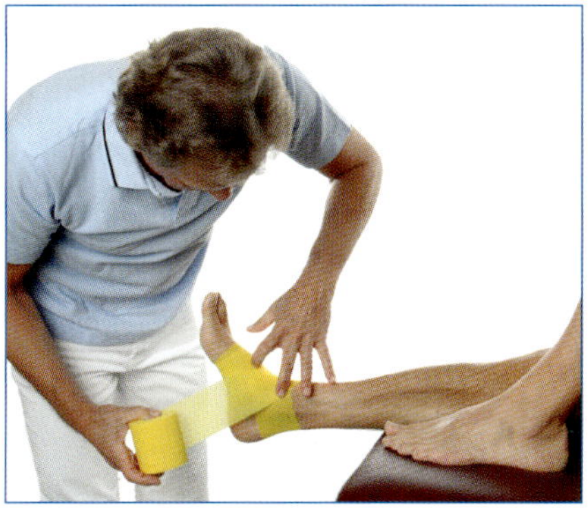

Abb. 1: Ausgangsstellung: Rückenlage. Unterzug anlegen mit *Gazofix*, beginnend am lateralen Fußrand proximal der Zehengrundgelenke. In Pronationsrichtung wickeln und die Ferse mit einfassen. Etwa handbreit über den Malleolen enden.

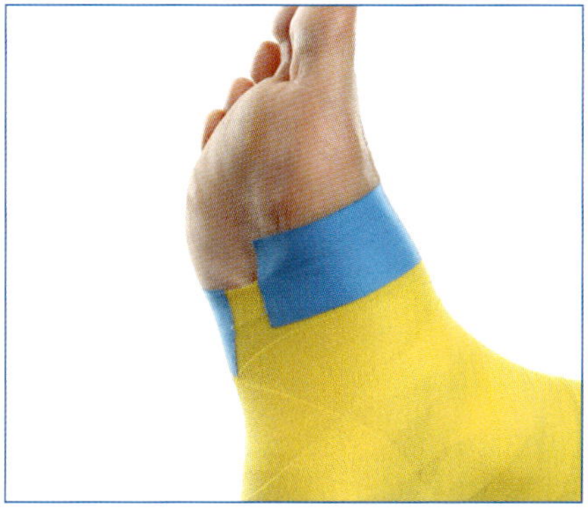

Abb. 2: Der distale Anker verläuft semizirkulär proximal der Zehengrundgelenke und bleibt plantar ca. 1–2 cm offen. Der proximale Anker verläuft zirkulär handbreit über den Malleolen von dorsal nach ventral.

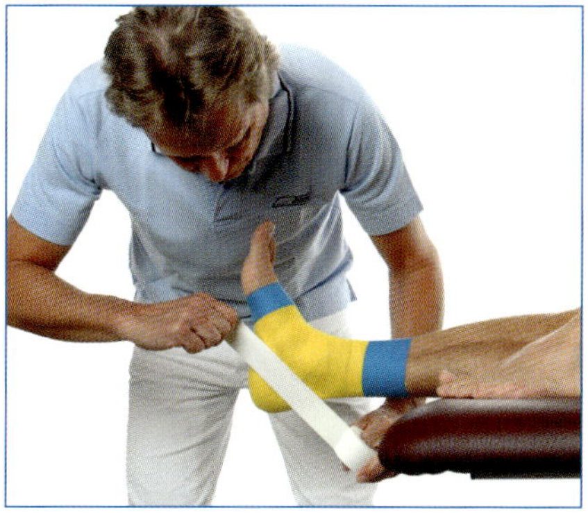

Abb. 3: Den 1. Therapiezügel vom distalen Anker plantarmedial zur medialen Seite des Calcaneus um die Achillessehne und über den Talushals ...

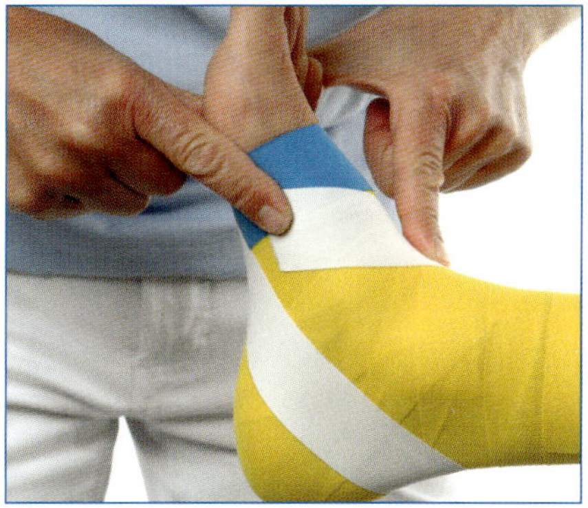

Abb. 4: ... zurück zum distalen Anker anlegen.

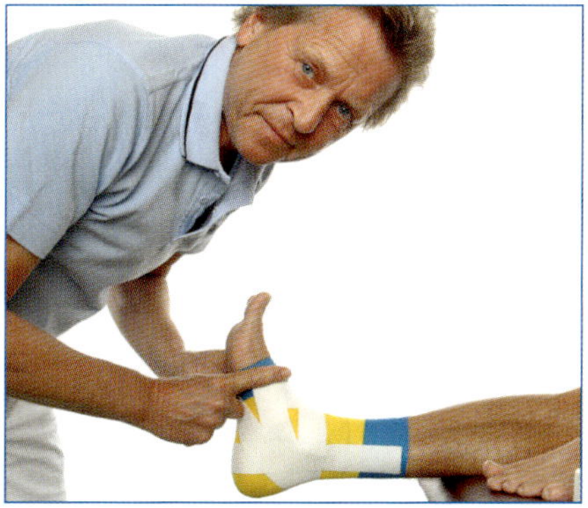

Abb. 5: Der 2. Therapiezügel verläuft analog zum 1. vom distalen Anker plantarlateral zur lateralen Seite des Calcaneus und um die Achillessehne über den Talushals zurück zum distalen Anker. Hinweis: Bei großen Füßen kann es sein, dass der distale Anker nicht erreicht wird und der Zügel proximal davon auf sich selbst zu liegen kommt. Wichtig ist, dass sich die beiden Therapiezügel über dem Talushals kreuzen, um einen Talusvorschub zu verhindern.

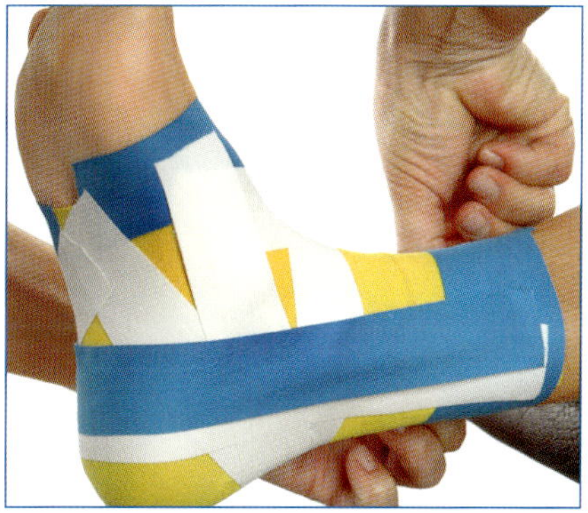

Abb. 6: Der 3. Therapiezügel verläuft U-förmig von distal nach proximal, sodass die Malleolen von dorsal zu einem Drittel bedeckt sind. Der 4. Therapiezügel verläuft U-förmig von dorsal nach ventral, sodass die Malleolen von distal zu einem Drittel bedeckt sind.

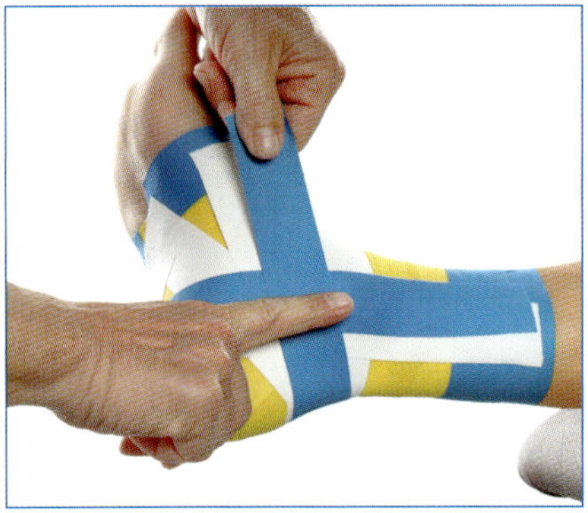

Abb. 7: Der 5. Therapiezügel verläuft analog zum 3. Therapiezügel um ca. 1 cm nach ventral versetzt.

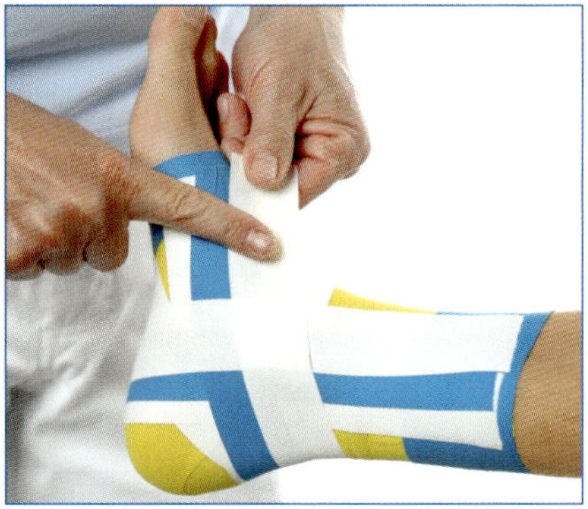

Abb. 8: Der 6. Therapiezügel verläuft analog zum 4. Therapiezügel um ca. 1 cm proximal versetzt.

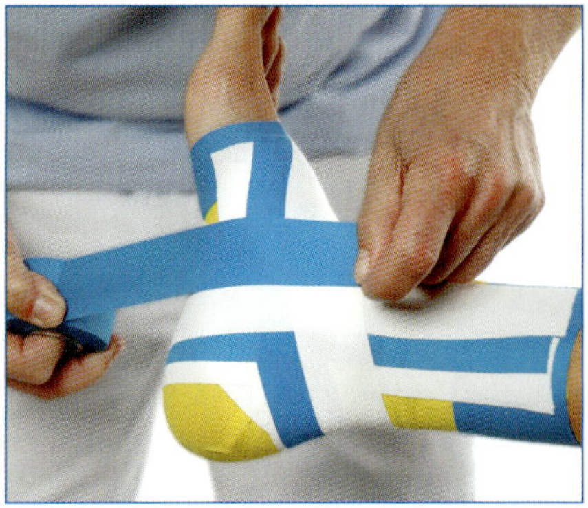

Abb. 9: Ebenso der 7. und 8. Therapiezügel.

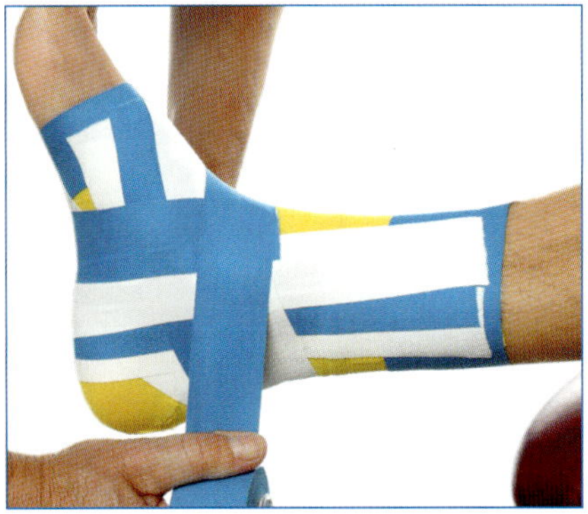

Abb. 10: Es folgt ein Korrekturzügel, beginnend am Talonavikulargelenk und absteigend die Fußsohle umgreifend zum lateralen Fußrand, weiter aufsteigend über den Talushals zum medialen Malleolus um die Achillessehne herum ...

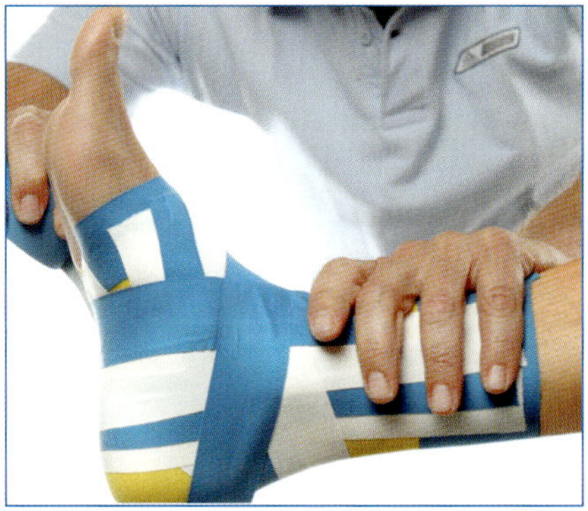

Abb. 11: ... zum distalen Anker am lateralen Fußrand. Hinweis: Vor der endgültigen Fixation am distalen Anker wird der Vorfuß in eine leichte Abduktionsstellung gebracht.

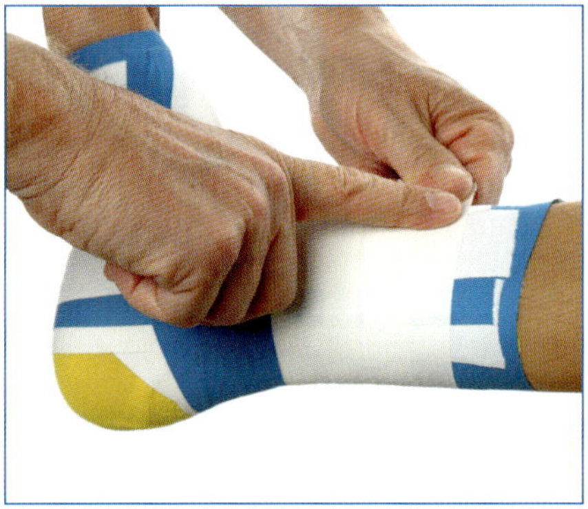

Abb. 12: Zirkuläre Verschalung am Unterschenkel von distal nach proximal.

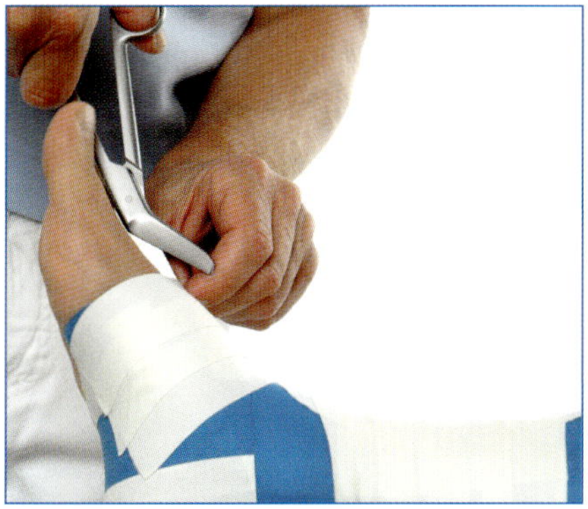

Abb. 13: Semizirkuläre Verschalung der Fußsohle und des Fußrückens. Einschneiden des Tapes in Höhe der Metatarsen II und III, um eine Kompression im Vorfuß zu verhindern.

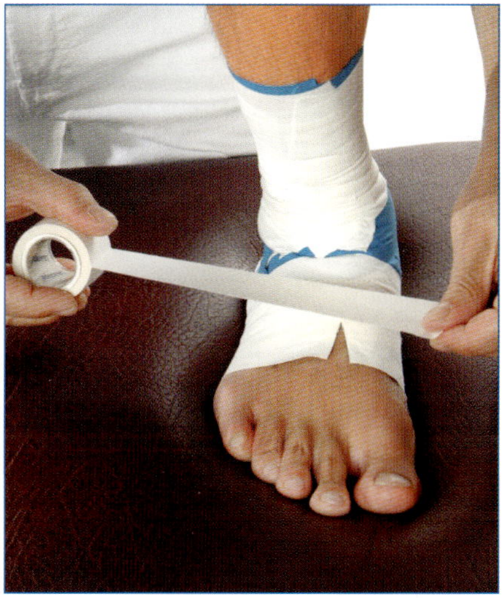

Abb. 14: Verschließen des Tapes unter Belastung.

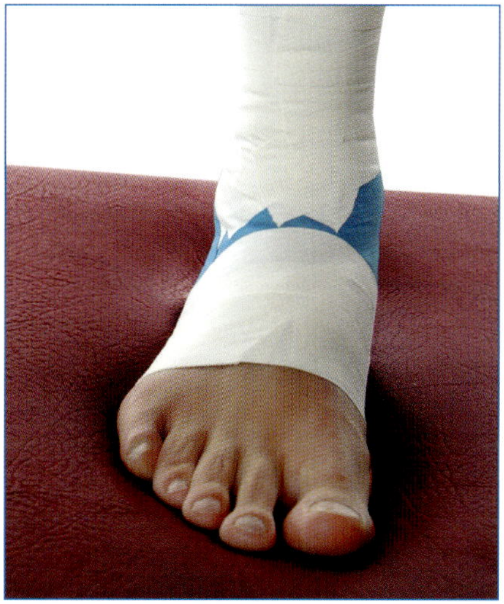

Abb. 15: Fertiger Verband.

Verbandart: Heel-Lock und Sprunggelenk-Syndesmose

Sprunggelenk-Heel-Lock

Die sehr wichtige Achtertour darf nur in Verbindung mit einem Grundverband angelegt werden. Sie ist als Abschlusstour für alle Sprunggelenke geeignet.
Dieser funktionelle Verband entlastet die von den vorderen und hinteren tibiofibularen Bändern (Lig. tibiofibulare anterius et posterius) und der Membrana interossea gebildeten Syndesmose durch Annäherung der beiden Malleolen. Darüber hinaus wird auch das untere Sprunggelenk stabilisiert.

Funktion des Verbandes:

Entlastung der von den vorderen und hinteren tibiofibularen Bändern (Lig. tibiofibulare anterius et posterius) und der Membrana interossea gebildeten Syndesmose.
Stabilisierung des Sprunggelenkes.

Indikation:

- als Abschlusstour für alle Sprunggelenke

Kontraindikationen:

- komplette Bandrupturen
- knöcherne Bandausrisse
- Gelenkfrakturen
- massive, ausgedehnte Hämatome

Material:

- Grundverband und *Leukotape* 3,75 cm: ca. 1,5 m

Sonstiger Hinweis:

- darf nur in Verbindung mit einem Grundverband angelegt werden

Liegedauer/Kontrolle:

- abhängig vom Grundverband bis 14 Tage
- Kontrolle am 2. und 8. Tag

Verbandtechnik untere Extremitäten

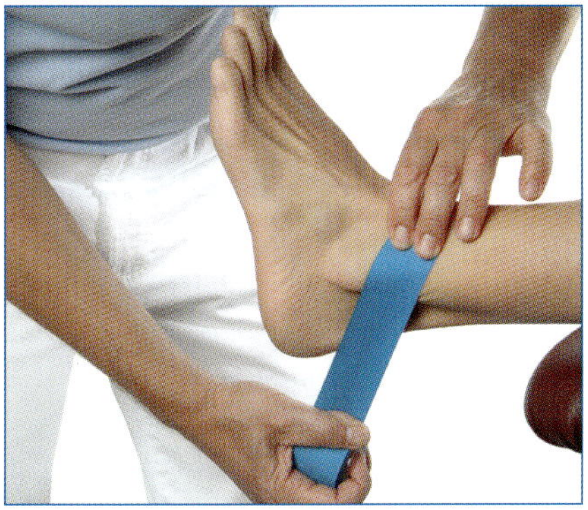

Abb. 1: Ausgangsstellung: Rückenlage. Der Therapiezügel beginnt proximal vom lateralen Malleolus und verläuft im 45°-Winkel absteigend um die Achillessehne ...

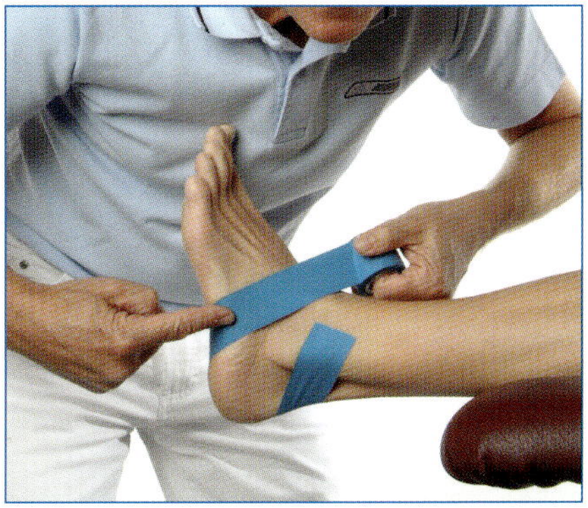

Abb. 2: ... weiter zur medialen Seite des Calcaneus und über die Fußsohle zum lateralen Fußrand ...

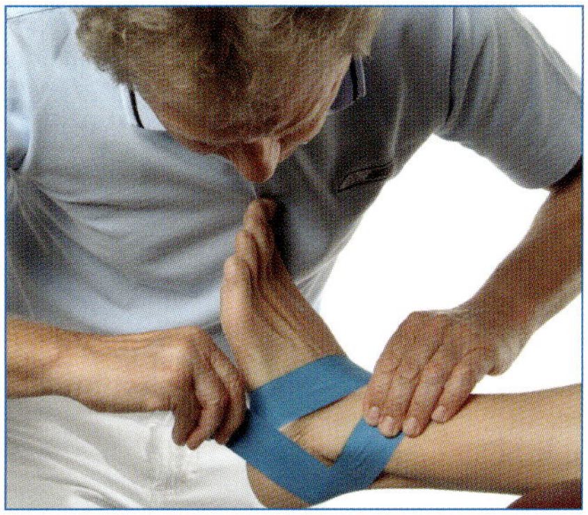

Abb. 3: ... aufsteigend über den Fußrücken (Talushals), absteigend über die Achillessehne zur lateralen Seite des Calcaneus, über die Fußsohle zum medialen Fußrand, aufsteigend über den Talushals ...

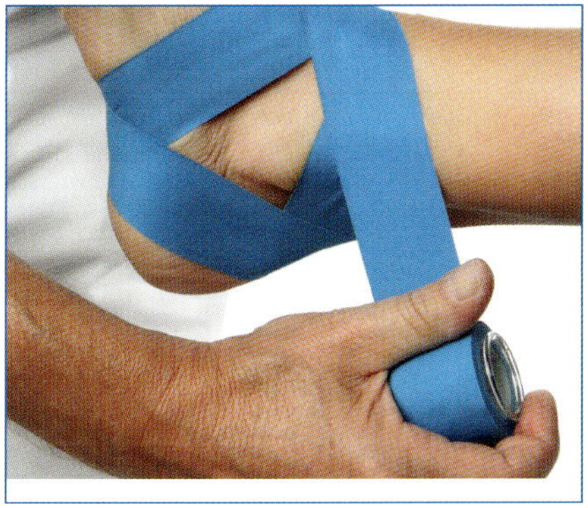

Abb. 4: ... zum Ausgangspunkt.

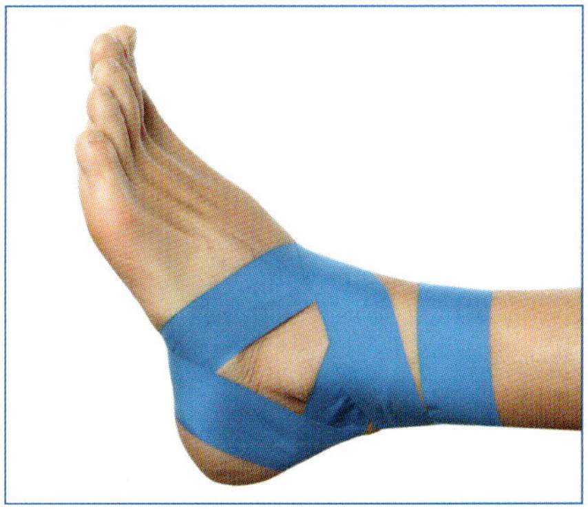

Abb. 5: Fertiger Verband.

Verbandart: Kompressionsverband für Syndesmose

Sprunggelenk-Syndesmose

Der Kompressionsverband für die Syndesmose darf nur in Verbindung mit einem Grundverband angelegt werden. Er eignet sich als Abschlusstour für alle beschriebenen Sprunggelenksverbände.

Funktion des Verbandes:

Starke Kompression der Malleolengabel.
„Endgradige" Einschränkung der Dorsal- und Plantarflexion.

Indikationen:

- Verletzungen der Syndesmose (Articulatio tibiofibularis)
- Distorsionen
- insuffizienter Bandapparat

Kontraindikationen:

- komplette Bandrupturen
- knöcherne Bandausrisse
- Gelenkfrakturen
- massive, ausgedehnte Hämatome

Material:

- Grundverband und *Leukotape* 3,75 cm: 1,5 m

Sonstige Hinweise:

- Gelenkstellung: ca. 10° Plantarflexion im oberen Sprunggelenk, unteres Sprunggelenk in 0°-Stellung
- nach 5 Minuten die Belastung durch Gehen überprüfen

Liegedauer/Kontrolle:

- abhängig vom Grundverband, bis 14 Tage
- Kontrolle am 2. und 8. Tag

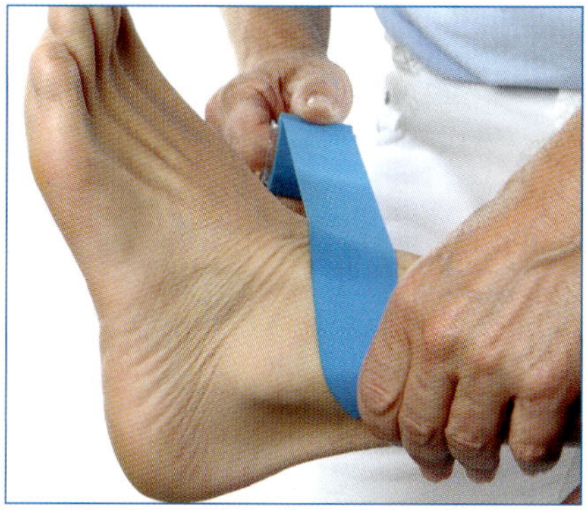

Abb. 1: Ausgangsstellung: Rückenlage. Der Therapiezügel beginnt etwas proximal am lateralen Malleolus und verläuft unter mäßigem Zug absteigend über den Talushals zum medialen Fußrand und Fußsohle ...

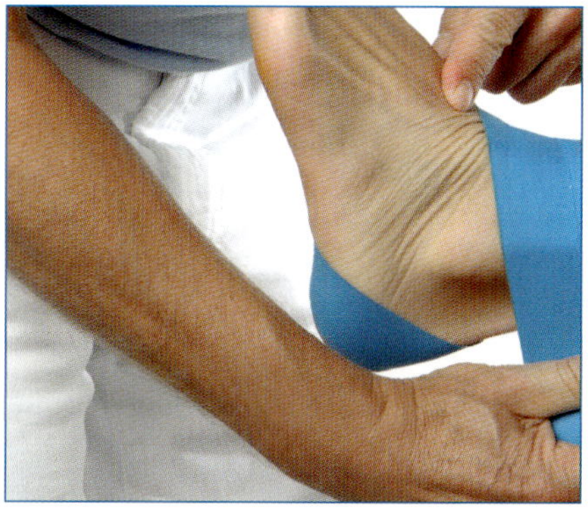

Abb. 2: ... weiter aufsteigend über die laterale und dorsale Seite des Calcaneus, von dort zum medialen Malleolus und über den Talushals zum Ausgangspunkt.
Nun wieder ansteigend, die Achillessehne, den medialen Calcaneus und die Fußsohle umgreifend, zum lateralen Fußrand, aufsteigend über den Talushals zum medialen Malleolus ...

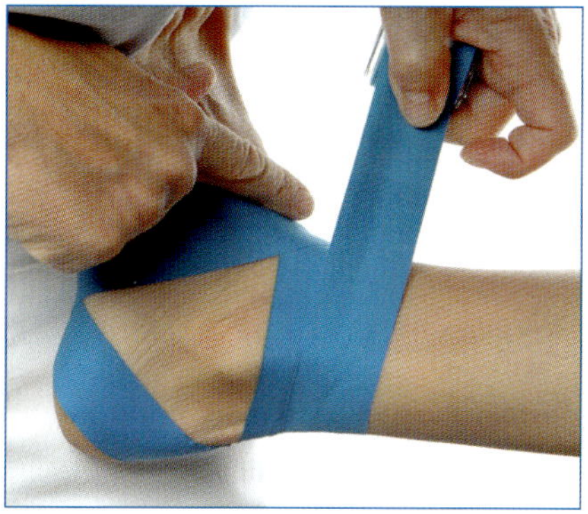

Abb. 3: ... um die Achillessehne zum Ausgangspunkt zurück.

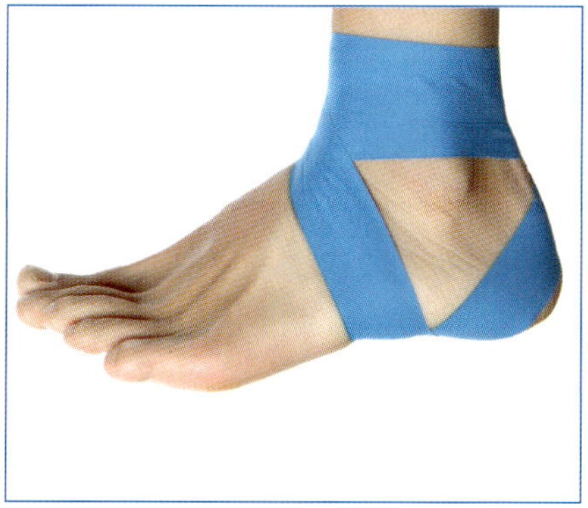

Abb. 4: Fertiger Verband.

Verbandart: Vorbereitung Sprunggelenk »Kulissenfüllung« (Verkürzung der Verbandarten »Klassischer Sprunggelenksverband« und »Leichter Sprunggelenksverband«)

Sprunggelenk-Syndesmose

Funktion des Verbandes:

Klassischer Sprunggelenksverband

Stabilisiert das obere und untere Sprunggelenk in seiner physiologischen Funktionsebene.

Wirkt komprimierend auf Hämatome (Enstehungsprophylaxe und Resorptionsverbesserung.

Leichter Sprunggelenksverband

Stabilisierung des Sprunggelenkes in allen Funktionsebenen.

Gute Kompressionswirkung.

Prophylaxe und Therapie von Hämatomen und Ödemen.

Indikationen:

Klassischer Sprunggelenksverband

- mittelschwere Distorsionen der Sprunggelenke
- Überdehnungen des fibularen Bandapparates
- Kapseleinrisse
- Bandinsuffizienz
- Subluxation des Os naviculare

Leichter Sprunggelenksverband

- leichte Distorsionen
- Überdehnung des fibularen Bandapparates
- leichte Kapseleinrisse
- leichte Bandinsuffizienz
- leichte Subluxation des Os naviculare
- zur Prophylaxe

Kontraindikationen:

Leichter Sprunggelenksverband

Klassischer Sprunggelenksverband

- komplette Bandrupturen
- knöcherne Bandausrisse
- Gelenkfrakturen
- massive, ausgedehnte Hämatome

Material:

Klassischer Sprunggelenksverband

Unterzug:

- *Tricoplast* 8 cm: 2,5 m oder
- *Gazofix* 8 cm: 4 m

Tape:

- *Leukotape* 3,75 cm: ca. 10 m
- *Leukotape Foam/Leukospray*

Leichter Sprunggelenksverband

Unterzug:

- *Tricoplast* 8 cm: 2,5 m oder
- *Gazofix* 8 cm: 4 m

Tape:

- *Leukotape* 3,75 cm: ca. 5 m
- *Leukotape Foam/Leukospray*

Sonstige Hinweise:

- ggf. externe medikamentöse Begleittherapie

Liegedauer/Kontrolle:

- max. 4 Tage (klassischer Sprunggelenksverband)
- 24 Stunden bis max. 2 Tage (leichter Sprunggelenksverband)

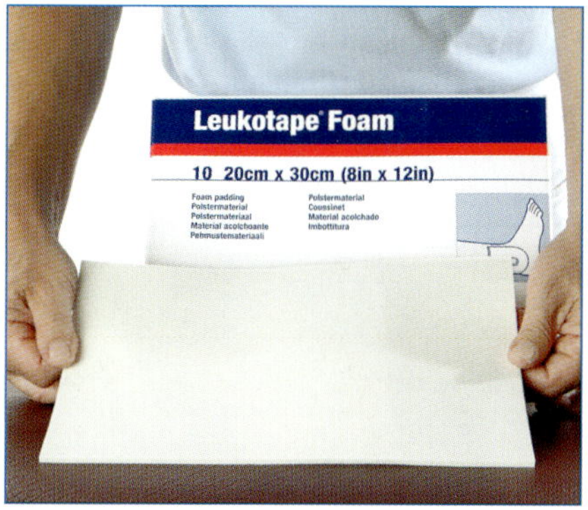

Abb. 1: Der Tapeverband kann nach frischen Verletzungen mit *Leukotape-Foam*-Protektoren als Medikamententräger zur schnelleren Heilung unterstützt werden. Ferner können Hohlräume wie z.B um die Malleolen besser ausgefüllt werden.

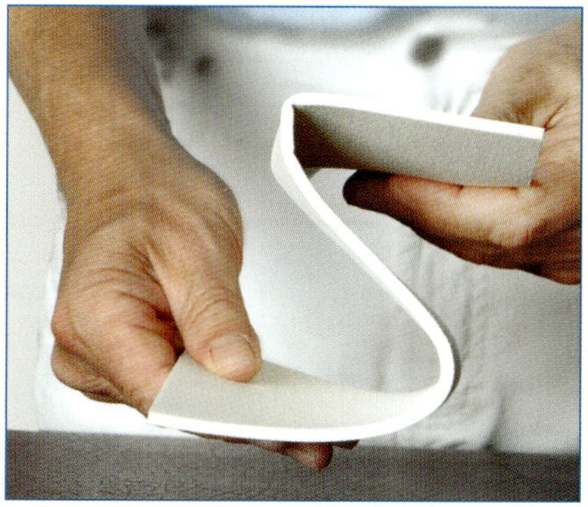

Abb. 2: Hierzu wird die *Leukotape-Foam*-Platte gedrittelt ...

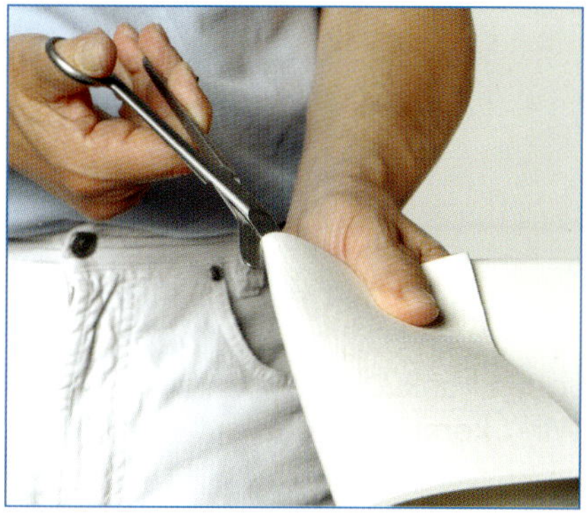

Abb. 3: ... zusammengefaltet, um die Schnittlinien zu erhalten ...

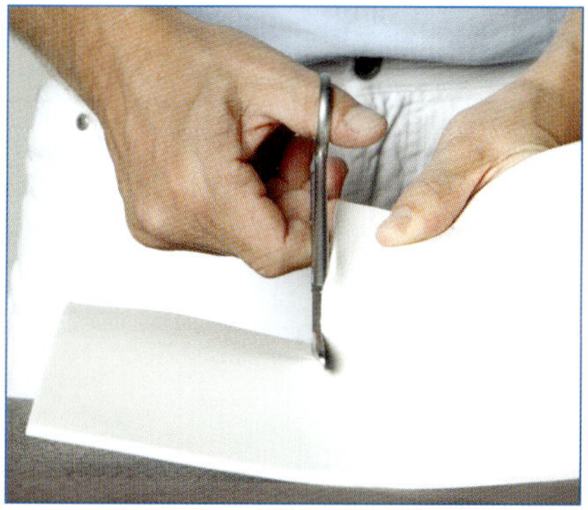

Abb. 4: ... und in drei Teile geschnitten.

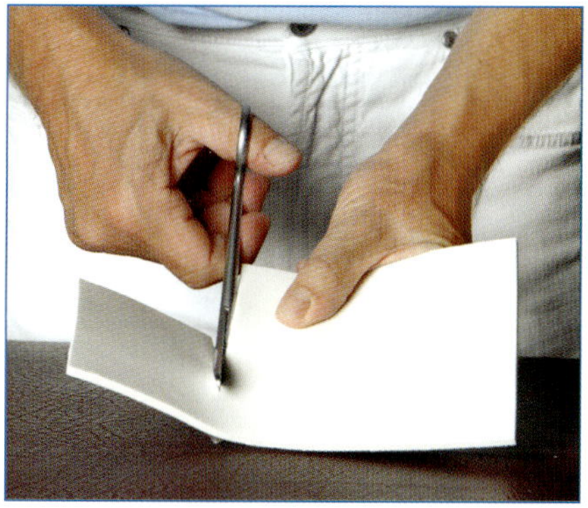

Abb. 5: Ein Drittel wird nun im Verhältnis 1 : 2 geteilt ...

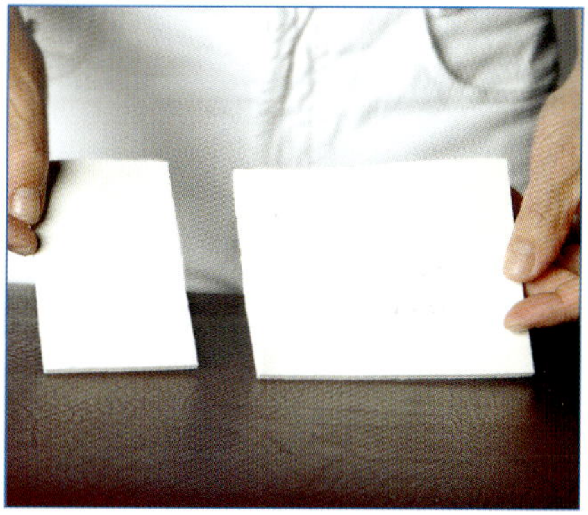

Abb. 6: ... sodass zwei unterschiedlich große Teile entstehen:
großes Teil = U-Zügel
kleines Teil = Bumerang

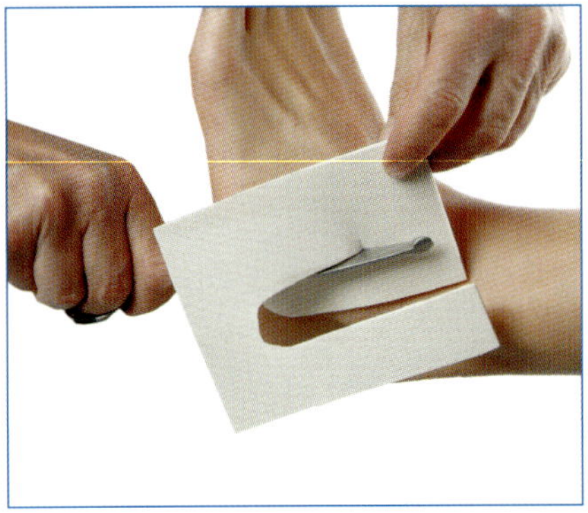

Abb. 7: Aus dem größeren Teil schneidet man sich einen U-Zügel mit unterschiedlich breiten Schenkeln für den lateralen Malleolus zurecht. Der schmale Schenkel wird im Verlauf der Achillessehne angelegt, während der breitere prätibial zu liegen kommt.
Hinweise: Die Ecken werden abgerundet. Die gummierte Seite liegt dem Körper auf.

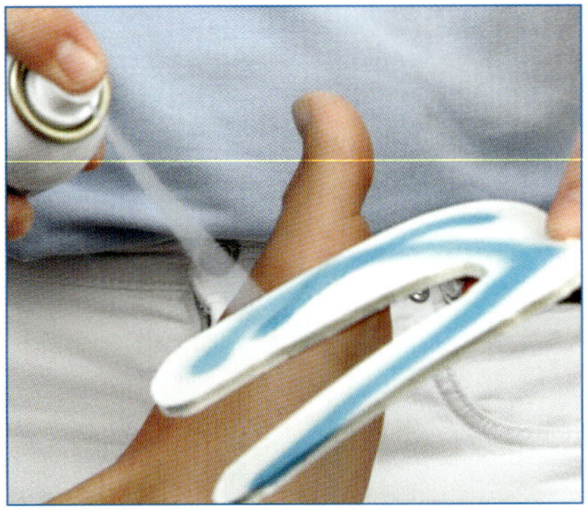

Abb. 8: *Leukotape-Foam*-Protektoren als Kulissenfüller mittels Sprühkleber anbringen.

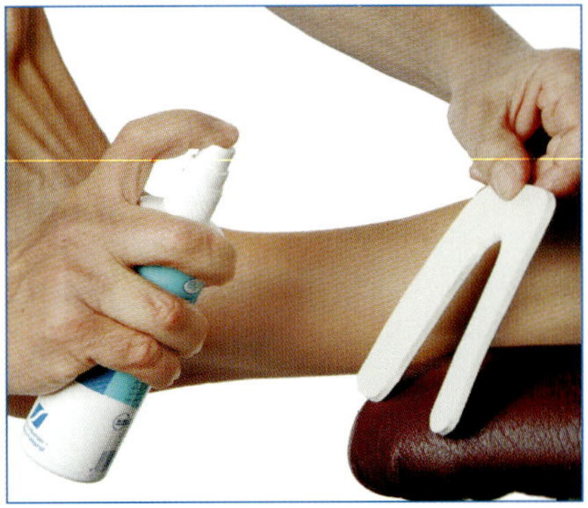

Abb. 9: *Leukotape-Foam*-Protektor als Medikamententräger für flüssige Präparate.

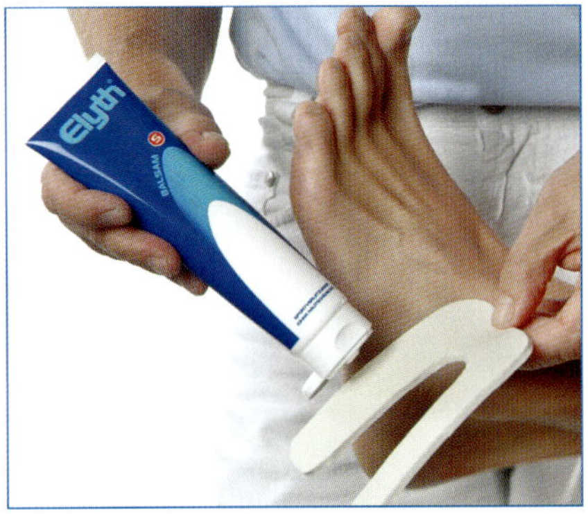

Abb. 10: *Leukotape-Foam*-Protektor als Medikamententräger für Salben.

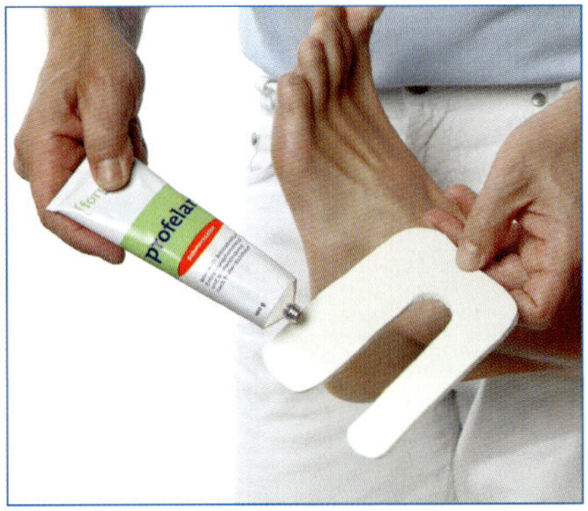

Abb. 11: Medikamentenräger.
Hinweis: Bei Verwendung von Gel bitte 2–3 min warten, bis sich der darin befindliche Alkohol verflüchtigt hat, um Hautirritationen zu vermeiden.

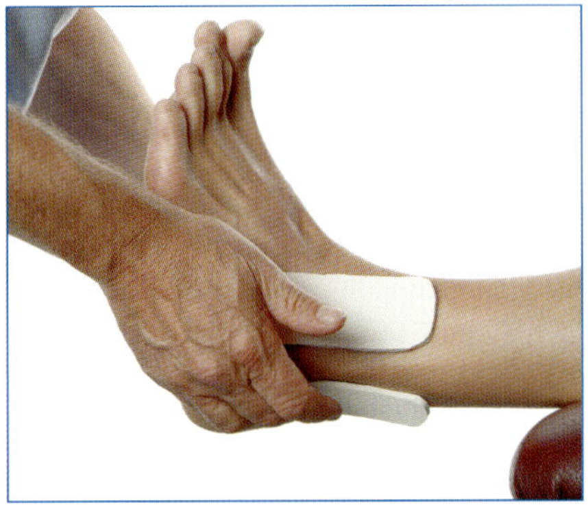

Abb. 12: Anlegen des lateralen U-Zügels.

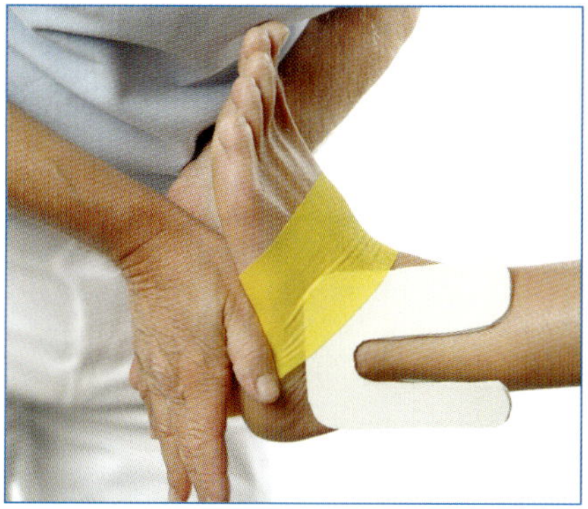

Abb. 13: Fixation mittels *Gazofix*, welches gleichzeitig als Unterzug dient.

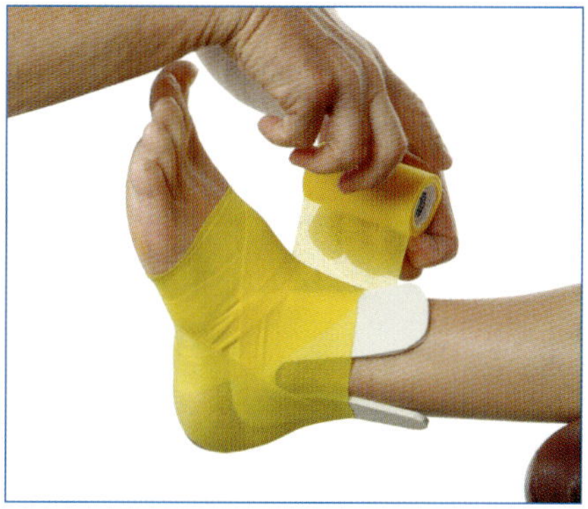

Abb. 14: Unterzug mit *Gazofix*.
Hinweis: Um ein Fensterödem zu verhindern, muss auf jeden Fall bei frischen Verletzungen die Ferse komplett mit eingewickelt werden.

Verbandart: Patellasehne

Verband bei Patella-spitzensyndrom

Funktion des Verbandes:
Druck auf die Patellasehne verlagert die Patella nach proximal.

Indikationen:
- Patellaspitzensyndrom

Kontraindikationen:
- Schwellungen des Kniegelenkes
- Patellafrakturen
- Bursitis
- Osgood-Schlatter-Syndrom (M. Schlatter)
- rheumatische Entzündungen
- entzündliche Arthrose (Arthritis)

Material:
- Hautschutz aus *Fixomull stretch* 5 cm breit, ca. 1 m lang
- *Leukotape* 3,75 cm: 1 m
- *Leukospray*

Sonstige Hinweise:
- zusätzlich intensive physikalische Therapie, z.B. Muskeldehntechniken, Muskelaufbautraining, manuelle Therapie, Cyriax-Friktionen, TENS, Ultraschall

Liegedauer/Kontrolle:
Wechsel nach max. 2 Tagen

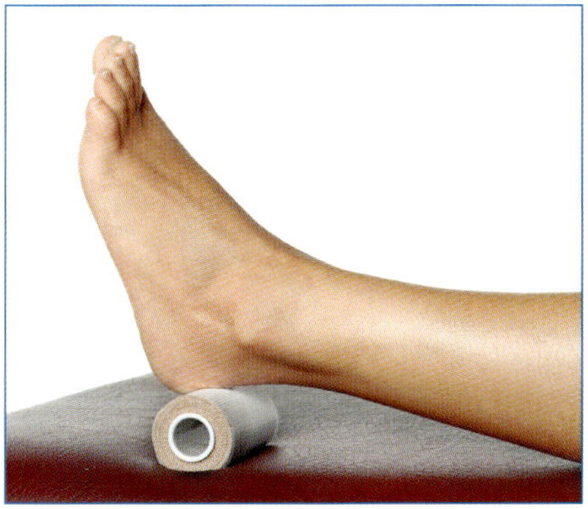

Abb. 1: Ausgangsstellung: Rückenlage, Ferse unterlagert, Knie in Hypertension (= bessere Entspannung der Patellarsehne).

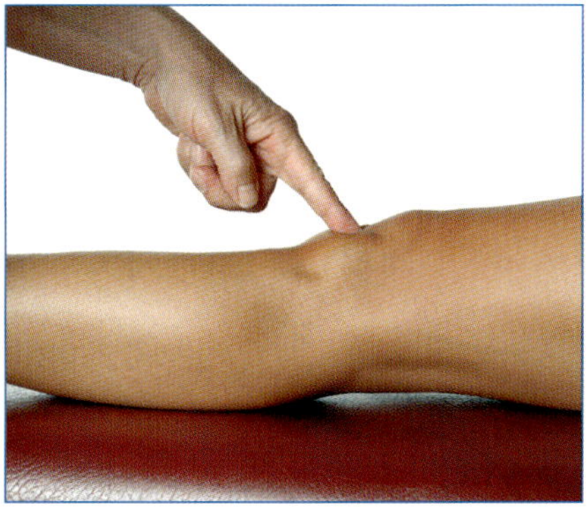

Abb. 2: Lokalisierung der schmerzhaften Stelle an der Patellaspitze.

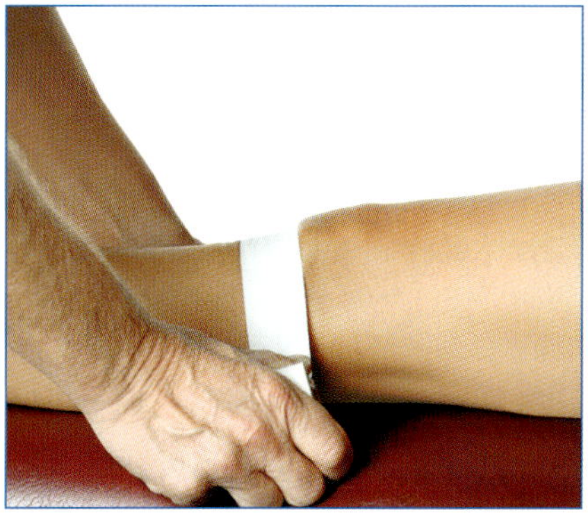

Abb. 3: Anlegen des Therapiezügels unter Kompression semizirkulär.
Hinweis: Um die virtuelle Länge zu vergrößern und damit die Entlastung der Patellasehne zu verbessern, empfiehlt es sich, den Therapiezügel zu halbieren oder zu dritteln.

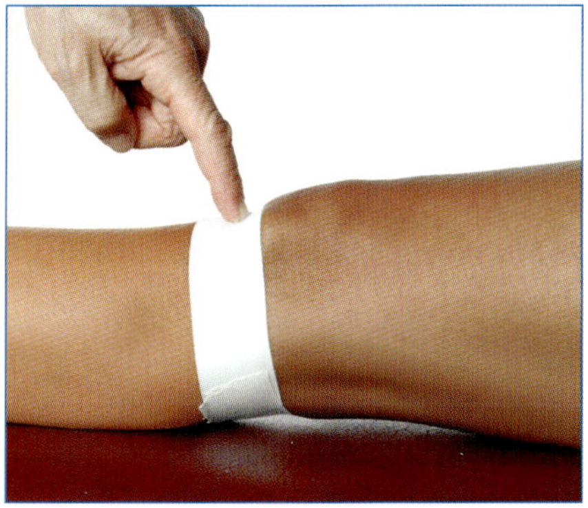

Abb. 4: Der semizirkuläre Therapiezügel wird dorsalseits semizirkulär mit Tape verschlossen.
Fertiger Verband.

Verbandart: Patella elastisch

Verband zur Patella-korrektur I

Verbandtechnik untere Extremitäten

Funktion des Verbandes:

Durch verstärkten Muskelzug nach distal und medial bzw. lateral wird die Patellastellung korrigiert.

Indikationen:

- Patellaspitzensyndrom, proximal oder distal
- Chondropathia patellae
- Patelladislokation

Kontraindikationen:

- Schwellungen des Kniegelenkes
- Patellafrakturen
- Bursitis
- Osgood-Schlatter-Syndrom (M. Schlatter)
- rheumatische Entzündungen
- entzündliche Arthrose (Arthritis)

Material:

- *Elastoplast* 10 cm: 2,5 m
- *Leukotape* 5 cm: ca. 1 m
- *Leukospray*

Sonstige Hinweise:

- Anlegen unter Entlastung des Beines im Stehen
- Knie gestreckt

Liegedauer/Kontrolle:

max. 3 Tage

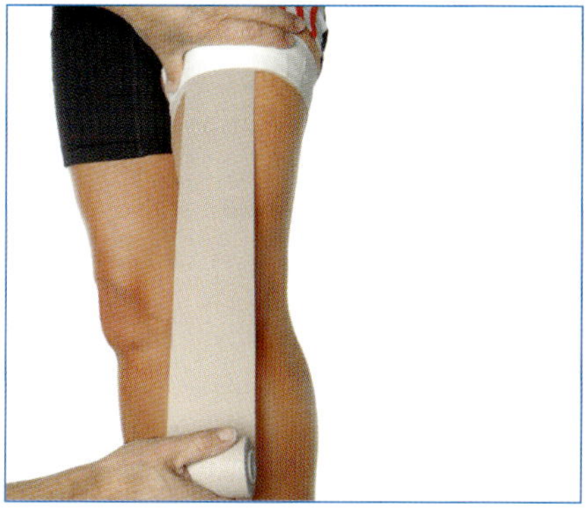

Abb. 1: Ausgangsstellung: Stand, Taperolle unter der Ferse.
Proximalen Anker mit 8 cm breitem *Acrylastic* zirkulär anlegen. Verstärkung mit 2–3 semizirkulären Tapestreifen. Anbringen des Patellakorrekturzügels mit 8–10 cm breitem *Elastoplast* am proximalen Anker und Sichern mit Tape.

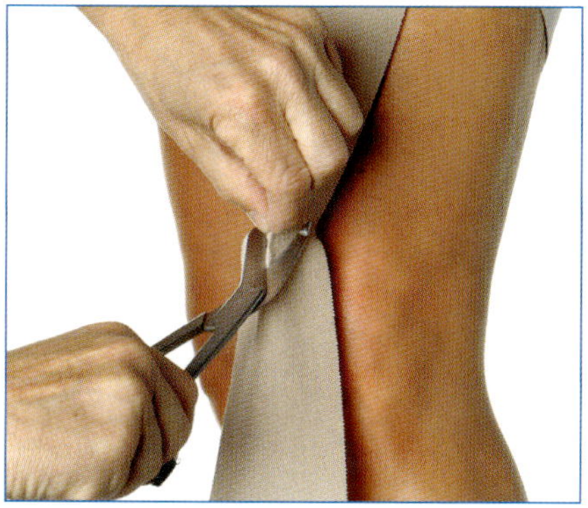

Abb. 2: Ringförmiges Ausschneiden des Korrekturzügels in Höhe der Patella.

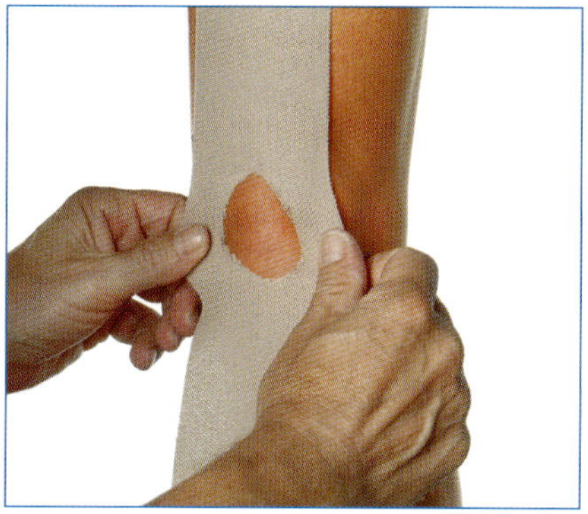

Abb. 3: Anmodellierung der ringförmigen Öffnung an die Patella.

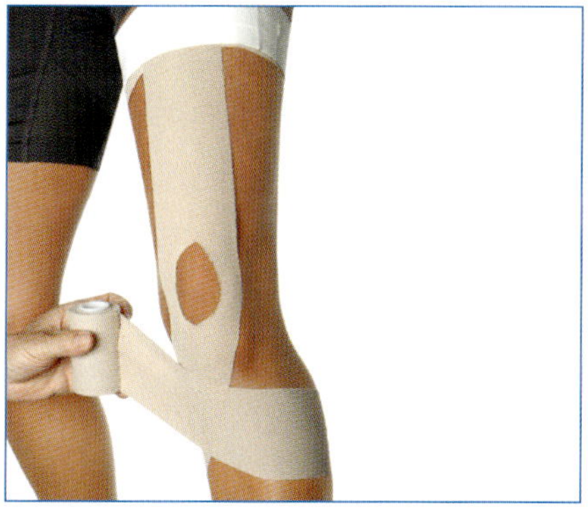

Abb. 4: Korrektur nach medial unter mäßigem Zug sowie ein- bis zweimaliges Umwickeln des Unterschenkels (je nach Größe des Patienten), bis die *Elastoplast*-Rolle wieder ...

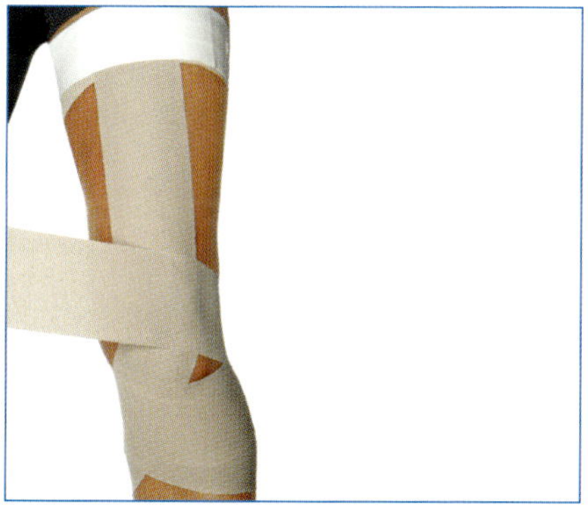

Abb. 5: ... in Höhe der Patella von lateral ankommt. Weiterführen der *Elastoplast*-Rolle nach medial, wo sie je nach Dicke des Beines (50–70 cm) abgeschnitten ...

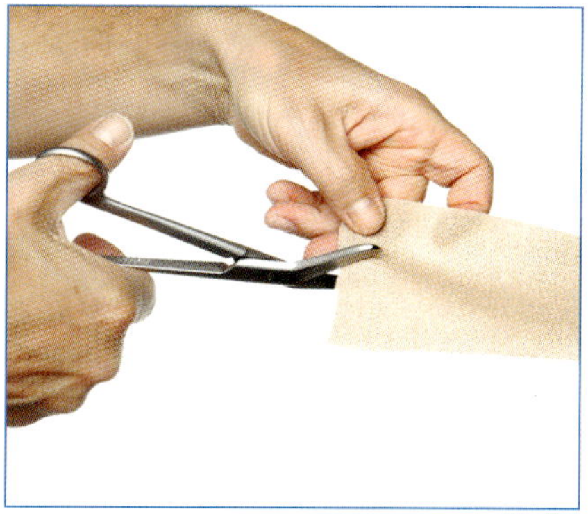

Abb. 6: ... eingeschnitten ...

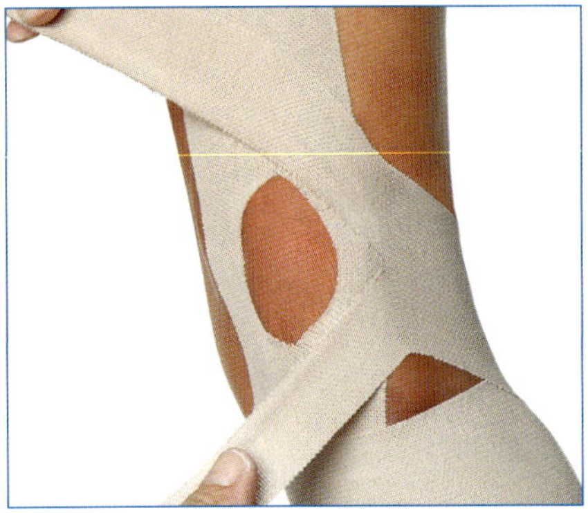

Abb. 7: ... und bis zum lateralen Patellarand eingerissen oder eingeschnitten wird.

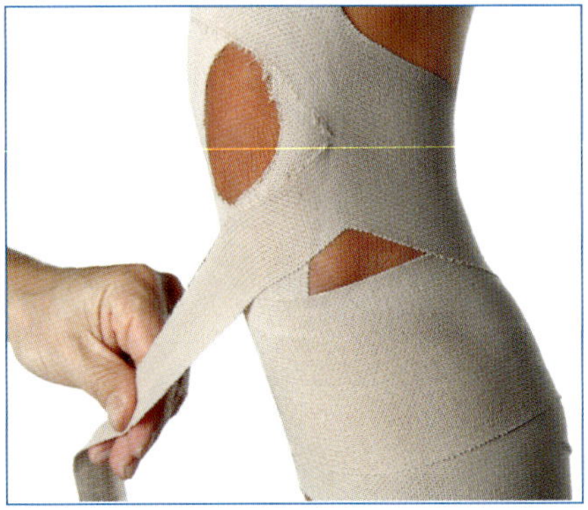

Abb. 8: Der proximale geschlitzte Korrekturzügel wird spiralförmig unter mäßigem Zug um den Oberschenkel zum proximalen Anker geführt. Der distale geschlitzte Korrekturzügel läuft spiralförmig um den Unterschenkel aus ...

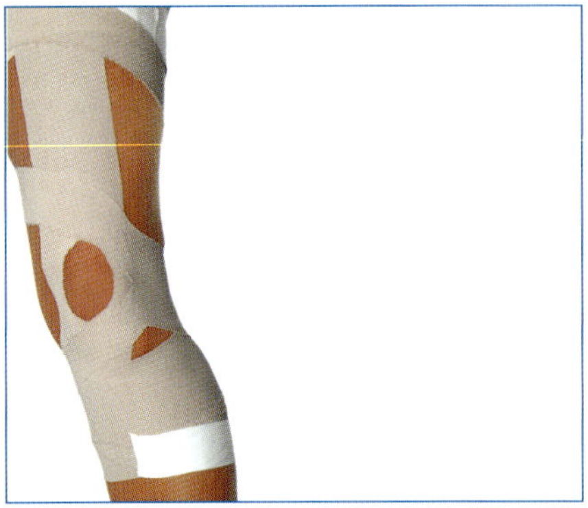

Abb. 9: ... und wird mit einem Sicherungsstreifen fixiert. Hinweis: Bei Bedarf kann der Verband mit einer *Acrylastic*-Binde zirkulär verschalt werden, wobei das Kniegelenk frei bleibt. Fertiger Verband.

Verbandart: Patellakorrektur unelastisch

Verband zur Patellakorrektur II

Funktion des Verbandes:

Richtungskorrektur und Führung der Patella.

Kompensation der muskulären Insuffizienz.

Indikationen:

- beginnende Chondropathia patellae
- Patellalateralisierung infolge muskulärer Insuffizienz

Kontraindikationen:

- Schwellungen des Kniegelenkes
- Patellafrakturen
- Bursitis
- Osgood-Schlatter-Syndrom (M. Schlatter)
- rheumatische Entzündungen
- entzündliche Arthrose (Arthritis)

Material:

- Unterzug aus *Fixomull stretch* 8–10 cm breit
- *Elastoplast* 6 oder 8 cm: 1 m

Sonstige Hinweise:

- zusätzlich intensive physikalische Therapie, z.B. Muskeldehntechniken, Muskelaufbautraining, manuelle Therapie, Cyriax-Friktionen, TENS, Ultraschall
- evtl. kurzzeitige Schuhkorrektur

Liegedauer/Kontrolle:

Wechsel nach max. 2 Tagen

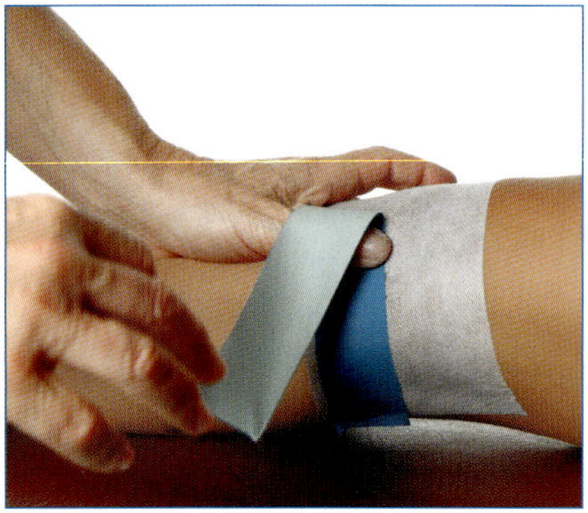

Abb. 1: Ausgangsstellung: Rückenlage, Knie in Hyperextension. Evtl. *Fixomull stretch* als Hautschutz über der Patella anbringen.
Anheften des 1. Therapiezügels mit Tape von lateral in Höhe des Gelenkspaltes bis zur Patellamitte, Abreißen ca. 10 cm oberhalb (ventralseits) der Patella und wieder lockeres Zurückführen.

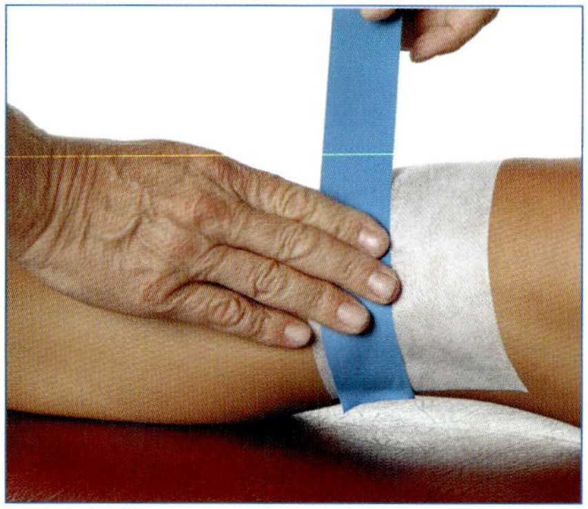

Abb. 2: Anbringen des 2. Therapiezügels in Höhe des medialen Gelenkspalts.
Abreißen des 2. Therapiezügels ca. 5 cm oberhalb (ventralseits) der Patella.

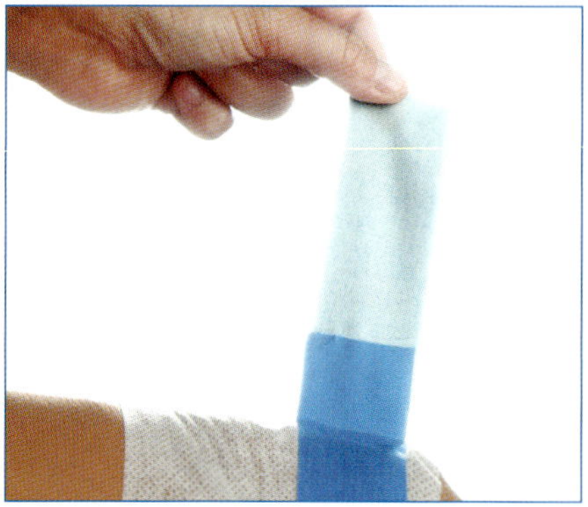

Abb. 3: Nun wird der 2. Therapiezügel an den 1. Therapiezügel fixiert, die Patella angehoben, ...

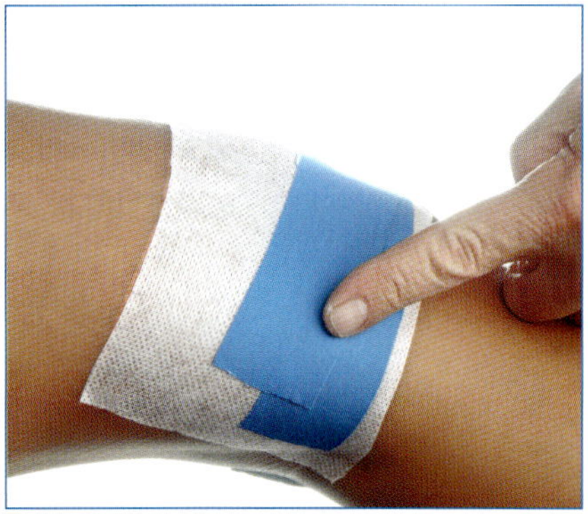

Abb. 4: ... nach medial korrigiert und fixiert. Hinweis: Der Verband kann unter Belastung (im Stehen) dorsalseits mit *Fixomull stretch* oder mit einem streifen Tape abgeschlossen werden.

Körperliche Aspekte des Tapings

Anatomie der Haut

Die Haut (Cutis oder Integument) ist nicht einfach nur die äußere Hülle des Körpers. Sie ist ein hochkomplexes und mit 2 Quadratmeter Fläche das größte Sinnesorgan des Körpers. Nach wissenschaftlichen Erkenntnissen nimmt sie durch ihre hohe Sensorendichte reflektorisch Einfluss auf die Gelenk- und Muskelfunktion. Die Ober- und die Lederhaut wiegen zusammen etwa 3 Kilogramm. Rechnet man die Unterhaut noch hinzu, kommt man auf ein Gewicht von 10–15 Kilogramm. Ohne die Haut wäre der menschliche Körper schutzlos (Schutz vor Kälte, Hitze, Strahlung, chemischen Einflüssen, Mikroorganismen usw). Über ihren natürlichen Säureschutzmantel kann die Haut aktiv gegen Mikroorganismen und fremde Keime vorgehen. Über ihre Durchblutungssituation nimmt sie Anteil an der Regulation von Kreislauf und Körperwärme. Über Schweißausscheidungen verhindert sie das »Überhitzen« des Körpers.

Entscheidend für das Funktionelle Taping sind die vielen empfindlichen Fühler (Rezeptoren) in der Haut. Diese Sinnesaufgabe der Haut und die Wahrnehmung äußerer Einflüsse (Vibration, Schmerz, Kälte, Wärme, Berührung, Druck, Spannungen) optimieren die Funktion des Tapeverbandes (Wechselwirkungen).
Das Sinnesorgan Haut gliedert sich anatomisch in mehrere Schichten:

- die Oberhaut (Epidermis)
- die Lederhaut (Dermis oder Corium)
- die Unterhaut (Subcutis)

Die Unterhaut liegt der allgemeinen Körperfaszie (feste Kollagenfasern) auf. Auch die Faszie stellt verschiedene neuronale und reflektorische Verbindungen zu Gelenk- und Muskelsystemen her. Sie ist keine »leblose« Substanz, sondern verfügt über zahlreiche Messfühler und Sensoren, die in gegenseitiger Wechselwirkung mit anderen anatomischen Strukturen stehen. Selbst kontraktile Elemente kommen im Fasziensystem vor.
In jeder Schicht der Haut finden sich typische Zellstrukturen, die unterschiedliche Aufgaben erfüllen können.

Oberhaut

- Die obersten Hautschichten der Oberhaut bestehen z.T. aus verhornten, abgestorbenen Zellen (»Häutung«, Säureschutzmantel).
- Die beiden unteren Schichten bestehen aus lebenden Zellen (u.a. Zellen der Immunabwehr und der Wundheilung), die regenerative Aufgaben haben.

Die Oberhaut (Dicke variabel, zwischen 0,03 und 4 mm) regeneriert sich kontinuierlich (innerhalb von 27 Tagen komplett neu).

Lederhaut

- Diese Schicht enthält Schweiß-, Duft-, und Talgdrüsen sowie Blut- und Lymphgefäße.
- Rezeptoren für Kälte, Wärme und Tastsinn.
- Sie besitzt eine hohe Anzahl von Blutzellen im freien Gewebe (Immunabwehr, Wundheilung).
- Die Lederhaut ist für das Aussehen der Haut verantwortlich.
- Sie beinhaltet ein dreidimensionales Gerüst von elastischem und auch stabilem Bindegewebe (Elastin und Kollagen).

Unterhaut

- Sie besteht aus Fettgewebe = lockeres Bindegewebe (Wasserspeicher, Stoßdämpfung, Wärmeisolierung, Energiespeicher).
- Diese Schicht wird durchzogen von Ausläufern der straffen Fasern der Lederhaut. Diese Fasern sind ebenfalls mit der Körperfaszie verbunden.

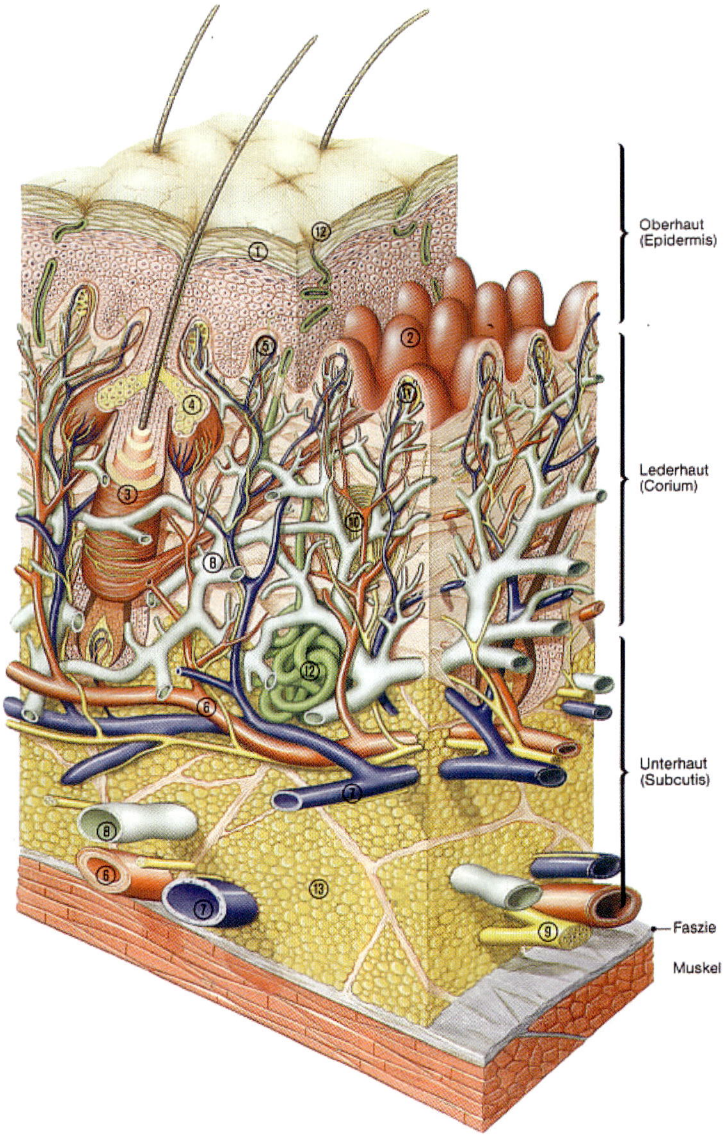

Schichten der Haut mit Hautanhangsgebilde:

1. Hornschicht (oberste Schicht der Epidermis)
2. Papillenschicht (Zapfenschicht), mit der Oberhaut verbunden
3. Haarwurzel (Wurzelscheide = Haarfollikel)
4. Talgdrüse (aus mehreren Drüsenläppchen bestehend)
5. Papillenkapillare (versorgt Ober- und Unterhaut mit Nährstoffen)
6. arterielle Gefäße (Arterie → Arteriole)
7. venöse Gefäße (Vene → Venole)
8. lymphatische Gefäße (Lymphgefäß)
9. Nervenstruktur
10. Pacini'sches Tastkörperchen (Druck-/Berührungsrezeptoren)
11. Meissner'sches Tastkörperchen (Berührungsrezeptor)
12. Schweißdrüse (mit Ausführungsgang in den Poren der Oberhaut)
13. Unterhaut (subkutanes Fettgewebe)

Rezeptoren der Haut und der Tapeverband

Nach wissenschaftlichen Erkenntnissen stabilisiert ein Tape nicht nur mechanisch und passiv als externe »Hülle«, sondern auch aktiv über Reizung der Mechanosensoren in der Haut sowie über Propriorezeptoren von Muskeln und Sehnen.
Die Rezeptoren der Haut befinden sich hauptsächlich in der Ober- und Lederhaut. Hier werden u.a. Berührungen, Druck und Spannungen wahrgenommen. Die unbehaarte Haut (Handfläche, Fußsohlen) hat eine andere Zusammenstellung von Mechanosensoren als die behaarte Haut. Im Folgenden werden die Funktionen dieser Strukturen kurz erläutert:

Tastrezeptoren (= Mechanosensoren)

- Meissner'sche Tastkörperchen (Druck- und Berührungsrezeptoren)
- Pacini'sches Tastkörperchen (Druck, Berührung und Vibration)
- Merkel-Tastscheiben (exakt lokalisierte Druck- und Berührungssensoren)
- Haarbalggeflecht (Druck und Berührung behaarter Hautflächen)
- Schmerzrezeptor (freie Nervenendigung)

Die Dichte der Mechanosensoren in der Haut beträgt 10–100/cm^2!

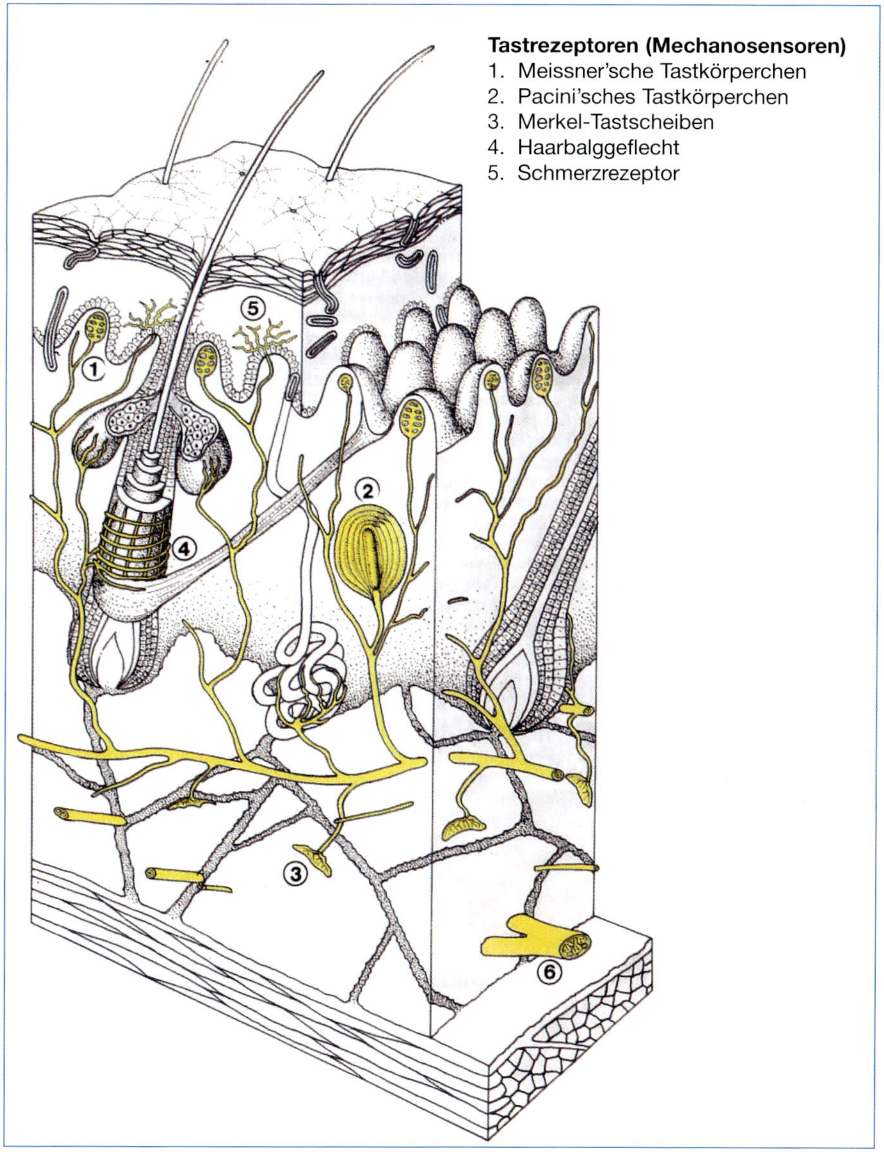

Thermorezeptoren

- Ruffini'sche Endorgane (Wärme)
- Krause'sche Endkolben (Kälte)

Schmerzrezeptoren (Nozirezeptoren)

Dies sind freie Nervenendigungen. Alle Hautrezeptoren stehen stehen in Beziehung mit einer Nervenfaser, die Informationen ins Zentrale Nervensystem weiterleitet.

Die freien Nervenendigungen reichen bis in die Epidermis (auf einem Quadratzentimeter Haut befinden sich etwa 200 Schmerzpunkte!)

Die genannten Nervenfasern und Rezeptoren machen die Haut als »Fühler« zu einem hochspezialisierten Sinnesorgan. Die beschriebene Oberflächensensibilität (Exterozeption) spielt bei der Wirkung von Tapeanlagen oder Funktionellen Verbänden eine bedeutende Rolle, da die Exterozeptoren über neuronale Verbindungen zum Rückenmark und Gehirn Gelenkfunktionen beeinflussen können (»ohne Sensorik keine Motorik«).

Zusammenfassung

Somatosensorisches System

a) Oberflächensensibilität (Exterozeption)
   - Mechanorezeptoren
   - Thermorezeptoren
   - Nozirezeptoren

b) Tiefensensibilität (Propriozeption)
   - Positionssinn
   - Bewegungssinn
   - Kraftsinn

Die »Tiefensensibilität« erfasst Bewegungen und Gelenkpositionen durch verschiedene Mechanosensoren in der Muskulatur, in Sehnen und in Gelenken. Über das Zusammenspiel von Muskelspindeln, Sehnenorganen, Gelenksensoren sowie Hautsensoren werden Gelenk- und Muskelfunktionen beeinflusst. Funktionelle Verbände beeinflussen das somatosensorische System und können dadurch zur Stabilisation von Gelenken beitragen.

Zwischen Haut und Verband sollten keine unerwünschten Bewegungseffekte auftreten (z.B. Trennfilm durch Schweiß, Schmutz, Cremes, Öle, Lotionen Fette, Puder).

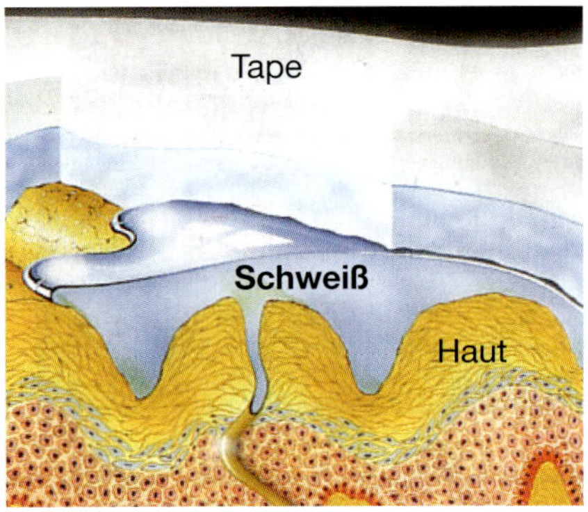

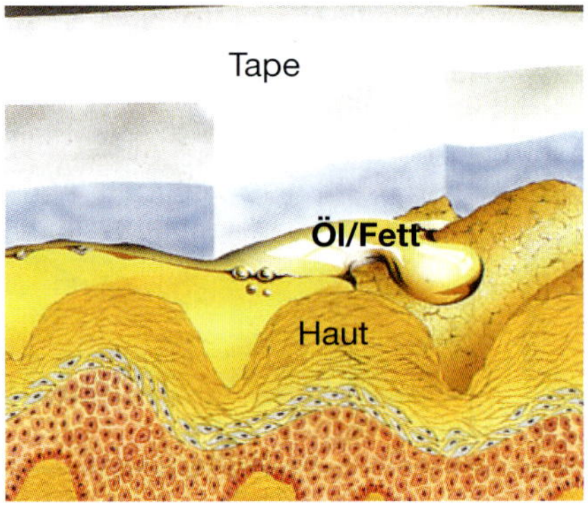

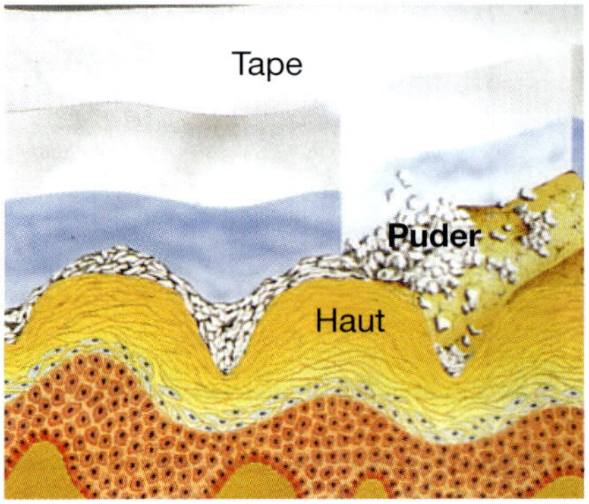

Hautreaktionen und Tapeverband

Das direkte Anlegen des Tapeverbandes auf die trockene und saubere Haut ist am effektivsten und am sinnvollsten. Aber selbst bei einem optimalen Hautkontakt des Verbandes kann dieser sich in Ausnahmefällen von der Haut partiell abheben und ein wenig lockern, da extreme Gelenkbewegungen und -belastungen im Sport, starke Schweißsekretion oder abgeschilfertes Hautepithel nicht zu vermeiden sind und die Haftungseigenschaften von Verbänden beeinträchtigen können.

Auch kann die Haut mit dem Verband aus unterschiedlichen Gründen reagieren:

- Unverträglichkeiten, Überempfindlichkeiten oder Allergie (Anamnese!)
  Tipp: Unterzugbinde (*Gazofix*), Haftspray (*Leukospray*) verbessert die Haftung, wirkt als Hautschutz (hypoallergener Klebefilm)
- schon vor dem Tapen sehr stark gereizte Haut (z.B. Sonnenbrand, Haarwurzelentzündung, häufige Verbandswechsel, Salbenmedikation, Desinfektionsmittel als chemische Reizung)
  Tipp: Unterzugbinde, Hautschutz, keine schnellen, ruckartigen und häufigen Verbandswechsel, Zug- und Kompressionbelastung des Tapes vermeiden, Haut gut säubern und pflegen, Desinfektionsmittel und Reinigungsbenzine gut ablüften lassen

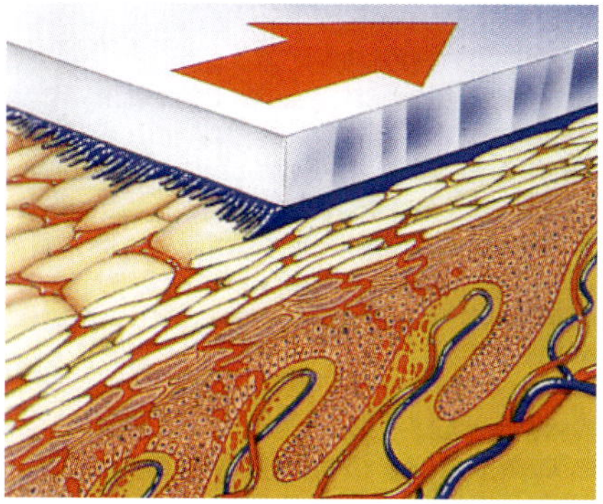

Mechanische Hautreizung: kleinste Einrisse oder Spannungsblasen in der Epidermis, da das Tape bei falscher Anlagetechnik eine zu starke Hautdehnung bei zu geringer Hautverschieblichkeit verursachen kann.

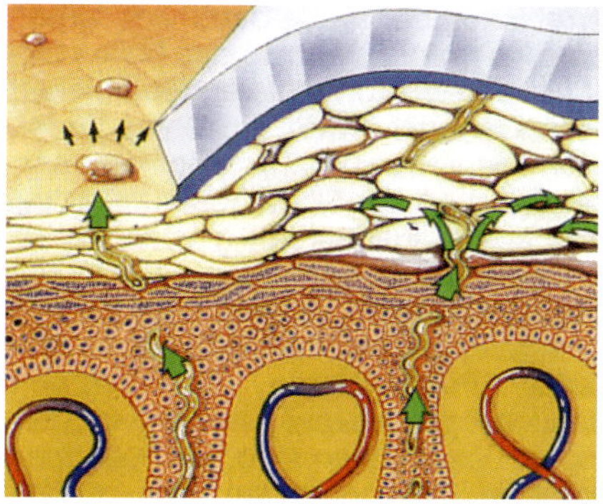

Mazeration: Aufweichung und Aufquellung der obersten Hautschicht durch Flüssigkeitsabsonderungen (Schweiß oder Sekrete).

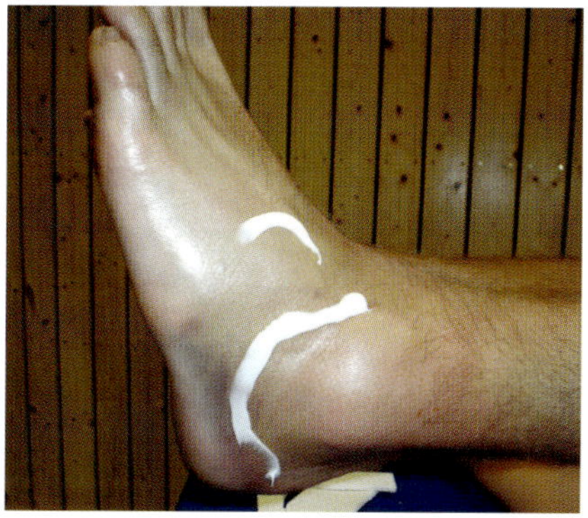

Salbenmedikation oder Cremes können die Haut erweichen und bei Tapeanlagen zu Hautirritationen führen. Sie verhindern zudem den direkten Kontakt zwischen Kleber und Haut (schlechte Haftung des Verbandes). Vor dem Tapen Hautinspektion durchführen!

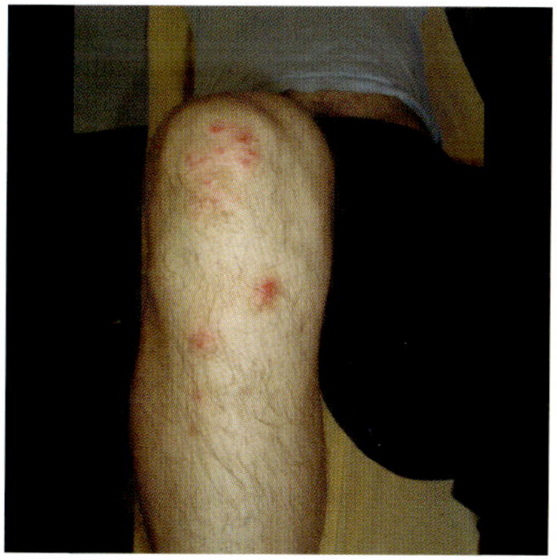

Bei Hautaffektionen und -erkrankungen vor Tapeanlage Rücksprache mit dem Arzt nehmen. Generell ist eine intakte Haut Voraussetzung für die Anlage von Funktionellen Verbänden.

Hautirritationen können entstehen durch:

- Hautdefekte: Vor dem Tapen mit sterilen Wundverbänden oder »second skin« abdecken.
- Hände von Arzt und Therapeut: Sie sollten bei Tapeanlagen den obigen Anforderungen entsprechen (sauber, trocken, keine Salben oder Cremes, keine Hautverletzungen).
- sehr starke Behaarung: In diesen Fällen ist ein Schneiden, selten eine Rasur notwendig.

Vorbereitung und Nachbehandlung der Haut, Hautschutz

Weitgehend intakte Haut ist die Voraussetzung für das Anlegen von Funktionellen Verbänden. Während kleinere Hautdefekte z.B. mit einem sterilen Wundverband abgedeckt werden können, sind große Wundflächen und allergische Hautreaktionen als Gegenanzeigen für einen Funktionellen Verband anzusehen.

Der innige Kontakt zwischen Verband und Haut ist eine wichtige Voraussetzung für die Wirksamkeit und den sicheren und dauerhaften Sitz des Funktionellen Verbandes. Die Haut des Patienten muss deshalb trocken und sauber sein. Rückstände von Schweiß, Öl, Fett oder Puder bilden auf der Haut einen Trennfilm, der den direkten Kontakt zwischen Kleber und Haut verhindert – schlechte Haftung des Verbandes ist die Folge (siehe auch S. 134).

Für die Hände des Verbindenden gelten die gleichen Forderungen, weil sie mit der Haut des Patienten und beim Arbeiten mit dem Material auch mit der Klebeschicht von Pflasterbinden, z.B. beim Reißen von *Leukotape*, in Kontakt kommen können. Die Hände sollten deshalb gewaschen, sorgfältig getrocknet und ggf. mit Benzin gereinigt werden.

Eine Rasur der Haut ist nur in Ausnahmefällen – bei extrem starker Behaarung – erforderlich.

Eine dünn aufgesprühte Schicht des Sprühklebers *Leukospray* (Abb. oben) erfüllt mehrere Aufgaben:

- Sie verbessert die Haftung zwischen Verbandmaterial und Haut deutlich.
- Sie wirkt bei Überempfindlichkeit gegen Kautschuk-Harz-Klebemassen als Hautschutz, da der dünne hypoallergene Klebefilm den direkten Hautkontakt mit der Klebeschicht verhindert.
- Sie reduziert die Epilation, wenn die Haare nach dem Einsprühen in Wuchsrichtung angestrichen werden (Abb. unten) und der Verband in Wuchsrichtung abgezogen wird.

Bei sehr empfindlicher Haut und für Dauerverbände empfiehlt es sich, zusätzlich einen Unterzug als Hautschutz anzulegen. Dafür geeignet sind elastische Klebebinden mit hypoallergener Klebemasse, z.B. *Tricoplast*, oder für einige Indikationen das Klebevlies *Fixomull stretch*, jeweils zur Haftverbesserung auf einer mit *Leukospray*-Film angelegten elastischen kohäsiven Fixierbinde *Gazofix*.

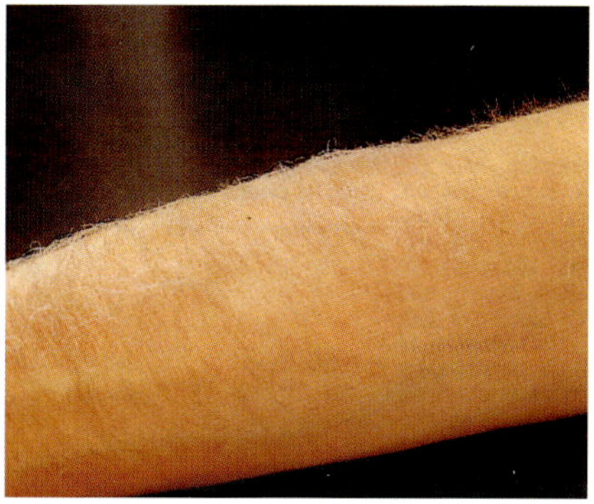

Aufsprühen von *Leukospray* vor der Verbandsanlage.

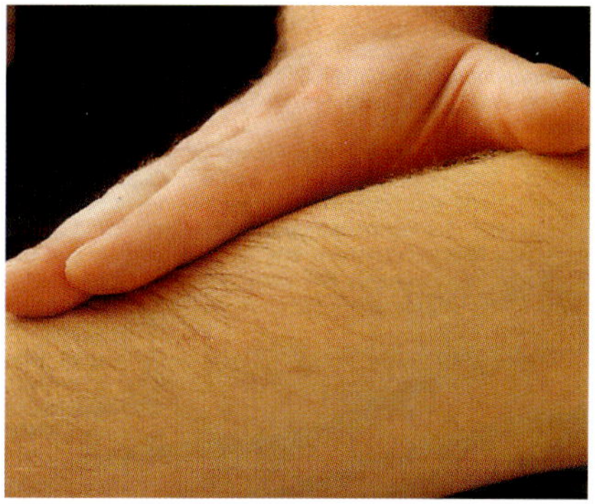

Anstreichen der Haare vor dem Anlegen des Tapeverbandes.

Körperliche Aspekte

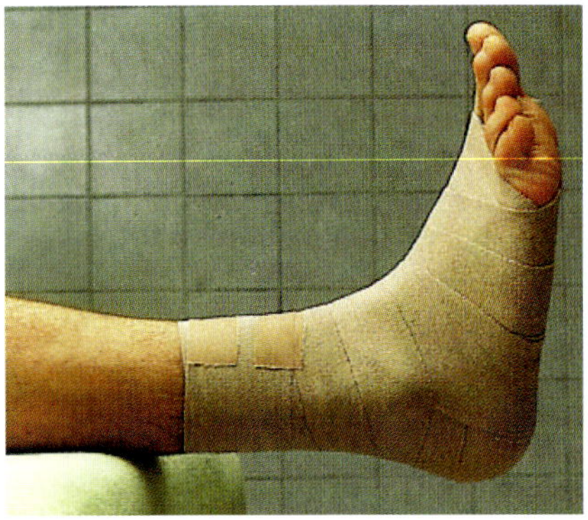

Ein mit der längs- und querelastischen hypoallergen Pflasterbinde *Tricoplast* angelegter Basisverband wirkt komprimierend und schützt empfindliche Haut.

Nachbehandlung der Haut

Nachdem der Verband entfernt ist, wird die Haut sorgfältig gereinigt. Mit Benzin und Watte lassen sich Rückstände des Sprühklebers und der Pflastermasse leicht von der Haut entfernen. Danach empfiehlt sich die Hautpflege mit einer unparfümierten Hautcreme, die den Säureschutzmantel sowie den Fett- und Feuchtigkeitsgehalt der Haut erhält.
Soll ein Folgeverband angelegt werden, muss, um eine sichere Haftung des neuen Klebeverbandes zu gewährleisten, entweder auf das Eincremen verzichtet oder abgewartet werden, bis das Hautpflegemittel vollständig von der Haut aufgenommen wurde.

Als großflächiger Hautschutz eignet sich hervorragend das selbstklebende Vlies *Fixomull stretch*.

Die als Hautschutz auf einem *Leukospray*-Film angelegte kohäsive elastische Fixierbinde *Gazofix* ist sehr dünn.

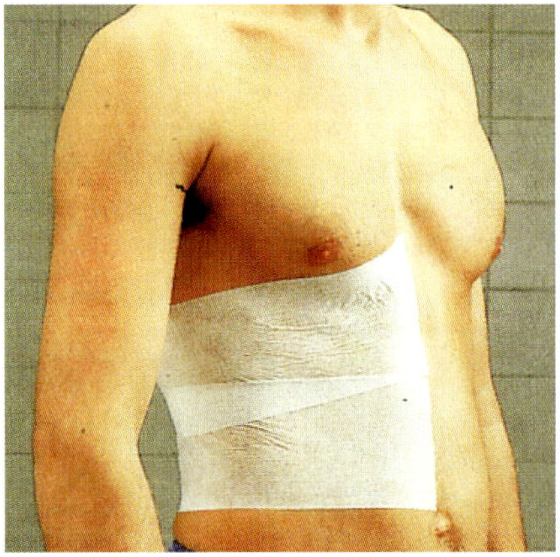

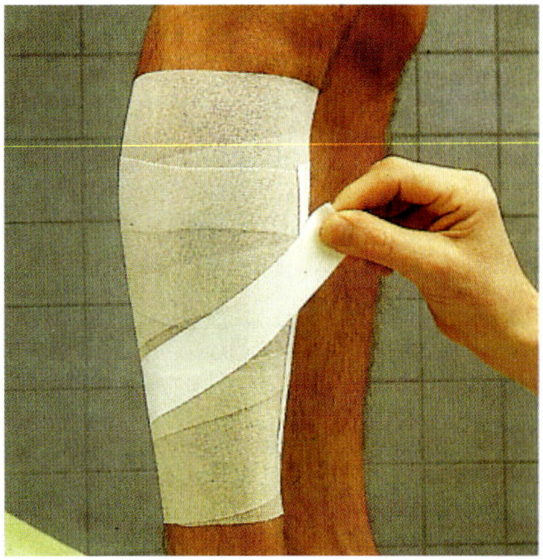

Einfluss der Funktionellen Verbände auf das Blut- und Lymphgefäßsystem

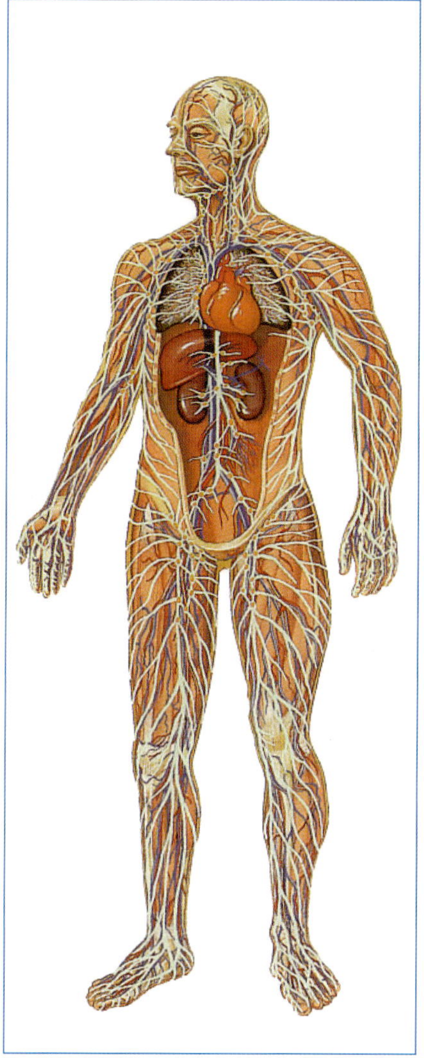

Dargestellt ist das komplexe Gefäß- (rot = arteriell, blau= venös) und Lymphsystem (grün) des menschlichen Körpers.

Ein Funktioneller Tapeverband nimmt nicht nur Einfluss auf das Gelenk oder den Muskel, sondern wirkt auch in besonderem Maße auf das Gefäß- und Lymphgefäßsystem. Dies ist ein wichtiger Aspekt des Funktionellen Verbandes, weil bei jeder Verletzung des Bewegungsapparates auch das Gefäß- und Lymphsystem in jeder »Phase der Wundheilung« eine wesentliche Rolle spielt und in unterschiedlichem Ausmaß mit betroffen sein kann (Muskelfaserriss mit Hämatom, Schwellung nach Distorsion des oberen Sprunggelenks [OSG]).
Es bestehen Wechselwirkungen zwischen dem Gefäß- und Lymphsystem und dem je nach Anlage komprimierenden Verband.
Es sollen daher nicht nur die unbestrittenen Vorteile dieser Behandlungsmethode dargestellt werden, sondern ebenso auf mögliche Gefahren und Komplikationen hingewiesen werden. Bei einer Teilimmobilisation von Gelenken, aber auch bei nicht sachgerechter Anlagetechnik (zu starke Kompression) können sich sogar die Durchblutungsverhältnisse verschlechtern. Daher werden im Folgenden die Funktionen des Gefäßsystems kurz erläutert.

Muskel- und Gelenkpumpe

Muskelpumpe

Eine Kontraktion der Skelettmuskulatur sorgt u.a. dafür, dass intramuskuläre Gefäße ausgepresst und die abführenden tiefen Venen gefüllt werden. Entscheidend für diese Auffüllung ist dabei die Dehnung der Antagonisten bei der Kontraktion. Die Antagonistenfunktion bewirkt hauptsächlich die intramuskuläre Blutfreisetzung.

Der Verband erzeugt (ähnlich wie anatomische Strukturen im Körper wie Faszien, Knochen oder Septen) ein festes Widerlager bei zunehmenden Gewebedruck, sodass es je nach Struktur über Druck-, Sog- und Pumpwirkung zu einer Entstauung von venösen und posttraumatischen Schwellungen kommen kann (geringer Ruhedruck, hoher Arbeitsdruck). Der Einfluss durch die Muskelkontraktionen verbessert die Funktion der tiefen Leitvenen, Lymphgefäße und epifaszialen Hautvenen.

Gelenk- und Hautpumpe

Nicht nur die Muskelkontraktionen, sondern auch Gelenkbewegungen beeinflussen die dort verlaufenden Gefäßstrukturen. Selbst eine Hautdehnung komprimiert oberflächliche Gefäße. Deshalb ist es aus funktioneller Sicht wichtig, bei Verletzungen so früh wie möglich mit Bewegungen zu beginnen.

Hämatome/Schwellungen/Erguss und abschwellende Maßnahmen

Schwellungen oder Ödeme sind Flüssigkeitsansammlungen im Gewebe oder in Hohlräumen, oft sind sie sicht- oder tastbar (z.B. Gelenkerguss).

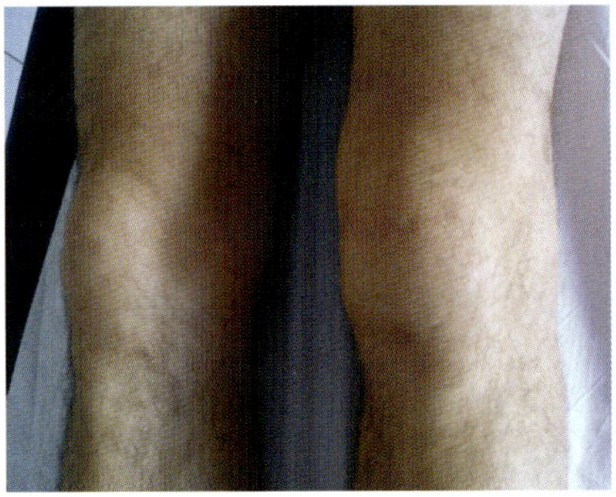

Gelenkerguss

Sind die Schwellungen mit Blutbeimengen kombiniert, spricht man von Hämatomen (Bluterguss im Gewebe) oder vom Hämarthros (Blut im Gelenk).

Jede Schwellung im Gewebe oder Gelenk gehört durch eine weitergehende Diagnostik ursächlich durch den Arzt abgeklärt!

Länger bestehende Schwellungen oder Hämatome können sekundäre Gewebeveränderungen wie Fibrosen (Gewebsverhärtungen), Verkalkungen (z.B. falsch therapierte Hämatome) oder Bewegungseinschränkungen nach sich ziehen.
Schwellungen im Gelenk beeinflussen zudem die Motorik und auch die Propriozeption.

Abschwellende Maßnahmen

- Kompressionsverbände (Gewebedruckveränderungen bewirken eine Reduzierung des Wasseranteils)
- Hochlagerungen des Schwellungsgebietes (verringern den Blutdruck im venösen Blutkreislauf, verbessern die Resorption)
- Muskel- und Gelenkpumpe (Einfluss auf den venösen Blutkreislauf) = »aktive« Lymphanregung
- manuelle Lymphdrainage als spezielle Form der Massage (Dehn- und Verschiebetechniken der Haut und Unterhaut = Entstauungstherapie).
  In der postoperativen und posttraumatischen Phase ist die Entstauungstherapie optimal mit Funktionellen Verbänden zu kombinieren.

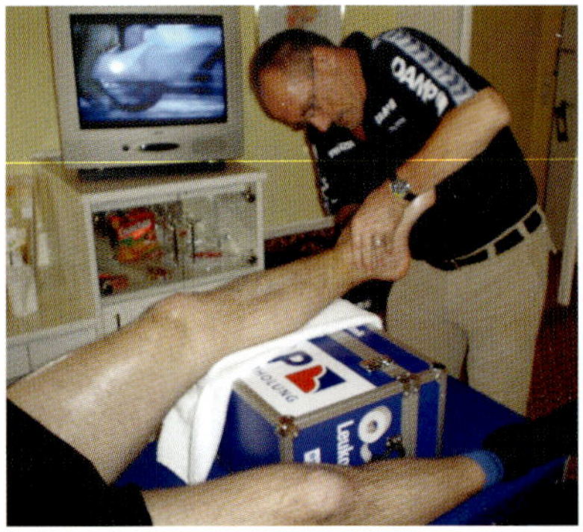

Lymphdrainage verringert den Eiweißgehalt eines Ödems.

Entzündliche Schwellungen mit Überwärmung, Rötungen und Schmerzen sind eine Kontraindikation für Funktionelle Verbände bis zur diagnostischen Abklärung.

In der frühen Phase der posttraumatischen Schwellungen oder Ergüsse ist die Kompressionstherapie aus mehreren Gründen frühzeitig notwendig:

- Eindämmung der Schwellung (Förderung der Resorption von Flüssigkeit)
- lokale Druckerhöhung
- Bewegungseinschränkung von verletzten Strukturen

Kontrainidikationen einer Kompressionstherapie sind zu beachten und den gängigen Lehrbüchern der Entstauungstherapien zu entnehmen.

Bei Muskelverletzungen (Muskelprellungen, Muskelkontusionen, Muskelzerrungen usw.) muss mit der Kompression ausreichend weit distal der Läsion begonnen werden. Die Kompression soll distal am größten sein, um ein Versacken von Blut (intra- oder intermuskulär) zu verhindern. Kompressionen sind innerhalb der ersten Stunden im Heilverlauf engmaschig zu beobachten und zu kontrollieren.

Bei Distorsionen z.B. des Sprunggelenkes soll in der Frühphase sowohl mit unelastischem (*Leukotape*) wie auch mit elastischem Material (z.B. Kurzzugbinden) gearbeitet werden.

Kompressionsverbände können zudem mit Salbenmedikationen kombiniert werden, um so die Resorption zu fördern.

Insgesamt ist die Kompressionstherapie eine aktive und funktionelle Entstauungstherapie, deren Effektivität und Wirkung durch weitere Maßnahmen gefördert wird (Lymphdrainage, Bewegung, Lagerung, Teilbelastung, Lymphtaping mit *Leukotape K* …).

Neben der »Zugstärke« der Binde (Elastizitätseigenschaften) ist die »Kompressionstiefe« oder der »Kompressionsdruck« in das Gewebe zu beachten.
Komprimierende Verbände werden (um Stauungen zu vermeiden) von distal nach proximal angelegt, der Kompressionsdruck fällt dabei kontinuierlich ab.

Jeder Kompressionsverband ist ein auf den Sportler oder Patienten individuell abgestimmter Verband unter Einhaltung allgemein gültiger Kompressionsregeln.

Funktioneller Wert der Kompressionstherapie

Neben der Anzahl der Bindentouren und deren Anlegedruck auf das Gewebe (statische Einwirkung) entscheidet vor allem der sog. Ruhe- und Arbeitsdruck über den Effekt einer Kompression. Die unterschiedlichen Elastizitätseigenschaften der Binden beeinflussen das Verhältnis von Arbeitsdruck zum Ruhedruck (dynamische Einwirkung).

Definition Ruhedruck
Dies ist der allein durch die Binde erzeugte Druck (Kompression) von außen (in Ruhelage der Muskulatur).

Er ist abhängig von:
- Bindeneigenschaften (elastisch oder unelastisch)
- Art der Binde (Kurzzug-, Mittelzug-, Langzugbinde)
- Bindentouren (Umwickelungsanzahl)
- Ausgangsstellung
- Verletzungszustand oder -grad

Definition Arbeitsdruck
Dies ist der gegen den Verband von innen erzeugte Druck durch die Muskulatur (durch Muskelvolumenzunahme bei Kontraktion).

Für das Bandagieren zur Entstauungsförderung haben sich die Kurzzugbinden als »Goldstandard« bewährt. Die elastischen Kurzzugbinden (*Elastoplast*, *Tricoplast*, *Acrylastic*) haben durch ihre Materialbeschaffenheit eine Dehnbarkeit zwischen 30 und 90 %. Sie zeichnen sich durch einen hohen Arbeitsdruck bei gleichzeitig nur geringem Ruhedruck aus.

Unelastische Binden wie das *Leukotape* besitzen je nach Anlage einen zu vernachlässigenden Ruhedruck. Bei aktiver Muskelanspannung besitzen sie durch einen hohen Arbeitsdruck ebenfalls eine entstauende Wirkung.

Da die Dehnbarkeit der Langzugbinden bis zu 200 % ihrer Ursprungslänge betragen kann, ist der Ruhedruck aufgrund der Elastizität stärker als bei den Kurzzugbinden, der funktionell wichtige Arbeitsdruck dagegen jedoch deutlich geringer. Aufgrund der

»Gummielastizität« der Langzugbinden sind sie in der Entstauungstherapie schwieriger zu steuern, da ihre Kompressionsstärke je nach Anlegedruck der Binden und Anzahl der Bindentouren ungewünscht ansteigen kann (**»Bandagenschrumpfung«** durch die Tendenz, aus der gedehnten Länge in die Ursprungslänge zurück zukehren).

Regeln der Kompressionstherapie mit Funktionellen Verbänden

- wenig Einschränkung der Gelenkbeweglichkeit (aktive Gelenk- und Muskelpumpe)
- Ein zu lockerer Verband ist wirkungslos, ein zu fester stört oder schädigt die Wirkungsweise von Blut- und Lymphgefäße.
- Der Anlegedruck soll von distal nach proximal kontinuierlich abnehmen.
- keine Verstärkung der Symptome: Kribbeln, Taubheit, Schmerzen, Hautverfärbung, Spannungsgefühl
- ein Kompressionsverband kann in Hochlagerung der Extremität angelegt werden.
- Kompressionsverbände können mit entstauenden Therapien kombiniert werden:
  - z.B. Sprunggelenksverband und Lymphdrainage (intakte, proximal gelegene Lymphabflussgebiete)
  - z.B. elastisches Taping (sog. Lymphtaping mit *Leukotape K*)

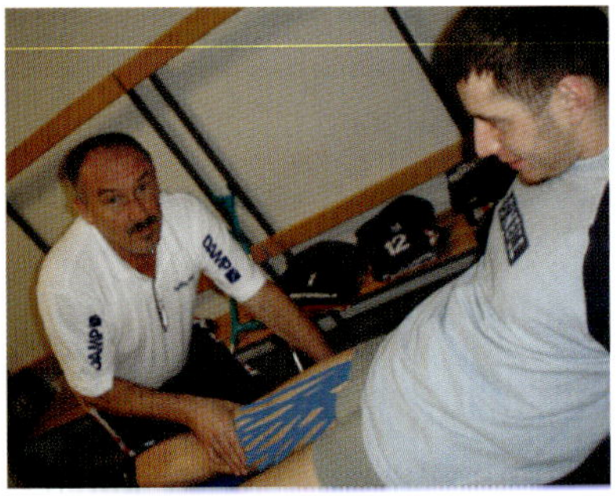

Lymphdrainage kombiniert mit Lymphtape.

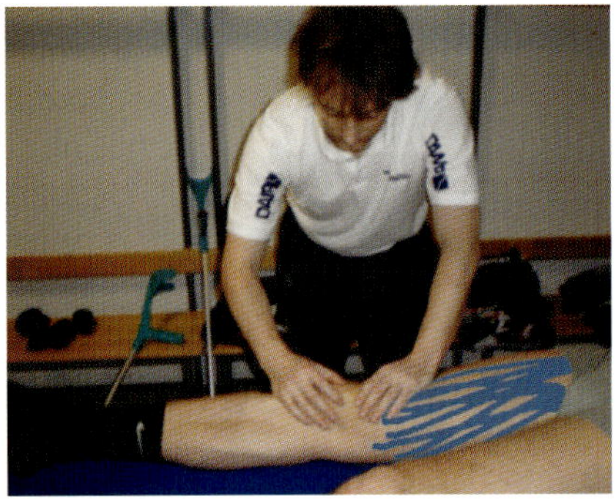

- Vor jeder Kompressionstherapie steht die Befundung und Diagnostik.
- Bei Kompressionstherapien mit Bindenmaterial ist ein umfassendes Wissen über die Anatomie und Physiologie des Lymph- und Gefäßsystems notwendig. Kompressionsverbände sind nur nach vorheriger Indikationsstellung durch einen Arzt oder erfahrenen Physiotherapeuten mit der Zusatzbezeichnung Lymphdrainage anzulegen.

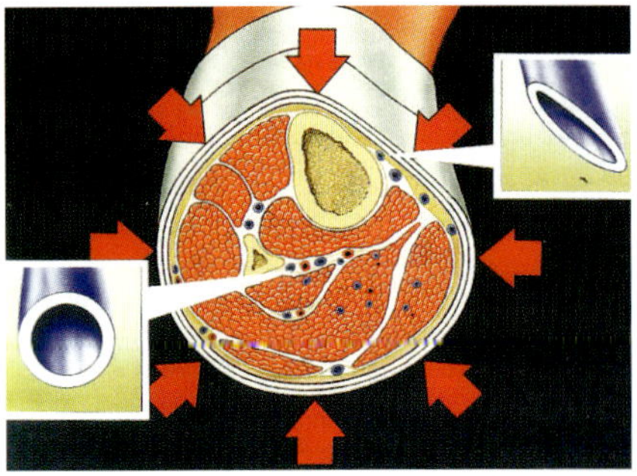

Horizontalschnitt durch einen Unterschenkel:
Darstellung des Ruhedrucks durch einen Verband, Einfluss der Binde auf das Venensystem.

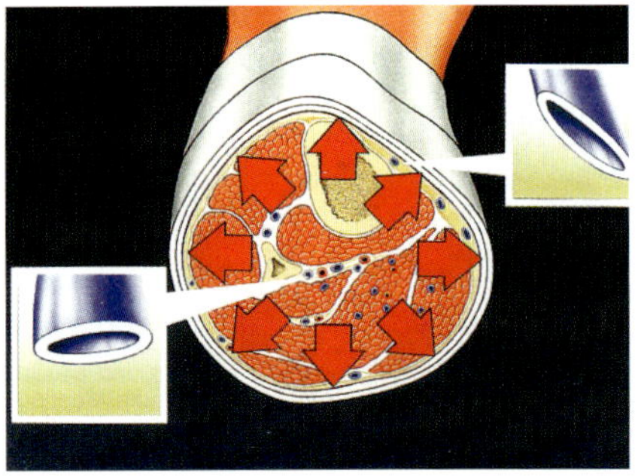

Darstellung des Arbeitsdrucks durch die Muskulatur.
Durch Kontraktion der Muskulatur wird von innen ein Widerstand gegen den Verband erzeugt.

Möglichkeiten der Immobilisation durch Funktionelle Verbände

Durch einen Tapeverband oder Verbände unterschiedlicher Art lassen sich Gelenkbewegungen verschieden stark einschränken (diagnose- und indikationsabhängig).

Die Übersicht gibt den Grad der gewünschten Immobilisation bei verschiedenen Indikationen wieder.

Grad der Bewegungseinschränkung	Schwach	Leicht
	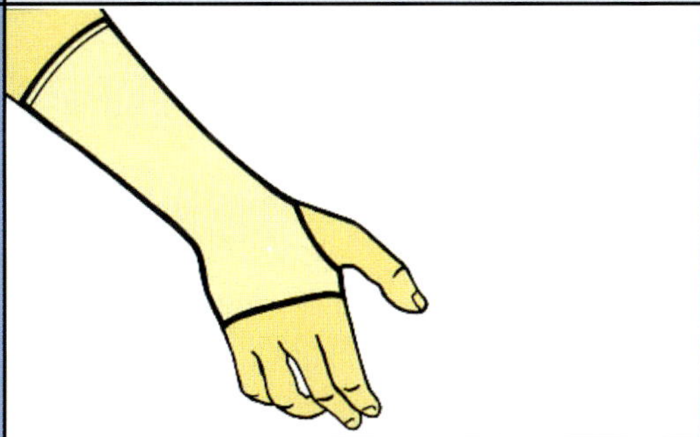	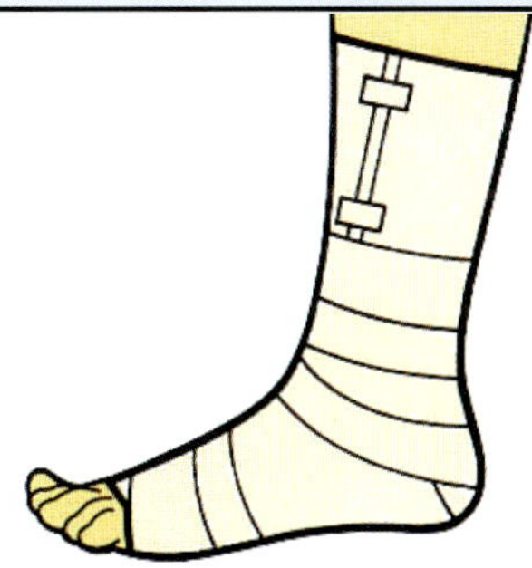
Verband	ohne wesentlichen Druck oder Zug angelegter Stützverband	mäßiger Bindenzug, angelegter zirkulärer Stützverband
Diagnosen und Indikationen	z.B. als Salbenverband, zur Unterstützung bei leichten Muskel- und Gelenkproblemen, als Kompressionsverband	Schwellungen/Hämatome an Gelenk- oder Gewebestrukturen, z.B. Muskulatur Distorsion/Kontusion, Venenkompressionsverband Sehnenscheidenentzündungen Schleimbeutelentzündungen u.a.
Binden/Material	Kurz-, Mittel- und Langzugbinden (nicht klebend), Schlauchbinden, Kompressionsverbände	z.B. elastische Klebebinden

Grad der Bewegungs-einschränkung	Mittel	Partiell
	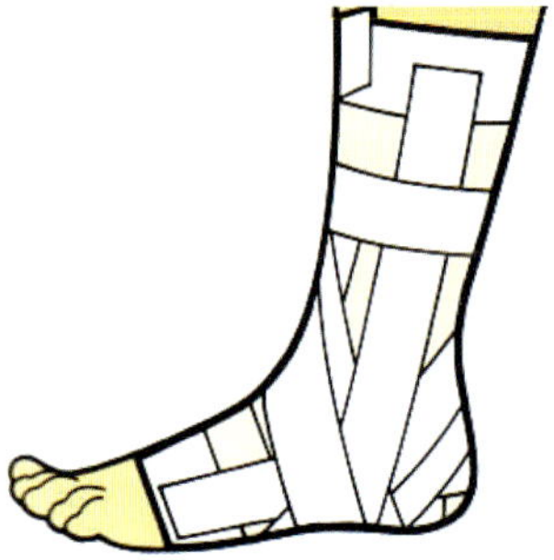	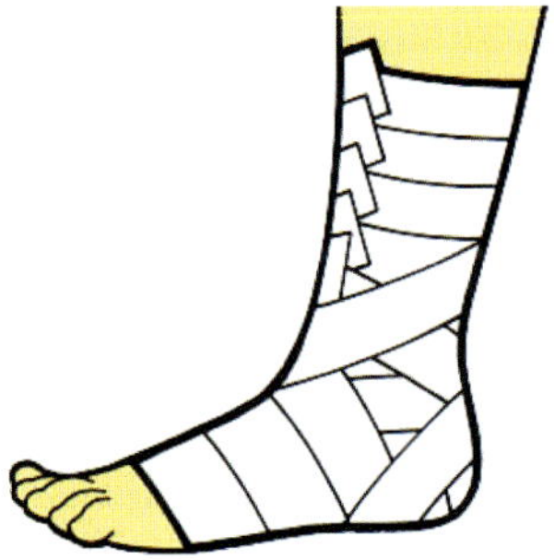
Verband	Funktionelle Verbände, Tapeverband	
Diagnosen und Indikationen	präventiv, prophylaktisch postoperativ, posttraumatisch Kapsel-Band-, Ligamentverletzungen Muskelläsionen (mild/moderat/severe strain) unterschiedlicher Art Verletzungen/Überlastungen/Erkrankungen der »Muskelhilfseinrichtungen« (Schleimbeutel, Sehne, Sehnenscheide) u.a.	
Binden/Material	i.d.R. unelastische Klebebinden, Tape (*Leukotape*), Kombination mit elastischen Binden möglich (z.B. *Gazofix*) oder mit elastischen Klebebinden (*Leukotape K*)	

Körperliche Aspekte

Grad der Bewegungseinschränkung	Stark	Vollständig
	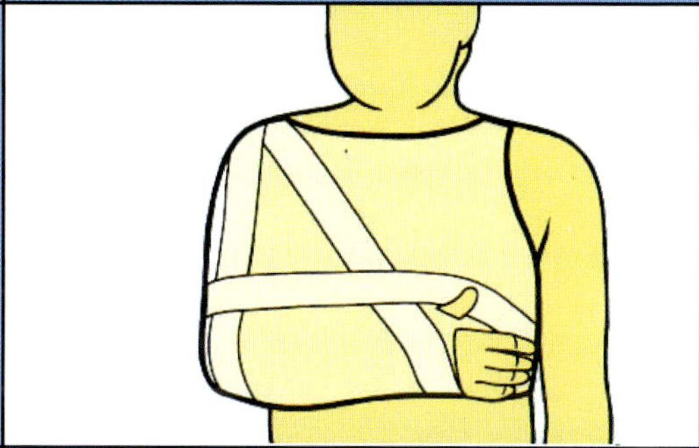	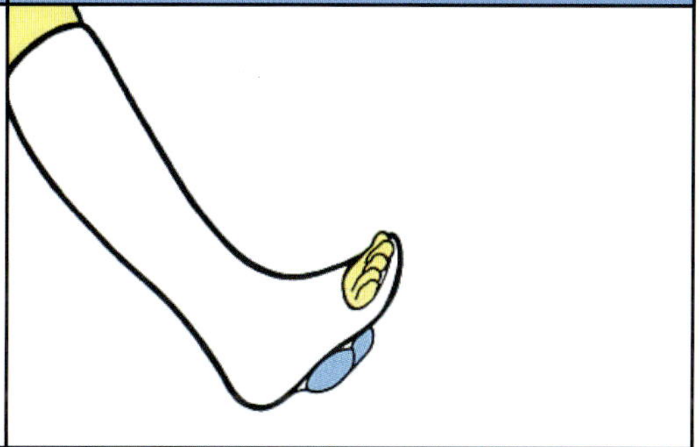
Verband	Desault-Weste oder Gilchrist-Verband »Rucksackverband« (Redressionsverband) Lagerungsschienen	Gipsverband
Diagnosen und Indikationen	Frakturen, Luxationen, Band- oder Muskelrupturen u.a.	Frakturen, Luxationen, Band- oder Muskelruptur, schwerste Prellungen oder Distorsionen (temporär), prä- oder postoperative kurzfristige Ruhigstellung bei Frakturen Ruhigstellung von nicht belastungsstabilen Osteosynthesen, temporäre Ruhigstellung bei bakteriellen Infektionen und aseptischen Entzündungen von Extremitäten, Paresen u.a.
Binden/Material	Schlauchverband oder -bandage, unelastische/elastische Klebebinden	Gipsbinde synthetischer Hartverband (thermoplastischer Kunststoff)

Materialien für Tapeverbände

Material und Verband

Hochwertiges, indikationsgerechtes Verbandmaterial hat bei den Funktionellen Verbänden den gleichen Stellenwert wie eine gekonnte Verbandtechnik. Ohne entsprechendes Verbandmaterial kann auch der mit ausgefeilter Technik angelegte Verband nur eingeschränkt wirksam sein. Detaillierte Kenntnisse über die unterschiedlichen Materialien sind deshalb für deren fachgerechte Anwendung unbedingt erforderlich.

Durch einen Funktionellen Verband sollen zwei wesentliche Ziele erreicht werden:

- bestmögliche aktive und passive Stabilität
- optimale, gezielte Mobilität

Diese Zielsetzung wird am besten durch einen direkt mit der Haut verklebten Verband erreicht. Durch die Verklebung mit der Haut wird über die Mechano- und Nozirezeptoren die für die **aktive Stabilisierung** notwendige neuromuskuläre Reaktion ausgelöst. Die bestmögliche **passive Stabilität** ist durch möglichst wenige, sicher aufeinander klebende feste Lagen aus Tape gewährleistet. Jede Lage bewegt sich leicht gegen die andere, woraus ein Stabilitätsverlust resultiert, der umso gravierender ist, je mehr Lagen angelegt werden. Viellagige Verbände sind darüber hinaus dicker und erschweren das Anziehen von Schuhen. Die gezielte Mobilität kann durch die Verbandtechnik und durch die Kombination verschiedener Materialien bewirkt werden.

Die Basismaterialien des Tapings oder der Funktionellen Verbandtechnik sind die Tapes oder Pflasterbinden. Darunter verstehen wir unelastische oder elastische Gewebe unterschiedlicher Breite und Länge, die mit selbsthaftenden Klebemassen beschichtet sind.

Für die **qualitative Beurteilung von Pflasterbinden** sind folgende Kriterien von Bedeutung:

Klebkraft

Sofort- und Dauerklebkraft auch unter extremen Bedingungen. Die erforderliche Klebkraft ist dabei indikationsabhängig. So ist z.B. für einen Achillessehnen-Entlastungsverband, bei dem hohe Zugkräfte auftreten können, eine sehr starke Verklebung erforderlich, während z.B. für einen zirkulären Kompressionsverband eine geringere Hautverklebung ausreicht.

Festigkeit des Gewebes

Für unelastische Tapes sind Stabilität, Zugfestigkeit und Reißbarkeit von Hand die wesentlichen Kriterien. Elastische Pflasterbinden sind fast ausschließlich aus textilelastischem Baumwollgewebe hergestellt. Sie sollten nur wenig dehnbar sein (30–60 %), wenig Rückstellkraft haben, wenig »ermüden« (Elastizitätsverlust) und zugfest sein.

Hautverträglichkeit

Gute Hautverträglichkeit sowie Luft- und Wasserdampfdurchlässigkeit sind wesentliche Eigenschaften eines Tapes bzw. einer Pflasterbinde – insbesondere wenn der Verband für einen längeren Zeitraum direkt auf die Haut geklebt wird oder wenn die Verbände häufig, in Ausnahmefällen mehrmals täglich, gewechselt werden müssen.

Bei Dauerverbänden und/oder empfindlicher Haut kann auf einen zusätzlichen Hautschutz durch einen Unterzug meistens nicht verzichtet werden. Darüber hinaus sollten Tapes/Pflasterbinden auf der Gewebeseite wasserabstoßend und schmutzabweisend imprägniert sein.

Pflasterbinden/Tapes

Unter »Tapes« oder »Pflasterbinden« versteht man mit einer selbstklebenden Masse beschichtete Gewebe (Träger) unterschiedlicher Art.

Grundsätzlich unterscheiden wir zwischen unelastischen und elastischen Tapes.

Unelastische Tapes

Beispiel für ein unelastisches Tape: *Leukotape*.

Das »Universal-Tape« (*Leukotape*) für die in diesem Buch beschriebenen Verbände ist weiß und zeichnet sich durch eine sehr starke Klebkraft sowie ein kräftiges Baumwollgewebe aus. Die Zinkoxid-Kautschuk-Klebemasse haftet zuverlässig auf Haut bzw. auf Unterzugbinden. Das Gewebe ist wasser- und schmutzabweisend imprägniert, hoch zugfest, aber aufgrund seines leicht gezahnten Randes ausgezeichnet reißbar. Das Tape wird auf 10-m-Rollen geliefert, die am häufigsten verwendete Breite ist 3,75 cm.

Darüber hinaus ist – speziell für Finger- und Zehenverbände – auch 2 cm breites Tape verfügbar. Vor allem für Verbände am Thorax ist 5 cm breites Tape geeignet.
Für spezielle Anwendungsbereiche, wie beispielsweise einige Patellaverbände, werden entsprechend leichtere Tapes hergestellt.

Elastische Tapes

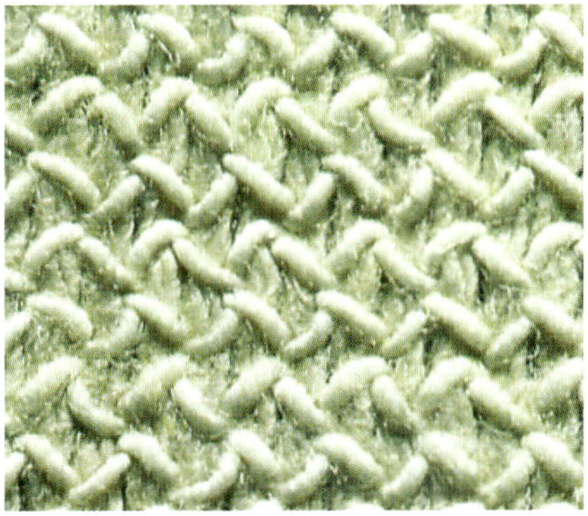

Beispiel für eine elastische Pflasterbinde: *Acrylastic.*

Ihre Elastizität erhalten die Pflasterbinden, wie die elastischen Tapes auch genannt werden, durch stark gedrehte Fäden aus 100 % Baumwolle und ein spezifisches Webverfahren. Die Dehnfähigkeit dieser Tapes beträgt etwa 60 % in Längsrichtung.
Eine Sonderstellung nimmt *Tricoplast* ein. Diese Pflasterbinde ist nämlich sowohl in Längs- (ca. 60 %) als auch in Querrichtung (ca. 30 %) elastisch und eignet sich daher besonders für Gelenkverbände, z.B. am Sprunggelenk oder am Knie.
Auch in der Art ihrer Klebebeschichtung unterscheiden sich die elastischen Tapes.
Die Zinkoxid-Kautschuk-Klebemasse der *Elastoplast*-Pflasterbinde besitzt eine sehr hohe Klebkraft und ist deshalb speziell für Verbände geeignet, die einer hohen Zugbelastung ausgesetzt sind, wie z.B. Achillessehnen-Entlastungsverbände.
Elastische Tapes mit einer Polyacrylat-Klebemasse (*Acrylastic*, *Tricoplast*) sind hypoallergen, das heißt, sie zeichnen sich durch eine sehr gute Hautverträglichkeit aus. Sie sind deshalb auch für Dauerverbände gut geeignet. Auch die elastischen Tapes sind auf der Oberseite wasser- und schmutzabweisend imprägniert.

Unterzug- und Polstermaterial

Unterzüge

Zum Schutz empfindlicher Haut und um – falls erforderlich – den direkten Kontakt des Tapes mit der Haut zu vermeiden, werden je nach Art und Lokalisation des Funktionellen Verbandes Unterzüge aus verschiedenen Materialien eingesetzt. Darüber hinaus können mithilfe des Unterzugs Formteile und Polster auf der Haut fixiert werden.

Soll, z.B. bei Schwellungen, zusätzlich eine Kompressionswirkung erzielt werden, so ist die dünne längs- und querelastische Pflasterbinde *Tricoplast* ideal. Für großflächige Abdeckungen, beispielsweise am Thorax, eignet sich besonders gut *Fixomull stretch*, das selbstklebende, luftdurchlässige, hypoallergene Vlies. Nicht klebende Unterzüge sollten, um einen guten Hautkontakt zu gewährleisten, immer in Kombination mit dem Sprühkleber *Leukospray* verwendet werden.

Die elastische Fixierbinde *Gazofix* ist kohäsiv, d.h., sie haftet nur auf sich selbst, aber nicht auf der Haut und den Haaren. Mit ihr lassen sich einfach, schnell und sicher nicht rutschende und faltenfreie Unterzüge, speziell an den Extremitäten, anlegen. Dünne Schaumstoffbinden können ebenfalls als Unterzugsmaterial verwendet werden.

Polster

Die Aufgabe des Polsters besteht darin, den Druck, den der Verband auf das Gewebe ausübt, gleichmäßig zu verteilen. Um Druckschäden zu vermeiden, werden Prominenzen, d.h. vorstehende Knochen, abgepolstert. Durch das Auffüllen von Vertiefungen lassen sich »Lückenödeme« verhindern. Außerdem kann das Polstermaterial auch als Träger für perkutan wirkende Medikamente verwendet werden.
Aus textilkaschiertem Schaumgummi (*Leukotape Foam*) lassen sich einfach und zeitsparend entsprechende Formteile zuschneiden. Für die vollflächige Polsterung eignet sich die Vlies-Polsterbinde *Artiflex*.

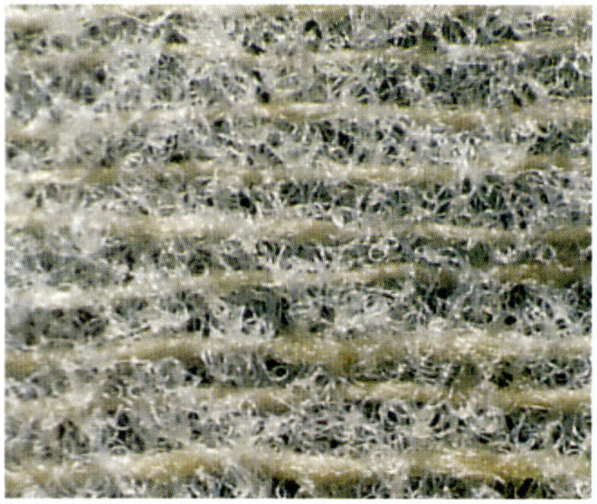

Gazofix ist eine kohäsive elastische Fixierbinde, die nur auf sich selbst haftet.

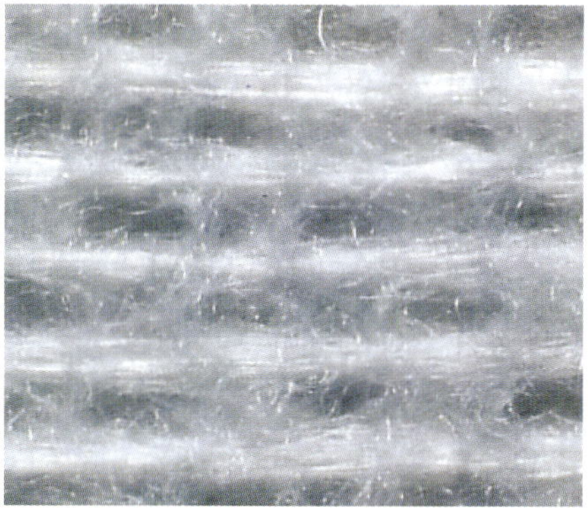

Fixomull stretch, das selbstklebende Vlies, eignet sich besonders als großflächiger Unterzug.

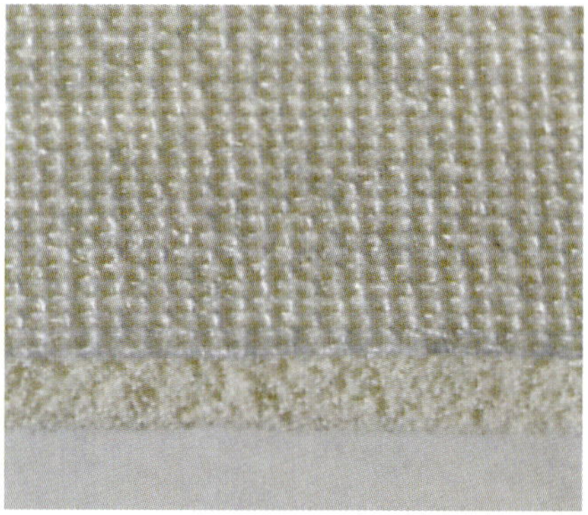

Aus *Leukotape Foam*, einem weichen Latexschaum mit Textilkaschierung, kann man schnell passgenaue Polsterteile zuschneiden.

Hilfsmittel für Funktionelle Verbände

Einige zusätzliche Hilfsmaterialien und Instrumente, die im Folgenden beschrieben werden, erleichtern das Anlegen und Wechseln der Verbände, verbessern die Wirkung und erhöhen den Tragekomfort.

Haftspray

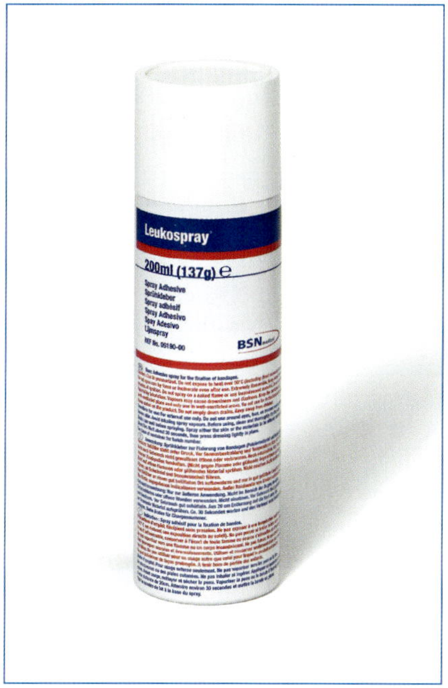

Funktion: Hautschutz; für behaarte Körperregionen, die nicht rasiert wurden (bessere Haftung); ermöglicht optimale Haftung zwischen Haut und Unterzugbinde; bei starker Schweißsekretion

Hautverträglicher Sprühkleber (z.B. *Leukospray*)

Polstermaterial (Polsterung)

Funktion: Auffüllen von anatomischen Vertiefungen (z.B. Innen-/Außenknöchel); Abpolsterung; Hohllegung von knöchernen Prominenzen; Träger für Salbenmedikation; zusätzliche lokale Kompression; bei Hautläsionen

Schaumgummipolster (*Leukotape Foam*)

Unterzugbinden

Funktion: Schutz der empfindlichen Haut; bei vorhandenen Hautläsionen (Hautblasen), bei sehr behaarten Körperregionen; bei feuchter Haut durch Schweißsekretion; zur Fixation von Polstermaterial, Pflaster oder Filz; für zusätzliche Kompressionswirkung

Kohäsive Fixierbinden (*Gazofix*, vorher Sprühkleber auf die Haut), Pflasterbinden (z.B. *Tricoplast*)

Überzugbinden

Funktion: Schutz des Tapes oder Verbandes vor Verschmutzung; keine »Manipulation« durch Patient oder Kleidung möglich

Schlauchverbände (z.B. *Tricofix*)

Ergänzungstapes

Funktion: Sicherung des fertigen Verbandes oder Tapes an mechanisch besonders belasteten Lokalisationen; zusätzlicher Tapestreifen zur besseren Fixierung bei zu lockerem Verband oder Tape (z.B. zusätzlicher Pronationszügel beim Taping des oberen Sprunggelenks)

Unelastisches Tape (*Leukotape*)

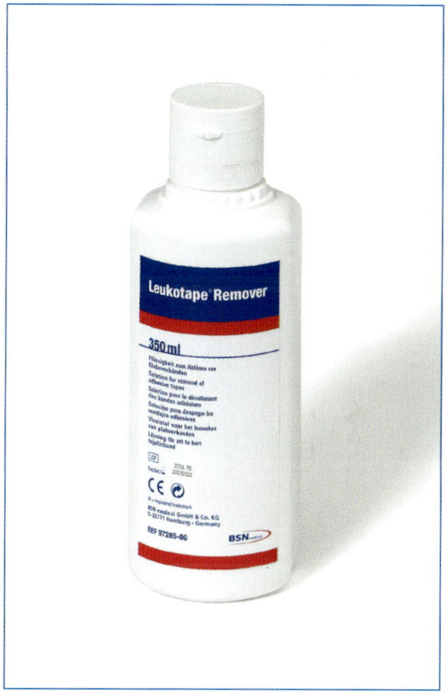

Lagerung von Verbandmitteln

Haltbarkeit und Lagerung

Die Haltbarkeit von Pflastern auf Kautschuk-Harz-Basis (z.B. *Leukotape*, *Elastoplast*) ist nicht unbegrenzt, da die Klebemasse zu etwa zwei Dritteln aus Substanzen besteht, die einer natürlichen Alterung unterliegen. Bei Zimmertemperatur, trocken und vor Licht geschützt aufbewahrt, behalten sie ihre Klebkraft jahrelang und sind bis zum letzten Zentimeter zu verwenden.

Durch Lagerung bei zu niedriger Temperatur wird die Fließfähigkeit und damit die Fähigkeit zur Benutzung erheblich reduziert, die Klebkraft nimmt ab. Dieser Vorgang ist reversibel, d.h., bei Erwärmung – z.B. durch die Haut – erhält das Pflaster seine volle Klebkraft wieder zurück.

Zu hohe Temperaturen vermeiden

Durch zu hohe Temperaturen über einen längeren Zeitraum, z.B. während des Sommers in einem Auto sowie auf oder in der Nähe der Heizung, geht die Klebkraft irreversibel verloren.

Dieser Vorgang ist endgültig, weil der unvernetzte Kautschuk schon bei ca. 60–70 °C denaturiert und so die Klebemasse ihre innere Festigkeit (Kohäsion) verliert. Die gilt auch für die kohäsive Beschichtung von Binden (Kautschuk) (z.B. *Gazofix*) sowie für Latex-Schaum (*Leukotape Foam*). die überwärmte Klebemasse wird schmierig, zieht Fäden und zersetzt sich später unter bräunlicher Verfärbung und dem Verlust der Klebkraft. Bei hohen Temperaturen, z.B. beim Aufenthalt in tropischen Klimazonen, empfiehlt es sich daher, das Tapematerial im Kühlschrank zu lagern und in Thermotaschen oder der Eisbox zu transportieren.

Strahlung

Die ultravioletten Strahlen des Sonnenlichts und noch mehr die intensiven UV-Strahlen der Höhensonne haben, sofern sie direkt und längere Zeit auf die Pflastermasse einwirken können, dieselbe denaturierende Wirkung auf den Kautschuk wie zu hohe Temperatur. Kohäsive Binden verlieren ihr Haftvermögen, Latex-Schaum wird brüchig.